普通高等教育中医药类创新课程"十四五"精品教材
全国高等中医药院校教材

针灸古代文献

（第2版）

供针灸推拿学专业用

主编

王 静

副主编

张 雷 徐晓红

主审

李 磊

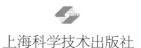

上海科学技术出版社

图书在版编目（CIP）数据

针灸古代文献 / 王静主编. -- 2版. -- 上海 : 上
海科学技术出版社，2023.3
　　普通高等教育中医药类创新课程"十四五"精品教材
. 全国高等中医药院校教材
　　ISBN 978-7-5478-6094-6

　　Ⅰ．①针… Ⅱ．①王… Ⅲ．①针灸学－中医典籍－中
医学院－教材 Ⅳ．①R245

　　中国国家版本馆CIP数据核字(2023)第035984号

针灸古代文献（第2版）

主编　王　静

上海世纪出版（集团）有限公司
上 海 科 学 技 术 出 版 社　出版、发行
（上海市闵行区号景路 159 弄 A 座 9F－10F）
邮政编码 201101　　　www.sstp.cn
上海中华印刷有限公司印刷
开本 787×1092　1/16　印张 17
字数 420 千字
2018 年 1 月第 1 版
2023 年 3 月第 2 版　2023 年 3 月第 1 次印刷
ISBN 978－7－5478－6094－6/R·2713
定价：65.00 元

编委会名单

编写说明

任何一门有生命力的学科总是在不断发展、不断进步，针灸文献也不例外。《针灸古代文献》第一版出版于 2018 年 1 月，而近年来针灸文献的研究又有了长足进步，尤其是对出土简帛文献中针灸学内容的研究，为探索先秦两汉时期针灸学的起源和发展问题提供了更可靠的依据，也进一步拓展了针灸文献的研究范围，这是本教材进行更新的重要动因。同时，《针灸古代文献》在应用过程中，发现有不少需要改正、优化的内容，如可能引起误解的表述、章节编排等。因此，本教材的修订也更为必要。

本版教材仍沿用上一版教材的基本框架，其编写思路是：覆盖针灸学史上的重要文献，介绍其内容及理论意义；由点及面、由面到点地厘清针灸学理论涉及的重要概念，特别是古今内涵有较大差异的知识点，使针灸文献及理论更加充实和丰满。具体如下。

1. 上篇

上篇为历代主要针灸文献概览，概要介绍自先秦始、至民国止的主要针灸文献。该篇按针灸学发展的不同阶段分为 7 章，各章下设若干节，为这一时间段的主要著作。需要说明的是，1840 年之后的著作，如民国时期的《中国针灸治疗学》，虽不属于传统的"古代"文献，但就针灸学的发展史来看，1949 年是分水岭，其后针灸学走上了现代化的道路，故本书的"古代"，实指针灸学的古代，而不指中国历史的古代。

各节均由概述、学术贡献、原文选读和思考题等部分组成。

（1）概述：主要介绍该文献的作者、成书年代、主要内容，扼要介绍版本流传。

（2）学术贡献：按照现代针灸学学科框架，以经络腧穴、刺法灸法、针灸治疗、针灸文献等若干大类，分别介绍该文献的学术贡献。根据具体内容，大类下再分为经络、腧穴、刺法、灸法等小类。对仅有某一小类内容的文献，则以经络、腧穴等小类名取代其上级大类名。

（3）原文选读：除《黄帝内经》《难经》之外，各篇文献所节选的原文，按原著中的先后次序排列，一般不加分类。《黄帝内经》《难经》节选的原文，则按经络、腧穴、针刺治则、针刺补泻等进行分类编排，其次序不与原著等同。《黄帝内经》《难经》中与针灸学相关但与其他课程重复的原文，原则上不选录，但部分原文会归于附篇用于自学，并作为相关章节的参考资料。对个别佚传文献，则取存世文献中保存下来的相关原文。

除个别简帛文献外，全书原文用繁体字，其中夹注以小字表示，一般不用异体字。同时，由于历代针灸文献版本众多，各版文字乃至内容常有出入。作为教材，固然没有必要对此进行考校，但是考校的缺失也会给学习者带来诸多困惑。因此，在上两项工作之外，本次修订还注明了节选原文的出处，供学有余力者辨章学术，考镜源流。

为方便教学策略的选择和调整,帮助学生掌握学习古代文献的方法,同时避免文献注解的局限和误导,本书对原文不加注。各选文均以按语说明其主要观点或意义。

(4)思考题:各节设思考题,用于复习本节要点,加强对本节内容的理解。

(5)其他:历代文献中,有不少著作的序跋对理解作者的学术观点和针灸学的学术传承有着重要价值。这些序跋附于每一篇文献之后,可灵活选用。

2. 下篇

下篇为针灸若干概念术语源流考略,选取针灸学理论的重要概念,特别是古今内涵有较大差异的知识点,根据年代的发展,按由古至今的顺序,对与知识点相关的文献进行整理,并比较其演变。该篇分为经络腧穴、刺法灸法、针灸治疗和其他等4章,各章下设若干节,为各大类下的概念术语。各节内容通常包括一般概念、源流、思考题等4部分。

(1)一般概念:现代针灸学教材对某一概念的通行解释。

(2)源流:按时间顺序,选取对此概念演变有重要影响的文献原文,据原文解说该概念在不同阶段的主要内涵,并以按语归纳、阐发其演变过程和要点。

(3)思考题:作用与上篇相同。

(4)其他:由于概念术语内涵不一,个别章节不能按上述体例编排,但总体思路一致。

3. 拓展阅读

《黄帝内经》《难经》是针灸学的经典文献,但这两本著作的学习不可能在课堂内完成。本书在上、下篇辑选的《黄帝内经》《难经》针灸学资料之外,设置了关于这两本医经的拓展阅读。这一部分仅列出篇名及提示,学生需根据提示找出原文进行学习。这有利于学生通读全文,了解医经全貌,弥补本书分类选录原文的不足。在教学中,拓展阅读也可作为相关章节的参考。

当代研究正在一点一点地揭示针灸古代文献所载理论的现代科学机制,如"面口合谷收"〔Lund JP, Sun GD, Lamarre Y. Cortical reorganization and deafferentation in adult macaques[J]. Science,1994,265(5171):546 - 548.〕,"三刺则至谷气"和根结理论〔Liu S, Wang Z, Su Y, Qi L, Yang W, Fu M, Jing X, Wang Y, Ma Q. A neuroanatomical basis for electroacupuncture to drive the vagal-adrenal axis[J]. Nature,2021,598(7882):641 - 645.〕。期待不远的将来,针灸古代文献能给针灸研究带来更多的启示和灵感,成为针灸学现代化的坚实基础。

由于编者水平所限,本书缺点和错误在所难免,希望广大读者提出宝贵意见和建议,共同促进针灸文献学科的发展与提高。联系方式:wj2018@shutcm.edu.cn。

《针灸古代文献》编委会

2023 年 1 月

目　录

上篇　历代主要针灸文献概览

下篇　针灸若干概念术语源流考略

拓展阅读

上 篇

历代主要针灸文献概览

第一章
先秦两汉时期的针灸文献

导学　掌握《黄帝内经》《难经》的成书年代、作者及学术贡献。
熟悉医帛医简的名称、成书或抄成年代和学术贡献。
了解《明堂孔穴针灸治要》的沿革。

第一节　睡虎地秦墓医简

一、概述

1975 年底至 1976 年春，湖北省云梦县睡虎地发掘了 12 座战国末年至秦代的墓葬，其中 11 号墓出土了 1 155 支竹简、残片 80 枚。简文反映了战国晚期至秦始皇时期的政治、法律、医学等方面的情况，其中医学内容主要包含于原题为《日书》的简文中。

《日书》是古时专司卜测时日吉凶的"日者"所用的工具书。睡虎地秦简发现的《日书》分甲、乙两种，成书年代在公元前 2 世纪中叶，当公元前 278 年至公元前 246 年间。

睡虎地秦简《日书》两种版本中有部分文字曾被解读为占仪礼、迁徙分离或月相等。近年来经与出土文献如武威医简和传世《黄帝虾蟆经》《备急千金要方》《外台秘要》《医心方》等对比研究，发现这部分文字与上述出土或传世文献内容相似，皆与针灸避忌有关，应视为已发现的最早的针灸文献。

二、学术贡献

针灸治疗

《日书》强调某些特殊日期，如"五辰"，不能施行刺法。这是针刺避忌的最早记载，可用以分析针灸治疗时间禁忌的起源与发展。

三、原文选读①

《日书(甲)·弦望》节选

弦、望及五辰不可以興樂□。

【按语】

"樂"通"藥"，这一用法见于传世文献《周易》和出土文献如马王堆帛书、周家台秦简及武威

---

① 睡虎地秦简所用文字在篆、隶之间，本篇以通用规范字节选原文。原文不可辨识或无法补出的残缺文字，以□表示。本篇原文选自：陈伟.秦简牍合集：释文注释修订本：贰[M].武汉：武汉大学出版社，2016.

汉简。□,简文图版模糊,仅左半结构中的竖笔较为清晰。经与其他简文字形比对,并与传世针刺避忌文献比较,此字当为"刺"。

"弦"指农历每月初七、八及廿二、廿三日;"望"为规范字,原作"朢",指农历每月十五(或说小月十五、大月十六)日。弦、望不能针刺的论述见武威汉代医简(见本章第六节),亦见于传世文献。如《备急千金要方·卷二十九·大医针灸宜忌第七》:"又每月六日、十五日、十八日、二十二日、二十四日、小尽日疗病,令人长病。"《外台秘要·卷三十九·年神旁通并杂忌旁通法》:"每月六日、十五日、十八日、二十四日、小尽日,甲辰、庚寅、乙卯、丙辰、辛巳、五辰、五酉、五未,八节日前后各一日。若遇以上日并凶,不宜灸之。"上文中的"十五日"即望日;某些版本又载有"二十二日",属弦日。《医心方·卷二·针灸服药吉凶日第七》引《华佗法》:"凡诸月朔晦、节气、上下弦、望日、血忌、反支日,皆不可针灸,治久病滞疾,记在历日。"

五辰指六十甲子中凡地支遇辰的日子,即甲辰、丙辰、戊辰、庚辰、壬辰,五辰日也属针灸禁忌之日。武威汉代医简有类似论述(见本章第六节),传世文献如《外台秘要》中也有记载。

《日书(甲)·刺毁》

入月六日刺,七日刺,八日刺,二旬二日刺,旬六日毁。

【按语】

"入月",即每月。"二旬二日",即二十二日,见前引《备急千金要方·卷第二十九·大医针灸宜忌第七》《外台秘要·卷第三十九·年神旁通并杂忌旁通法》。"旬六日",即十六日,属月望日,见前引《医心方·卷二·针灸服药吉凶日第七》。"毁",即毁坏。该字前应承前省略了"刺"字,说明此日针刺会得到"毁"的结果,故此日不可针刺。这一内容在睡虎地秦简《日书(乙)·刺毁》中有类似表述:"入月六日、七日、八日、二旬二日皆刺,旬六日毁。"

1986年湖北荆州市江陵县岳山36号秦墓出土的竹简也有类似内容:"入月六日市日刺,七日市日刺,望、后三日市日刺,四日市日有刺。刺已,有五刺一番。""市日",指晡时,相当于午后三时至五时的申时。"望、后三日",指每月的望日和十八日。"四日",可能指前文"后三日"的后四日,即每月二十二日。"五刺一番"则当指前一轮"五刺"之后,又开始新一轮的"五刺"。

2000年湖北随州市孔家坡8号汉墓出土的竹简载有"天刺:凡朔日,入月六日、七日,望,十八日,廿二日,此天刺,不可祠及杀",与本节内容也相关联。

《日书》流行于战国秦汉时期,是古人日常生产和生活判断时日吉凶宜忌的参考书。虽然睡虎地秦简《日书》针刺内容单一,但纵观秦汉时期,有关时日吉凶宜忌的内容也有发展,具体表现三个方面:一是具体日期的增多。从战国晚期抄成的睡虎地秦简《日书(甲)·刺毁》到西汉前期抄成的孔家坡汉简《日书·天刺》,针刺的禁忌日期含每月六、七、八、十五、十八、二十二等日期,内容各有变化和偏重;直至《黄帝虾蟆经》将这些日期归纳成"一日、五日、六日、七日、八日、十五日、十六日、十八日、廿三日、年四日、廿七日、廿九日",对秦汉简牍的禁忌日期兼容并蓄。二是具体时辰的增加。睡虎地秦简只讲某一针刺禁忌日期,岳山秦牍具体到某一天的某一段时间即"市日",反映了古人对针灸禁忌的认识更加具体。三是神煞名的增加。秦代简牍中没有具体的神煞,而孔家坡汉简有"天刺"之名,反映了古人对针灸禁忌认识的抽象化和概括化。

● **思考题**

如何看待秦汉简牍中的针灸禁忌内容？

第二节　马王堆汉墓医帛

一、概述

1973年底，墓葬年代为汉文帝十二年(公元前168年)的湖南省长沙市马王堆3号汉墓出土了大量帛书，其中与医学有关的内容由整理小组按顺序依次命名为《足臂十一脉灸经》《阴阳十一脉灸经》(甲本)、《脉法》《阴阳脉死候》《五十二病方》(以上五种合为一卷帛书)和《阴阳十一脉灸经》(乙本)(见于另一卷帛书)等。这些帛书的成书年代尚未有定论，但抄成年代不晚于秦汉之际，早于《黄帝内经》。

上述各书中，《足臂十一脉灸经》《阴阳十一脉灸经》论述了人体十一脉的循行、主病和灸法，是研究经络学说形成和发展的珍贵资料；《脉法》主要阐述依据脉法来判断疾病的证候，也有以灸法和砭石治病的内容。《五十二病方》是现已发现的最古医方，除药物治疗外，亦应用了灸法和砭石疗法。

二、学术贡献

1. 经络

《足臂十一脉灸经》《阴阳十一脉灸经》记载了十一脉的循行和主病，与《灵枢·经脉》所述十二经脉十分接近，特别是《阴阳十一脉灸经》的很多文字与《灵枢·经脉》相同。

《足臂十一脉灸经》共有"足"和"臂"两篇，十一脉的排列次序是先足后臂。足脉有6条，足泰(太)阳脉、足少阳脉、足阳明脉、足少阴脉、足泰阴脉和足卷(厥)阴脉；臂脉有5条，臂泰阴脉、臂少阴脉、臂泰阳脉、臂少阳脉、臂阳明脉。十一脉均为向心循行，即起于手或足，止于胸腹或头部；除足泰阳脉和足少阳脉各有2条支脉外，其余各脉均无分支。各脉主病为病候的列举，没有进行分类。

《阴阳十一脉灸经》无篇目。甲本十一脉的排列次序依次为：钜阳脉、少阳脉、阳明脉、肩脉、耳脉、齿脉、大(太)阴脉、厥阴脉、少阴脉、臂钜阴脉、臂少阴脉；乙本少阴脉在前，厥阴脉在后。十一脉中，除肩脉和大阴脉外，皆向心循行；各脉均无分支。《阴阳十一脉灸经》将病候分为"是动病"和"所产病"，病候数目较《足臂十一脉灸经》为多。

《足臂十一脉灸经》《阴阳十一脉灸经》所记载的十一条脉，从名称上看，较《灵枢·经脉》少手厥阴脉；从各脉循行方向、径路和主病、病候来看，较《灵枢·经脉》简略，有些论述甚至相反。至于《灵枢·经脉》所记载的各脉与脏腑的属络、联系，以及各脉之间相互衔接或互为表里的关系，在这两书中大多缺如。

2. 刺法灸法

《足臂十一脉灸经》对于各脉所主病候所采用的治疗方法均为"灸某某脉"，《阴阳十一脉灸经》在少阴脉后也有灸法的记载，这是目前所知最早记载灸疗的两种针灸学典籍。

与这两本书同时出土的《五十二病方》中有以灸法或砭石等治疗疾病的记载，施治部位多为人体某一部位,如灸"左足中指"治瘭等;也有位于腕踝脉口处,或与各脉同名的腧穴,如灸"泰(太)阴、泰(太)阳"治肠癖。所用灸法系用微火烧灼皮肤,所涉及的灸用材料包括粗麻、艾、蒲草等;也有用药物贴敷身体局部治病的方法,当为后世"冷灸"(或称"天灸")的先导。

3. 针灸治疗

《脉法》认为"气利下而害上,从暖而去清",故提出要"寒头而暖足"。在治疗上,应"取有余而益不足",要求"视有过之脉"施用灸法或砭刺。

《脉法》以砭刺治疗痈肿,强调要根据痈肿的深浅大小选择合适的砭石和合理的深度;对有脓的痈肿,反对以灸法施治。

三、原文选读①

《足臂十一脉灸经》(节选)

臂泰(太)陰溫(脈):循筋上兼(廉),以奏(湊)臑内,出夜(腋)内兼(廉),之心。其病:心痛,心煩而意(噫)。諸病此物者,皆久(灸)臂泰(太)陰溫(脈)。

臂少陰【溫(脈)】:循筋下兼(廉),出臑内下兼(廉),出夜(腋),奏(湊)脅。其病:脅痛。諸病【此】物者,皆【久(灸)】臂少陰【溫(脈)】。

【按语】

"溫"字也见于战国玺印,可能是战国古文的一种写法,一般认为是"脉"的异体字。《足臂十一脉灸经》采用三阴三阳命名十一脉,以"灸某某脉"治疗其病。从这些描述可以了解经络学说的早期形态。

本节选文中所灸的"某某脉",当是以脉名代指的、位于此脉或与此脉密切相关的某一施治部位,或可反映施治处与经脉的联系、融合过程。

《阴阳十一脉灸经》(甲本)(节选)

肩眽(脈):起于耳後,下肩,出臑外【廉】,出□□□,乘手北(背)。是【動則病:嗌痛,領種(腫)】,不可以顧,肩以(似)脱,臑以(似)折,是肩眽(脈)主治。【其所產病】:領〈頷〉【痛,喉痹,臂痛,肘】痛,爲四病。

......

臂鉅陰眽(脈):在于手掌中,出内陰兩骨之間,上骨下廉,筋之上,出臂【内陰,入心中】。是動則病:心滂滂如痛,缺盆痛,甚【則】交兩手而戰,此爲臂蹶(厥),【是臂鉅陰眽(脈)主】治。其所產病:脑(胸)痛,癒(脘)痛,【心痛】,四末痛,段(瘕),爲五病。

臂少陰眽(脈):起于臂兩骨之間之間,之下骨上廉,筋之下,【出】臑内陰。【是動則病:心】痛,益(嗌)渴欲飲,此爲臂蹶(厥),是臂少陰眽(脈)主治。其所產【病:脅】痛,爲【一病】。

---

① 帛书文字古奥难书,本篇以通用字节选其原文。原文异体字、假借字等随文注出正字和本字,外加( )号;据原文错字随文注出正字,外加〈 〉号;原文有脱字,随文补出,外加【】号;原文为衍文,以删除线一标记。原文不可辨识或无法补出的残缺文字,以□表示。本篇原文选自:马王堆汉墓帛书整理小组.马王堆汉墓帛书五十二病方[M].北京:文物出版社,1979.

【按语】

一般认为《阴阳十一脉灸经》成书年代较《足臂十一脉灸经》为晚,但是《阴阳十一脉灸经》还保留有较原始的"肩脉""耳脉""齿脉"等称谓。

曾有一种经络起源假说认为:经脉的形成是由点到线,即先有穴位,再有经脉。马王堆帛书的内容否定了这一说法,经脉、腧穴完全可能是各自独立起源而在西汉初期开始融合。

《五十二病方》(节选)

蚖:……以葡印其中颠。

……

尤(疣):取敝蒲席若藉之弱(蒻),绳之,即燔其末,以久(灸)尤(疣)末,热,即拔尤(疣)去之。

……

癪(癩):……取臬垢,以艾裹,以久(灸)癪(癩)者中颠,令阑(爛)而已(已)。

……

癪(癩)……而久(灸)其泰陰泰陽□□。

【按语】

《五十二病方》以药方为主,兼有少量灸法及砭刺法的处方。灸法中提及了多种灸材,施治部位多为人体部位,也有个别以"泰阴""泰阳"等指代施治之处者。

● **思考题**

1. 马王堆出土的医学帛书和张家山出土的医学简书有何关系?

2. 比较《足臂十一脉灸经》《阴阳十一脉灸经》与《灵枢·经脉》关于臂二阴脉和手三阴经的不同论述,分析《灵枢·经脉》中手厥阴心包经的循行和主病与帛书中臂二阴脉的关系。

第三节　张家山汉墓医简

一、概述

1984 年,墓葬年代为汉代高后二年(公元前 186 年)或其后不久的湖北省江陵县张家山 247 号汉墓出土了大量医学竹简,其中有一卷竹简的第一支简背书有"脉书",故此卷书名《脉书》,计 66 支简。

《脉书》含 5 种医书,但无题名;其中 3 种为马王堆医帛的不同古传写本,故通常沿用帛书名,分别称为《阴阳十一脉灸经》丙本、《阴阳脉死候》乙本和《脉法》乙本。

二、学术贡献

1. **针灸治疗**

《脉法》(乙本)认为"气利下而害上,从暖而去清",故提出要"寒头而暖足"。在治疗上,应"取有余而益不足",要求"视有过之脉"施用灸法或砭刺。《脉法》(乙本)以砭刺治疗痈肿,强调要根据痈肿的深浅大小选择合适的砭石和合理的深度;对有脓的痈肿,反对以灸法施治。

2. 针灸文献

马王堆的《阴阳十一脉灸经》（甲本）、《脉法》、《阴阳脉死候》实际上是《脉书》的内容，与《脉书》可以互校互补。特别是马王堆帛书《脉法》残损过甚，可借《脉书》校勘补缺。

三、原文选读①

《脉书》（节选）

夫脈者，聖人之所貴殹。【氣】者，利下而害上，從煖而去清，故聖人寒頭而煖足。治病者取有徐（餘）而益不足，故氣上而不下，則視有過之脈，當環而久（灸）之。病甚而上于環二寸益爲一久（灸）。氣壹上壹下，當胳（邻）與胕（跗）之脈而砭（砭）之。用砭（砭）啟脈者必如式。

癰穜（腫）有農（膿），稱其小大而爲之砭（砭）。砭（砭）有四害，一曰農（膿）深而砭（砭）淺，胃（謂）之不逮；二曰農（膿）淺而砭（砭）深，胃（謂）之泰（太）過；三曰農（膿）大而砭（砭）小，胃（謂）之淰（斂），淰（斂）者惡不畢；四曰農（膿）小而砭（砭）大，胃（謂）之泛，泛者傷良肉殹。

【按语】

由《脉书》可以了解古人对脉的重视、对气的认识以及对一些疾病的治疗思路。本节内容又见于马王堆帛书《脉法》，其前有"以脉法明教下"六字，而《脉法》（甲本）之末有"脉之玄……言不可不察也"等文字，故这些文本在秦汉时期或用于教学。

"痈肿有脓"一段，《灵枢·官针》中有类似内容，文字稍有不同。《灵枢》之后，《针灸甲乙经》及《黄帝内经太素》中也有论述，文字亦稍有出入。由出土文献和传世文献的关联性，可知针灸理论的传承关系。

● **思考题**

传世文献和张家山汉简《脉书》有何关系？

第四节　天回汉墓医简②

一、概述

2013 年，墓葬年代约为西汉景帝、武帝时期的四川省成都市天回镇 3 号汉墓出土了竹简 951 枚，其中编号为 M3：121 的竹简中有 730 枚为与脏腑、经脉、腧穴、刺法等有关的医简。因此墓所在地俗称"老官山"，故这批医简也被称作"老官山汉墓医简"。这些医简的分类和命名尚未完全统一，大致有 4 种意见，对应关系见表 1-1。除《逆顺五色脉藏验精神》因含题名简而无争议外，其余书名多未有定论，本书按第 3 种意见。此外，后续研究发现，编号为 M3：137 的竹简中有 27 支简与经脉有关，整理者命名为《经脉书（残简）》，也有学者命名为

---

① 简书文字古奥难书，本篇以通用字节选其原文。原文异体字、假借字等随文注出正字和本字，外加（）号；原文有脱字，随文补出，外加【】号。本篇原文选自：张家山二四七号汉墓竹简整理小组.张家山汉墓竹简［二四七号墓］[M].北京：文物出版社,2006.

② 天回 3 号墓还出土了一具人体经穴髹漆模型，模型上所刻的点和线目前认为分别是穴和脉。天回汉墓医简中没有或尚未发现该模型的相关文本，故此节从略。可参考下篇"经络腧穴"一章了解相关信息。

《经脉》。天回医简主体部分抄录于西汉吕后至文帝时期。

表 1-1　天回汉墓医简 M3:121 的分类和命名

2014 年[①]	2016 年[②]	2017 年[③]	2018 年[④]
《敝昔医论》	《敝昔诊法》	《脉书·上经》	《脉书》
《脉死候》	《诊治论》[⑤]		
《病源论》[⑤]			
《诸病症候》	《诸病一》	《脉书·下经》	
	《诸病二》		
《经脉书》	《十二脉(附相脉之过)》		
	《别脉》		
《六十病方》	《六十病方》[⑤]	《治六十病和剂汤法》	《六十病方》
《归脉数》	《刺数》	《刺数》	《针方》
《逆顺五色脉藏验精神》(或简称《五色脉藏论》)			

注：① 成都文物考古研究所,荆州文物保护中心.成都市天回镇老官山汉墓[J].考古,2014(7):59-70.② 李继明,任玉兰,王一童,等.老官山汉墓医简的种类和定名问题探讨[J].中华医史杂志,2016,46(5):303-306.③ 中国中医科学院中国医史文献研究所,成都文物考古研究所,荆州文物保护中心.四川成都天回汉墓医简整理简报[J].文物.2017(12):48-57.④ 黄龙祥.老官山出土汉简脉书简解读[J].中国针灸,2018,38(1):97-108.⑤ 2014 年意见中的《病源论》简,在 2016 的意见中有若干支被分别归入到《诊治论》和《六十病方》。

　　天回医简有多处出现"敝昔曰"字样,"敝昔"是"扁鹊"的通假用字。扁鹊为中医史上著名医家,但并无确定的医学著作流传于世。扁鹊生平和医事见于《史记·扁鹊仓公列传》;《汉书·艺文志》医经七家中,有《扁鹊内经》9 卷和《扁鹊外经》12 卷,但其书不传;今有《难经》一书,一说其作者为扁鹊。天回医简中的《脉书·上经》《脉书·下经》《刺数》《逆顺五色脉藏验精神》等书中,载有较多的脉诊、五色诊病、经脉和针刺的内容,它们与《史记·扁鹊仓公列传》等史书及传世医学文献中所载述的扁鹊学派特点相符,故这批医书应与战国时名医扁鹊有关,有可能是扁鹊及其弟子的著作,对了解扁鹊的医学思想及流传有重要意义。

　　天回医简中,与针灸相关的内容主要见于《脉书·下经》《刺数》《逆顺五色脉藏验精神》《经脉书》。各书的主要内容如下。

　　《脉书·下经》共 258 支简,内容以经脉病候为核心。从内容和体例上考察,与张家山《脉书》有相当程度的对应性。该篇按内容可分为四部分:第一部分辨风、痹、蹙、瘘、水等诸病之变化;第二部分辨十二经脉循行及病候;第三部分论"相脉之过"及三阴三阳脉死候;第四部分辨足大阳络、足阳明支脉和间别脉的循行及病候等。

　　《刺数》共 48 支简,是一篇关于针刺治法的专论,也是我国迄今为止发现的最早针刺方书。该篇首论"脉刺""分刺""刺水"诸刺法之不同,内容可与《灵枢·官针》对照;并论察脉诊病之法,总结"刺数"之义。其次述及风、痉、水等病证的针方,共 40 条;所涉及的刺法,多与《史记》

所载仓公之法相合。

《逆顺五色脉藏验精神》共 63 支简,题名与《史记》所载扁鹊、仓公一派的"逆顺""五色"法相合,内容则与《脉书·上经》有相承关系,包括五色脉诊、表里逆顺、五脏虚实及石、灸法的运用等。

《经脉书(残简)》共 27 支简,该部竹简与马王堆医帛《足臂十一脉灸经》、张家山医简《脉书》及同墓出土的《脉书·下经》等均有所不同,而与《灵枢·经脉》相类。

二、学术贡献

1. 经络

《脉书·下经》中已有完整的十二脉名称、循行和主病等内容。十二脉名称分别为手大阳脉、手阳明脉、手少阳脉、辟(臂)大阴脉、辟(臂)少阴脉、心主之脉、足大阳脉、足阳脉、足阳明脉、足大阴脉、足少阴脉、蹶阴脉,这些名称与今本《灵枢》基本一致,但内容简略。十二脉单向向心循行,起点均向四肢远端移动,而止点有向体内延伸的趋势,与内脏联系的趋势也较为明显;足大阳脉、足阳明脉和足大阴脉有支脉出现。十二脉病候的内容和数量较《足臂十一脉灸经》增多,与《阴阳十一脉灸经》相当,几乎包含了《阴阳十一脉灸经》"是动病""所产病"的内容;但这些病候的排列顺序和方式并不统一。"相脉之过"则论述了三阴三阳脉死候。

《脉书·下经》另载有 9 条"间别",其名称分别为间别赞脉、间别月(肉)理脉、间别齿脉、间别□脉、间别辟(臂)阴脉、间别辟(臂)阳脉、间别大阴脉、间别少阴脉、间别大阳脉。这些间别循行简单、部位具体,其起止部位无法全部辨识,但在已知内容中,间别或起于颈部止于面部,或起于尻止于上齿等,起止点均不在四肢远端。间别病候多为与循行部位相应的痛证,治法为"灸其脉",与《足臂十一脉灸经》一致。这部分内容不见于其他文献,其意义有待于研究。

《经脉书(残简)》载有十一脉,尚无"心主之脉";十一脉以"三阴三阳"命名,与《足臂十一脉灸经》基本一致。各脉皆起于四肢末端,自下而上向心而行;其起点均向四肢指、趾端下移;且各脉尚未形成经脉间或与五脏六腑的属络联系。所载病候对"是动病"与"所生病"有明确区分,并统计病候数目,表述则与《灵枢·经脉》颇为吻合。

《刺数》中有"肩阳明落""督"等针刺部位的描述,或可推测此时络脉和督脉已见雏形。

2. 腧穴

《刺数》的针方中都指出了所刺之处,这些针刺处大致可以分为 3 类。第一类为病痛局部所在的"因痛所"或"因病所在"。第二类以"部位＋阴阳"的形式表述,可视为其时的穴名,如"辟(臂)阳明""胕阳明""项钜阳"等。第三类是类似络穴的施治处,如"足钜阳落""肩阳明落""心落"等。此外,还有"督""陕颐"等部位,当指头面部的穴位。

3. 刺法灸法

《脉书·下经》以灸法治疗脉行部位的病证。灸法的应用已见于多种出土或传世先秦文献,但早期文献中均未见有刺法的记载,故学者多认为刺法施用甚晚,当在汉代之后。天回医简中的《刺数》否定了这样的观点,该书载有刺法的总体原则、不同刺法的针具大小和针刺深浅等内容,是迄今为止发现的最早的针法专著。书中记载了用于"脉刺""分刺""刺水"的不同针具形制;所说"脉刺""分刺"分别指刺血脉和刺分肉的不同刺法,而"刺水"则是指刺水肿类病证。

《逆顺五色脉藏验精神》有较大篇幅论及石、发法,其中有"大(太)上石神,石神必已"的记载,或与《史记》提及的仓公所传《石神》一书相关。石法,即砭石疗法,"发"是未见于其他文献的外治法。天回医简中,石法和发法多相互或交替使用,与针刺并行。通常认为,砭石为针刺所替代是砭石疗法衰微的原因;但天回医简的针石并用,说明了针、石各有其应用价值,而针法应不是由砭石疗法演化而成,砭石之废用也不是因为被针刺所替代。

4. 针灸治疗

《刺数》还是迄今为止发现的最早的针方专书,载有 40 首针方,治疗病种有痛证、神志病、脏腑病、皮肤病、五官病和妇科病等,论述了不同病证的治疗次数、针刺部位、疾病病程和患者状态等内容,反映出当时针灸临床在选穴、配穴、处方、刺激量化等方面已达到一定水平。同时,《刺数》针方所选穴位和部位对探讨穴位概念的起源以及经穴理论体系的形成亦具有重要意义。

《经脉书(残简)》则记载了灸法和启、除两种刺脉放血法。

三、原文选读①

《刺数》(节选)②

脉刺(刺),深四分寸一,间相去七分寸一。脉刺(刺),箴(针)大如缘藏(针)。分刺(刺),□大□,间相去少半寸。刺(刺)水,藏(针)大如履藏(针),□三寸。

……

刺(刺)数,必见病者状,切视病所,乃可【循察】。病多相类而非,其名众,审察诊病而藏(针)之,病可俞(愈)也;不审其诊,藏(针)之不可俞(愈)。治贵贱各有理。

……

履,两胕阳明各五,有(又)因所在。

……

胫(痉),北(背)巨阳落(络)各五。

……

水,巨阳落(络)与腹阳明落(络)会者各八。

……

郄(膝)挛痛,因痛所,以剧易(易)为数。

【按语】

《刺数》首简概述"脉刺""分刺""刺水"不同刺法的操作要领,以及各法所用针具的形制。"深

---

① 天回汉墓医简研究目前多见于学术期刊,本篇原文均本于这些研究,详见各书脚注。原文采用简体字。其中异体字、假借字等随文注出正字和本字,外加()号;据原文错字随文注出正字,外加〈 〉号;原文不可辨识或无法补出的残缺文字,以□表示。原文漫漶不清,据残笔及书证识读为某字者,外加【】号;原文不清,暂识读为某字者,记为某字外加方框,如某。☑表示简文断阙或漫漶,字数不详。

② 原文选自:顾漫,周琦,柳长华.天回汉墓医简中的刺法[J].中国针灸,2018,38(10):1073-1079.

四分寸一"是指针刺深度为四分之一寸,"间相去七分寸一"是指针现不部位的间距为七分之一寸。"缘针""履针"应为古代缝制衣缘和织履的针具。这些刺法,可与《灵枢·官针》等篇互考。

"刺数",即刺法之义。本段选文指出了刺法的总则,强调了针刺时诊法的运用。这些原则可与《素问·缪刺论》"凡刺之数,先视其经脉,切而从之,审其虚实而调之"和《灵枢·寿夭刚柔》"刺布衣股者,以火焠之;刺大人者,以药熨之"等互考。

《刺数》探讨了癙、痤、风、水等病证的治疗,其体例多为"病名—针刺部位—数量",针刺之数有五、十、三、八、四之别,以"五"数为多见。所言"巨阳""少阳"等三阴三阳名称者,皆指经脉(或络脉),其刺法即"脉刺"。此外,针刺处还有"因所在""因痛所",刺激量则是"以剧易为数",可与"以痛为腧,以知为数"互考。

《逆顺五色脉藏验精神》节选①

病不表,不【可以镵】石。病不裹〈里〉,不可以每〈毒〉药。不表不【里者】,死▢。

【按语】

《史记·扁鹊仓公列传》载仓公"论曰:阳疾处内,阴形应外者,不加悍药及镵石"。据"论曰"文例,此当为仓公称引扁鹊之医论,"镵石""毒(悍)药"为当时医家惯用之法,各有适应证。本段"不表不里"死证的记载,可与《灵枢·寿夭刚柔》"不表不里,其形不久"互考。

《经脉书》节选②

穜(肿)。所生病,目外颛瞳(肿),耳后、肩、腪(臑)后廉痛,汗出,中指不用,疾(喉)痹。凡十〈七〉病,启肘,久(灸)去捐(腕)三寸。

......

▢▢则除臂大▢。欬上气,匈胁盈,则除臂阳明;颈项痛,则除臂太阳。欬上气而穷诎。

【按语】

除"中指不用"外,本段与《灵枢·经脉》三焦手少阳之脉的病候多有重合,《灵枢》手少阳病候为"小指次指不用"。这一变化与十一脉系统无手厥阴经,中指为臂少阳脉循行部位,而《灵枢》的十二脉系统对手少阳脉循行和主病进行了调整。考察《足臂十一脉灸经》《灵枢·经脉》经脉理论的变化,可以推知本篇的经脉仍属十一脉系统,与同墓出土的《脉书·下经》"十二系统"不同。

启,指用砭石刺脉放血。此法也见于《脉书》"气一上一下,当郄与跗之脉而砭之。用砭启脉者必如式"。除,亦指刺脉放血之法,《灵枢·九针十二原》有"宛陈则除之",即言此法。"启"与"除"同为砭刺之术,但或因治疗用具或操作术式有异,故名称不同。

● **思考题**

1. 如何认识天回医简的文献价值?

2. 如何认识天回医简中的经脉特点?

---

① 原文选自:顾漫,周琦.据天回医简校读《内经》五则[J].中医药文化,2022,17(2):181-186.

② 原文选自:顾漫,周琦,柳长华,武家璧.天回医简《经脉》残篇与《灵枢·经脉》的渊源[J].中国针灸,2019,39(10):1117-1123.

3. 如何看待天回医简中的针灸治疗方法？

第五节　《黄帝内经》

一、概述

《黄帝内经》简称《内经》，约成书于汉代，非一人一时所作，黄帝显系托名。书中广泛使用的"道"的概念、事物运动变化的辩证观点以及天人关系、阴阳学说、精气学说、形神关系、清静寡欲的养生理论、治病于未然的防病观点等方面的论述，都显著体现了道家思想的影响。《黄帝内经》的成书当与汉初盛行的黄老之学有关。

《黄帝内经》分为《素问》《灵枢》两部分，各有 9 卷 81 篇，但流传过程中多有亡佚。《素问》至齐梁间只存 7 卷。唐代王冰补配 7 篇大论作为第七卷，宋代刘温舒又补入《刺法论》和《本病论》，称为《素问遗篇》。而现存《灵枢》则是南宋史崧所献的"家藏旧本"。

《黄帝内经》不仅是中医学的经典著作，更是针灸学的经典著作。《黄帝内经》确立了针灸疗法的基本理论、应用原则和具体方法，阐释和说明了针灸疗法的基本概念和操作内涵，针灸疗法是《黄帝内经》说明医学理论、治则治法的主要手段。元代医家滑寿在《十四经发挥》序中说："观《内经》所载服饵之法才一二，为灸者四三，其他则明针刺，无虑十八九。"《黄帝内经》中阐述的针灸原则和施治方法构成了传统针灸疗法的基本内容，对后世的针灸发展产生了极为深远的影响。

《黄帝内经》对针灸的阐述主要表现在以下几个方面：① 经络理论方面，记载了十二经脉、十五络脉、十二经别、十二经筋和皮部等的循行分布与病候，如《灵枢》的《经脉》《经别》《经筋》《根结》，《素问》的《脉解》《皮部论》等篇。② 腧穴方面，记载了约 160 个主要穴名，对腧穴的定位、主治和腧穴的类别均有论述；如《灵枢》的《骨度》《本输》《背腧》，《素问》的《气府论》《气穴论》《水热穴论》等篇。③ 针法灸法方面，论述了九针的名称、形状和作用，阐明了毫针的各种刺法和补泻手法；如《灵枢》的《九针十二原》《官针》《九针论》《刺节真邪》，《素问》的《针解》《宝命全形论》《八正神明论》等篇。④ 针灸治法方面，各篇论病都以针灸为主，阐述其治则和方法，具有代表性的如《灵枢》的《邪气藏府病形》《终始》《厥病》《胀论》，《素问》的《咳论》《疟论》《痹论》等篇。

现存的《素问》传本均源于唐代王冰补注、宋代林亿等奉敕校正的《重广补注黄帝内经素问》，而《灵枢》的通行本则为明代赵府居敬堂刻本，人民卫生出版社曾加以影印及铅印出版。

二、学术贡献

1. 经络腧穴

（1）经络理论

经络学说本是独立于针灸疗法之外的理论体系，其产生年代尚不清楚，马王堆出土帛书中仅对十一条不同的"脉"做了简单的描述，但在《黄帝内经》中，经络学说已经基本成熟和相对完整。以十二经脉的气血循环流注为基本框架的经络学说构建了一个既抽象又具体、既思辨又直观、既确定又模糊、既系统又独立的人体内部联络模式，正是经络把全身的脏腑器官、四肢百骸、皮肉筋骨、气血津液、内外上下等联系成一个统一的有机整体。经络气血营运全身内外，协调阴阳,维持人体功能的相对平衡,经络学说也因此贯串于中医学理论的生理、病理、诊断和治疗等各个方面。《黄帝内经》中确立的经络学说不仅为针灸疗法确立了理论上的依据和实际应用上的指导,实际上也成为整个中医学理论体系的主体结构。

《黄帝内经》还提出了根结、标本、气街、四海等理论,其中根结与标本理论主要反映了人体不同部分之间的纵向关系,气街与四海则主要反映了人体不同部位的横向联系。它们是对十二经脉等理论的补充,对指导临床辨证和用穴均有重要意义。

（2）腧穴理论

穴位曾是一个不与经络相连属的独立系统,《黄帝内经》中记载的"以痛为腧"明确揭示了早期穴位的确定方法和应用要点。在《黄帝内经》时代,金属九针的应用和毫针刺法的发展极大地促进了穴位概念的成熟。《灵枢·九针十二原》所言"节之交,三百六十五会……所言节者,神气之所游行出入也,非皮肉筋骨也",是对腧穴的概念及作用的明确论述。不仅如此,穴位的主治范围不断扩大,开始出现了不同的类别,如五输穴、十二原穴、热俞五十九穴、水俞五十七穴、五脏背俞穴等。特别是在医学理论融合的过程中,经络学说被确立成为整个医学理论体系的主体框架,穴位则附庸于经络系统,成为经脉中运行气血的关键部位,这是穴位发展的重大进步。经穴本身即是根据经脉循行部位和经络病候加以归类的类穴,而经穴的产生进一步导致了相关类穴的增多,如十二经经穴、十二经别(络)穴、六府下合穴、六阳经原穴等。通过对穴位部位和主治内容的择要归类,辨病取穴、循经取穴和对症取穴等针灸施治方法因此具有了广泛而实际的临床意义。

2. 刺法灸法

（1）九针

《黄帝内经》对九针的形状和功用做了详尽的论述。九针的出现当与冶金术的发明有关,医疗实践的进步则为九针的应用提供了可能。九针中有些针具并不适合于深刺穴位和施行复杂的针刺手法,员针和锃针在应用时要求不伤皮肉,实际上是按摩用具。而铍针用于排脓,大针用于泄水,锋针用于泻热放血以治疗痼疾,其临床应用也只是砭石切肿排脓功能的继续,明显应归属于外科。然而,针具的发展却构建了针刺疗法理论体系的实践基础。九针中的镵针浅刺泻气而不泻血,是对砭石刺法的修正。员利针、毫针、长针则可以深刺,扩大了全身各部的针刺取穴,客观上也促进了腧穴概念的深化。特别是毫针最细,刺入后可以留针,能够针对经气的有余不足进行调整,改变了砭石和九针中其他针具只在病变局部施术以祛除病邪的单纯外治方式。在《黄帝内经》时代,各种医疗手段并存,砭石虽仍在应用,但已逐渐被九针所取代。

（2）毫针刺法

九针中的毫针具有扶正和祛邪的双重功能,因此适应了针刺疗法发展的需要,得以在临床上广泛应用,毫针开始取代九针,毫针刺法也逐渐成为《黄帝内经》时代的主要针刺方法。《黄帝内经》进一步把针灸疗法作为临床施治的主要手段,提出了调整阴阳、运行气血、祛邪安正、因时制宜等总体治疗原则,确立了治神、调气、补虚、泻实、刺经、刺络、灸刺并用等基本治疗大法,并且把毫针刺法理论化和体系化,发展了各种只能应用毫针进行操作的针刺方法和补泻手法,最终构建了一个完整的以临床应用为指归的针灸理论体系。后世的各种刺法都是《黄帝内经》刺法的衍绎和发展,而《黄帝内经》中阐述的针灸理论和治则也为汉代以后药物疗法的发展奠定了思想方法的基础。

（3）集类刺法

《黄帝内经》中载录了数十种不同的针刺方法，并对其进行了初步的归类，如三刺、三变刺、五刺、五输刺、五邪刺、五节刺、九刺、十二刺等，其中大多为毫针刺法。这些刺法或注重疾病的性质、病变的部位和病症的轻重，或强调穴位的选择、针具的应用和手法的变化，从不同侧面反映了《黄帝内经》刺法灵活多变而又以祛邪为基本思路的操作特点，对于今日的针灸临床仍然具有十分重要的应用参考价值。

（4）浅深之刺

刺分深浅是《黄帝内经》针法的典型特征，体现了《黄帝内经》针法施治重在祛邪、祛邪须直达病所的基本治疗思路。早期的穴位多处于肉眼可见的血脉所在或易于触摸的肌表部位，刺法较为简单，直刺局部即可祛邪外出。随着穴位和经脉的融合，穴位的深层空间大为扩大，气血流注和因邪致病的理论不断深化，浅深之刺因此具有了广泛的临床意义。九针中的长针和大针都是用于深刺，而用于浅刺的镵针和锋针则有着泻气和泻血的分别，病邪所在的不同部位决定了浅深之刺的丰富内容，既要准确辨明病邪的所在施行针法，同时又要把握人体不同结构的生理特性和病变特点而避免有所误伤，便成为浅深之刺的操作关键。

（5）迎随补泻

迎随补泻是《黄帝内经》中针法补泻的重要内容，反映了古人对疾病治疗的基本认识。生命由气构成，气的运动即是生命活动，而疾病则是邪气侵犯人体的结果，因此扶正以御邪气和及时祛邪外出便成为理所当然的临床思路。经脉和穴位都被认为是有形有质的具体结构，是人体之气聚散来去和邪正相争的关键所在，也是补泻手法具体操作的主要处所。经脉和穴位中运行的气则被看作是具体而微、可感而知的客观物质，其中既包括了人体的正气，也包括了致病的邪气。对气实质和气机运行的朴素理解，决定了针法补泻主要是针对气的补泻而言，并且具有形象直观的操作特征。在迎随补泻中，首先要感知到穴位之中经气的存在，然后在气机的运动变化过程中，进一步体察经气的盛衰变化，把握住经气运动来去和聚散的时机，及时应用或补或泻的针刺手法。迎即夺其盛，引邪气外出，为泻；随即济其衰，使正气复聚，为补。迎随补泻的具体操作展现了针法补泻的原始内涵。

（6）灸法

《黄帝内经》中针灸并行，"陷下"之疾常用灸法施治，所用灸材主要为艾。《灵枢·背腧》阐明了灸法补泻的原则，即"以火补者，毋吹其火，须自灭也；以火泻者，疾吹其火，传其艾，须其火灭也"。

《素问·骨空论》提出了根据年龄施灸的灸量"随年壮"，"壮"作为灸法的计量单位，即首见于《黄帝内经》。

3. 针灸治疗

《黄帝内经》各篇论病都以针灸治疗为主，并阐述了"守神""治神""因天时而调血气"等总则和针对不同病情的具体针灸治则如"盛则泻之，虚则补之，热则疾之，寒则留之，陷下则灸之，不盛不虚，以经取之"等。

《灵枢·九针十二原》提出"凡将用针，必先诊脉"。《黄帝内经》的脉诊法包括对十二经脉、络脉和异常血脉的诊察。脉诊结果既可用于判断疗效、选择治法，还可以用于决定针刺的补泻原则、针刺深度以及是否留针等治疗参数，如《灵枢·禁服》所说："盛则泻之，虚则补之，紧痛则取之分肉，代则取血络且饮药，陷下则灸之，不盛不虚，以经取之，名曰'经刺'。"

《黄帝内经》中记载了热病、疟疾、癫狂、水肿、心痛、腰痛、咳、胀、风、痹、痿、厥等40多种病证的主要临床表现和针灸治疗方法,对证候表现的辨析、病因病机的把握、治疗原则的确定以及针灸治法的应用等各个方面都进行了深入的阐述。

《黄帝内经》的大部分针灸处方仅为对症取穴,且选穴较少,但也有综合运用远道取穴、局部取穴和辨证取穴法的论述,如《灵枢·四时气》载:"腹中常鸣,气上冲胸,喘不能久立,邪在大肠,刺肓之原、巨虚上廉、三里。"

《灵枢·卫气行》《灵枢·逆顺》中重视针刺时机,强调应逢时候气而刺,这一观点为后世时间针法所本。《黄帝内经》载有根据季节、月相和日节律的时间避忌,如《素问·八正神明论》所云:"月生而泻,是谓藏虚;月满而补,血气扬溢,络有留血,命曰重实;月郭空而治,是谓乱经。"在这些论述的基础上,后世逐渐形成了针灸避忌学说。

三、原文选读①

1. 精神、气血、营卫

灵枢·营卫生会(节选)

黄帝曰:願聞營衛之所行,皆何道従來?

岐伯答曰:營出于中焦,衛出于下焦。

黄帝曰:願聞三焦之所出。

岐伯答曰:上焦出于胃上口,並咽以上貫膈而布胸中,走腋,循太陰之分而行,還至陽明,上至舌,下足陽明。常與營俱行于陽二十五度,行于陰亦二十五度,一周也;故五十度而復大會于手太陰矣。

黄帝曰:人有熱,飲食下胃,其氣未定,汗則出,或出于面,或出于背,或出于身半。其不循衛氣之道而出,何也?

岐伯曰:此外傷于風,内開腠理,毛蒸理泄,衛氣走之,固不得循其道。此氣慓悍滑疾,見開而出,故不得従其道,故命曰"漏泄"。

黄帝曰:願聞中焦之所出。

岐伯答曰:中焦亦並胃中,出上焦之後,此所受氣者。泌糟粕,蒸津液,化其精微,上注于肺脈,乃化而爲血。以奉生身,莫貴于此,故獨得行于經隧,命曰"營氣"。

黄帝曰:夫血之與氣,異名同類,何謂也?

岐伯答曰:營衛者,精氣也。血者,神氣也。故血之與氣,異名同類焉。故奪血者無汗,奪汗者無血。故人生有兩死而無兩生。

黄帝曰:願聞下焦之所出。

岐伯答曰:下焦者,別迴腸,注于膀胱而滲入焉。故水穀者,常並居于胃中,成糟粕,而俱下于大腸,而成下焦。滲而俱下,濟泌別汁,循下焦而滲入膀胱焉。

黄帝曰:人飲酒,酒亦入胃,穀未熟而小便獨先下,何也?

岐伯答曰:酒者,熟穀之液也。其氣悍以清,故後穀而入,先穀而液出焉。

---

① 本篇原文选自:佚名.灵枢经[M].影印明代赵府居敬堂刊本.北京:人民卫生出版社,1956;王冰.重广补注黄帝内经素问[M/DK].覆宋刊本.[出版地不详]:顾从德,1550(明嘉靖二十九年)。

黄帝曰：善！余聞"上焦如霧,中焦如漚,下焦如瀆",此之謂也。

【按语】

本段经文叙述了营卫所行及三焦所出。营卫即气血,出于三焦,而三焦的功能则被概括为"上焦如雾,中焦如沤,下焦如渎"。

灵枢·邪客(节选)

黄帝問于伯高曰：夫邪氣之客人也,或令人目不瞑、不臥出者,何氣使然？

伯高曰：五穀入于胃也,其糟粕、津液、宗氣分爲三隧。故宗氣積于胸中,出于喉嚨,以貫心脈,而行呼吸焉。營氣者,泌其津液,注之于脈,化以爲血,以榮四末,内注五藏六府,以應刻數焉。衛氣者,出其悍氣之慓疾,而先行于四末、分肉、皮膚之間而不休者也。晝日行于陽,夜行于陰,常從足少陰之分間行于五藏六府。今厥氣客于五藏六府,則衛氣獨衛其外,行于陽,不得入于陰。行于陽則陽氣盛,陽氣盛則陽蹻陷;不得入于陰,陰虛故目不瞑。

【按语】

本段经文解释了不能入寐与卫气的运行失常有关。营气行于脉中,昼夜按时运行;卫气则行于脉外分肉皮肤之间,昼行于阳,夜行于阴。当邪气入侵脏腑时,卫气只行于阳,不能入于阴,阳气盛而阴气虚,故不能入寐。

2. 经络

(1) 总论

灵枢·脉度(节选)

經脈爲裏,支而橫者爲絡,絡之別者爲孫。盛而血者疾誅之,盛者寫之,虛者飲藥以補之。

【按语】

本段经文是有关经络基本概念和病变施治的经典论述。经脉深居体内,是粗的主干;络脉指经脉别出而横行的部分,是细的分支;由络脉再分出的最细小的络脉则称作孙络。对于经络的病变,有瘀血的应尽快去除,实证当用泻法,虚证则不宜针刺,而应饮用甘药调补。

(2) 奇经八脉

素问·骨空论(节选)

任脈者,起于中極之下,以上毛際,循腹裏,上關元,至咽喉,上頤,循面,入目。

衝脈者,起于氣街,並少陰之經,俠齊上行,至胸中而散。

任脈爲病,男子内結、七疝,女子帶下、瘕聚。衝脈爲病,逆氣,裏急。督脈爲病,脊強反折。

督脈者,起于少腹以下骨中央,女子入繫廷孔;其孔,溺孔之端也。其絡循陰器,合篡間,繞篡後。別繞臀,至少陰,與巨陽中絡者合。少陰上股内後廉,貫脊,屬腎。與太陽起于目内眥,上額,交巓上,入絡腦,還出別下項,循肩髆内,俠脊抵腰中,入循脊,絡腎。其男子循莖下至篡,與女子等。其少腹直上者,貫齊中央,上貫心,入喉,上頤,環唇,上繫兩目之下中央。此生病,從少腹上衝心而痛,不得前後,爲衝疝。其女子不孕,癃,痔,遺溺,嗌乾。

【按语】

本段经文叙述了任、冲、督三脉的循行以及任、督二脉的所主病证。督脉、任脉是以背腹分阴阳,因此别为名目,而督脉除上循脊里外,亦行于前正中线。至于冲脉则起于气街,并少阴之经,夹脐上行。

（3）络脉

灵枢·经脉（节选）

經脈十二者,伏行分肉之間,深而不見。其常見者,足太陰過于外踝之上,無所隱故也。諸脈之浮而常見者,皆絡脈也。

······

雷公曰:何以知經脈之與絡脈異也?

黄帝曰:經脈者,常不可見也。其虛實也,以氣口知之。脈之見者,皆絡脈也。

雷公曰:細子無以明其然也。

黄帝曰:諸絡脈皆不能經大節之間,必行絶道而出入,復合于皮中,其會皆見于外。故諸刺絡脈者,必刺其結上。甚血者雖無結,急取之以寫其邪而出其血,留之發爲痹也。

凡診絡脈,脈色青則寒且痛,赤則有熱。胃中寒,手魚之絡多青矣;胃中有熱,魚際絡赤。其暴黑者,留久痹也;其有赤、有黑、有青者,寒熱氣也;其青短者,少氣也。凡刺寒熱者皆多血絡,必間日而一取之,血盡而止,乃調其虛實。其小而短者少氣,甚者寫之則悶,悶甚則仆,不得言。悶則急坐之也。

【按语】

本段经文说明经脉通常深而不见,而络脉浮而外露。络脉可用于诊断,络脉有异常,可以刺络法治之。

（4）根结

灵枢·根结（节选）

奇邪離經,不可勝數。不知根結,五藏六府,折關、敗樞,開闔而走;陰陽大失,不可復取。九鍼之玄,要在《終始》。故能知終始,一言而畢;不知終始,鍼道咸絶。

太陽根于至陰,結于命門。命門者,目也。陽明根于厲兑,結于顙大。顙大者,鉗耳也。少陽根于竅陰,結于窗籠。窗籠者,耳中也。太陽爲開,陽明爲闔,少陽爲樞。故開折則肉節瀆而暴病起矣,故暴病者,取之太陽,視有餘不足。瀆者,皮肉宛膲而弱也。闔折則氣無所止息而痿疾起矣,故痿疾者,取之陽明,視有餘不足。無所止息者,真氣稽留,邪氣居之也。樞折即骨繇而不安于地,故骨繇者,取之少陽,視有餘不足。骨繇者,節緩而不收也。所謂"骨繇"者,"摇"故也,當窮其本也。

太陰根于隱白,結于大倉。少陰根于涌泉,結于廉泉。厥陰根于大敦,結于玉英,絡于膻中。太陰爲開,厥陰爲闔,少陰爲樞。故開折則倉廩無所輸,膈、洞。膈、洞者,取之太陰,視有餘不足。故開折者,氣不足而生病也。闔折即氣絶而喜悲。悲者,取之厥陰,視有餘不足。樞折則脈有所結而不通。不通者,取之少陰,視有餘不足,有結者皆取之不足。

【按语】

本段经文叙述了足六经根结的部位及其病证。文中"太阳为开……故开折则肉节渎而暴病起矣"及"太阴为开……故开折者,气不足而生病也"句中的"开"字,在杨上善的《黄帝内经太素·经脉根结》中均作"关"。《素问·阴阳离合论》新校正云"按《九墟》:太阳为关……故关折则肉节渎溃缓而暴病起矣""关折则仓廪无所输",并云"《甲乙经》同"。据此,"开阖枢"当为"关阖枢"。

根结即经气的所起与所归,以四肢为根,头胸腹为结。关、阖、枢则是对六经功能的形象概括,关指门闩,太阳、太阴为关;枢指门轴,少阳、少阴为枢;阖指门扇,阳明、厥阴为阖。外邪侵犯经络,关、阖、枢的功能就会发生异常,治疗时当泻有余、补不足。

（5）气街

灵枢·卫气（节选）

請言氣街:胸氣有街,腹氣有街,頭氣有街,脛氣有街。故氣在頭者,止之于腦。氣在胸者,止之膺與背腧。氣在腹者,止之背腧與衝脈干臍左右之動脈者。氣在脛者,止之于氣街與承山、踝上以下。取此者,用毫鍼。必先按而在久,應于手,乃刺而予之。所治者,頭痛、眩仆,腹痛、中滿、暴脹。及有新積,痛可移者,易已也;積不痛,難已也。

【按语】

气街,即是气血运行的大通道。本段经文指出了人体胸、腹、头、胫各部均有气街,并叙述了气街刺法和所主病证。文中"止之背俞与冲脉干脐左右之动脉"句中的"干"字,或为"于"字之讹。

3. 腧穴

（1）总论

灵枢·九针十二原（节选）

節之交,三百六十五會。知其要者,一言而終;不知其要,流散無窮。所言節者,神氣之所遊行出入也,非皮肉筋骨也。

【按语】

本段经文阐述了腧穴的基本概念,腧穴即皮肉筋骨间的气血会聚之处,全身共有365个。

灵枢·小针解（节选）

"節之交,三百六十五會"者,絡脈之滲灌諸節者也。

【按语】

这是对腧穴概念的进一步解释,腧穴位于皮肉筋骨之间,是络脉气血渗透灌注的所在。

素问·气穴论（节选）

帝曰:余已知氣穴之處,遊鍼之居,願聞孫絡、谿谷,亦有所應乎?

岐伯曰:孫絡三百六十五穴會,亦以應一歲,以溢奇邪,以通榮衛。榮衛稽留,衛散榮溢,氣竭血著;外爲發熱,内爲少氣。疾寫無怠,以通榮衛;見而寫之,無問所會。

帝曰:善! 願聞谿谷之會也。

岐伯曰:肉之大會爲谷,肉之小會爲谿。肉分之閒,谿谷之會,以行榮衛,以會大氣。邪溢氣壅,脈熱肉敗,榮衛不行,必將爲膿。内銷骨髓,外破大膕,留于節湊,必將爲敗。積寒留舍,榮衛不居,卷肉縮筋,肋肘不得伸,内爲骨痹,外爲不仁,命曰"不足",大寒留于谿谷也。谿谷三百六十五穴會,亦應一歲。其小痹淫溢,循脈往來,微鍼所及,與法相同。

【按语】

本段经文指出了全身腧穴共有365个,以和1年的365日相应。溪谷是指肌肉间的空隙或凹陷,大者称谷,小者称溪。腧穴位于溪谷之间,也是孙络气血灌注之处,邪气入侵,则应用针疾泻,以通畅营卫。

(2) 五输穴

灵枢·九针十二原(节选)

黄帝曰:願聞五藏六府所出之處。

岐伯曰:五藏五腧,五五二十五腧;六府六腧,六六三十六腧。經脈十二,絡脈十五,凡二十七氣以上下。所出爲井,所溜爲滎,所注爲腧,所行爲經,所入爲合。二十七氣所行,皆在五腧也。

【按语】

"五输"一词有两个不同含义,一指五输经脉,二指五输穴。五输经脉是指经脉中气血的运行如同水流,由小到大,由浅到深,顺次行流;即所出为井,所溜为荥,所注为腧,所行为经,所入为合。而五输穴则是指井、荥、输、经、合5个特定穴位,分别位于气血在五输经脉中流注运行所经过的5个相应部位。五脏阴经各有5个五输穴,总数为25个;六腑阳经则另加原穴,总数为36个。

灵枢·顺气一日分为四时(节选)

黄帝曰:善! 余聞刺有五變,以主五輸,願聞其數。

岐伯曰:人有五藏,五藏有五變,五變有五輸,故五五二十五輸,以應五時。

黄帝曰:願聞"五變"。

岐伯曰:肝爲牡藏,其色青,其時春,其音角,其味酸,其日甲乙。心爲牡藏,其色赤,其時夏,其日丙丁,其音徵,其味苦。脾爲牝藏,其色黄,其時長夏,其日戊己,其音宫,其味甘。肺爲牝藏,其色白,其音商,其時秋,其日庚辛,其味辛。腎爲牝藏,其色黑,其時冬,其日壬癸,其音羽,其味鹹。是爲"五變"。

黄帝曰:以主五輸,奈何?

藏主冬,冬刺井;色主春,春刺滎;時主夏,夏刺輸;音主長夏,長夏刺經;味主秋,秋刺合。是謂"五變以主五輸"。

【按语】

本段经文叙述了五变刺法的选穴。五脏与色、时、日、音、味相对应,是为五变,而五脏各有五输,因此刺法亦有五变,即是指针刺时应根据五脏与色、时、日、音、味的对应关系选用相应的五输穴。

灵枢·邪客(节选)

黄帝曰:手少陰之脈獨無腧,何也?

岐伯曰:少陰,心脈也。心者,五藏六府之大主也,精神之所舍也。其藏堅固,邪弗能容也。容之則心傷,心傷則神去,神去則死矣。故諸邪之在于心者,皆在于心之包絡。包絡者,心主之脈也。故獨無腧焉。

黄帝曰:少陰獨無腧者,不病乎?

岐伯曰:其外經病而藏不病,故獨取其經于掌後鋭骨之端。其餘脈出入屈折,其行之徐疾,皆如手少陰、心主之脈行也。

【按语】

《灵枢·本输》中论述了各经五输穴的名称、定位等，但缺少手少阴心经的五输穴，本段经文对此做了解释。

（3）原穴

灵枢·九针十二原（节选）

五藏有六府，六府有十二原，十二原出于四關，四關主治五藏。五藏有疾，當取之十二原。十二原者，五藏之所以稟三百六十五節氣味也。五藏有疾也，應出十二原，十二原各有所出。明知其原，睹其應，而知五藏之害矣。

陽中之少陰，肺也；其原出于大淵。大淵二。陽中之太陽，心也；其原出于大陵。大陵二。陰中之少陽，肝也；其原出于太衝。太衝二。陰中之至陰，脾也；其原出于太白。太白二。陰中之太陰，腎也；其原出于太谿。太谿二。膏之原，出于鳩尾。鳩尾一。肓之原，出于脖胦。脖胦一。凡此十二原者，主治五藏六府之有疾者也。脹取三陽，飧泄取三陰。

【按语】

本段经文叙述了十二原穴，所言与后世的通行概念有异，即肺原太渊、心原大陵、肝原太冲、脾原太白、肾原太溪，均系双穴，加上膏之原鸠尾、肓之原脖胦（气海），合称十二原。其中大陵实为心包原穴，系以心包代心行事。《黄帝内经》认为，五脏六腑的疾病可以反映于十二原穴，而十二原穴则能够主治五脏六腑的疾病。

灵枢·顺气一日分为四时（节选）

黄帝曰：諸原安合，以致六輸？

岐伯曰：原獨不應五時，以經合之，以應其數，故六六三十六輸。

黄帝曰：何謂"藏主冬，時主夏，音主長夏，味主秋，色主春"？願聞其故。

岐伯曰：病在藏者，取之井。病變于色者，取之滎。病時間時甚者，取之輸。病變于音者，取之經。經滿而血者，病在胃及以飲食不節得病者，取之于合。故命曰"味主合"。是謂"五變"也。

【按语】

五脏五输应五变，但六腑腧穴有六，该如何应五变？本段经文给出了答案，把原穴和经穴相合，则六腧之数可以对应五变。因原穴不与五时相应，六腑五输的功能便与五脏五输相同，因此可以对应色、时、日、音、味而选取相应的五输穴。

（4）下合穴

灵枢·邪气藏府病形（节选）

黄帝曰：余聞五藏六府之氣，滎輸所入爲合，令何道從入？入安連過？願聞其故。

岐伯答曰：此陽脈之別，入于內，屬于府者也。

黄帝曰：滎輸與合，各有名乎？

岐伯答曰：滎輸治外經，合治內府。

黄帝曰：治內府奈何？

岐伯曰：取之于合。

黄帝曰：合各有名乎？

岐伯答曰：胃合于三里，大腸合入于巨虚上廉，小腸合入于巨虚下廉，三焦合入于委陽，膀胱合入于委中央，膽合入于陽陵泉。

黄帝曰：取之奈何？

岐伯答曰：取之三里者，低跗取之；巨虚者，舉足取之；委陽者，屈伸而索之；委中者，屈而取之；陽陵泉者，正竪膝予之齊，下至委陽之陽取之；取諸外經者，揄申而從之。

【按语】

本段经文所述的合穴并非指五输穴，而是指下合穴。下合穴是足三阳脉气分出而注入于六腑的部位，因此与六腑关系密切。五输穴主治经脉病证，下合穴则主治六腑病证。针刺时必须刺中穴位，正确施行补泻。

（5）背俞穴

灵枢·背腧（节选）

黄帝問于岐伯曰：願聞五藏之腧出于背者。

岐伯曰：胸中大腧在杼骨之端，肺腧在三焦之間，心腧在五焦之間，膈腧在七焦之間，肝腧在九焦之間，脾腧在十一焦之間，腎腧在十四焦之間，背俠脊相去三寸所。則欲得而驗之，按其處，應在中而痛解，乃其腧也。灸之則可，刺之則不可。氣盛則寫之，虚則補之。

【按语】

本段经文叙述了背俞穴的部位，在相应穴位上按压则可缓解脏腑病痛。但经文指出，背俞穴只能用灸法施治，并不适用于针法。文中"背俠脊相去三寸所"之"背"字，或为"皆"字之误。

4. 针灸大要

灵枢·九针十二原（节选）

今夫五藏之有疾也，譬猶刺也，猶污也，猶結也，猶閉也。刺雖久，猶可拔也；污雖久，猶可雪也；結雖久，猶可解也；閉雖久，猶可決也。或言久疾之不可取者，非其説也。夫善用鍼者，取其疾也，猶拔刺也，猶雪污也，猶解結也，猶決閉也。疾雖久，猶可畢也。言不可治者，未得其術也。

【按语】

病必可治，治亦有法，本段经文以拔刺、雪污、解结、决闭为喻，阐述了针刺的意义和应用正确针法的重要性。

灵枢·根结（节选）

故曰："用鍼之要，在于知調陰與陽。調陰與陽，精氣乃光。合形與氣，使神内藏。"

【按语】

本段经文指出了调和阴阳为针法之大要，而阴阳调和的意义就在于可以使形气充实、精神内藏。

灵枢·终始（节选）

凡刺之道，氣調而止。補陰瀉陽，音氣益彰，耳目聰明，反此者血氣不行。

【按语】

本段经文指出,针法的要点在于调气,气调之后即可停止针刺。正确施治后,阴阳之气调和,音声清朗,元气充盛,七窍通利,耳聪目明;若误治则阴阳之气失调,血气运行停滞。

灵枢·官能(节选)

是故工之用鍼也,知氣之所在,而守其門户。明于調氣,補寫所在,徐疾之意,所取之處。

【按语】

针刺治疗,要正确判断邪气的所在部位,监守其出入之门户。应懂得调气的原则方法,不同补泻方法的应用,徐疾手法的意义,以及所应取的穴位。

素问·阴阳应象大论(节选)

故邪風之至,疾如風雨。故善治者治皮毛,其次治肌膚,其次治筋脈,其次治六府,其次治五藏。治五藏者,半死半生也。故天之邪氣,感則害人五藏;水穀之寒熱,感則害于六府;地之濕氣,感則害皮肉筋脈。故善用鍼者,從陰引陽,從陽引陰;以右治左,以左治右;以我知彼,以表知裏,以觀過與不及之理;見微得過,用之不殆。

【按语】

本段经文指出了临床上应该防微杜渐,及早施治。疾病是外来邪气入侵的结果,不同的邪气则各有着不同的发病部位,因此作为一个好的针灸医生,必须要仔细诊察,准确把握,灵活地采用各种治法。

素问·五藏别论(节选)

凡治病,必察其下,適其脈,觀其志意,與其病也。拘于鬼神者,不可與言至德;惡于鍼石者,不可與言至巧。病不許治者,病必不治,治之無功矣。

【按语】

本段经文阐述了两个要点,一是诊断疾病时必须要对患者进行全面诊察,二是患者对医生是否信任以及是否愿意接受针灸治疗,都与疗效密切相关。

素问·宝命全形论(节选)

故鍼有懸布天下者五,黔首共餘食,莫知之也。一曰"治神",二曰"知養身",三曰"知毒藥爲真",四曰"制砭石小大",五曰"知府藏血氣之診"。五法俱立,各有所先。今末世之刺也,虚者實之,滿者泄之,此皆眾工所共知也。若夫法天則地,隨應而動;和之者若響,隨之者若影。道無鬼神,獨來獨往。

帝曰:願聞其道。

岐伯曰:凡刺之真,必先治神。五藏已定,九候已備,後乃存鍼。眾脈不見,眾兇弗聞;外內相得,無以形先。可玩往來,乃施于人。人有虛實,五虛勿近,五實勿遠。至其當發,間不容瞚。手動若務,鍼耀而匀。靜意視義,觀適之變。是謂"冥冥",莫知其形。見其烏烏,見其稷稷;從見其飛,不知其誰。伏如橫弩,起如發機。

【按语】

鍼,同"箴",箴規、教戒之意。本段经文指出了针刺治疗疾病有五个要领,治疗时可根据具体情况选用。补虚泻实只是针刺治病最基本的要求,要有高明的医术,一定要懂得法天则地的道理。用针的道理还包括治神,全面诊察患者,了解适应证和禁忌证,掌握针刺时机等方面。

灵枢·邪客(节选)

黄帝曰:持鍼縱舍奈何?

岐伯曰:必先明知十二經脈之本末,皮膚之寒熱,脈之盛衰滑澀。其脈滑而盛者,病日進;虚而細者,久以持;大以澀者,爲痛痹;陰陽如一者,病難治。其本末尚熱者,病尚在;其熱以衰者,其病亦去矣。持其尺,察其肉之堅脆、大小、滑澀、寒溫、燥濕。因視目之五色,以知五藏而決死生。視其血脈,察其色,以知其寒熱痛痹。

黄帝曰:持鍼縱舍,余未得其意也。

岐伯曰:持鍼之道,欲端以正,安以静;先知虚實,而行疾徐;左手執骨,右手循之,無與肉果;寫欲端以正,補必閉膚;輔鍼導氣,邪得淫泆,真氣得居。

【按语】

本段经文论述了"持针纵舍"之理。在施治之前,须诊察十二经脉之本末、尺肤、两目等,以此来观察、判断疾病性质。而针刺操作的过程包括:端正态度,判断病情虚实,选择补泻手法,双手配合施治,避免不当操作,正确实施补泻并辅以行针手法,最终使邪气溃散,真气内守。

5. 刺法基础

灵枢·九针十二原(节选)

持鍼之道,堅者爲寶。正指直刺,無鍼左右。神在秋毫,屬意病者。審視血脈者,刺之無殆。方刺之時,必在懸陽,及與兩衛。神屬勿去,知病存亡。血脈者,在腧橫居,視之獨澄,切之獨堅。

【按语】

针刺操作时,持针要坚定有力,刺穴要端正直入,同时密切观察患者以了解病情变化。本段经文还指出了血脉的判断方法。

灵枢·九针十二原(节选)

刺之而氣不至,無問其數。刺之而氣至,乃去之,勿復鍼。鍼各有所宜,各不同形,各任其所爲。刺之要,氣至而有效。效之信,若風之吹雲,明乎若見蒼天。刺之道畢矣。

【按语】

本段经文指出气至意味着治疗有效,故气不至,须反复施治;气至则去针,无须进一步治疗。气至在《黄帝内经》中也称为"得气"或"谷气至",其内涵与后世的得气并不一致。

灵枢·终始(节选)

所謂"氣至而有效"者,寫則益虚,虚者脈大如其故而不堅也。堅如其故者,適雖言故,病未去也。補則益實,實者脈大如其故而益堅也。夫如其故而不堅者,適雖言快,病未去也。故補則實,寫則虚,痛雖不隨鍼,病必衰去。必先通十二經脈之所生病,而後可得傳於《終始》矣。故陰陽不相移,虚實不相傾,取之其經。

【按语】

气至是针刺的目的,本段经文说明了如何判断气至。通过补泻操作,可使病情发生虚实变化,并通过针刺前后脉象"坚"的改变而反映出来。如果脉象没有变化,即便病情有缓解,病并未愈;若脉象有改变,即便病情没有变化,疾病也一定会痊愈。

6. 针刺补泻

灵枢·九针十二原(节选)

黄帝问于岐伯曰:余子萬民,養百姓,而收其租税。余哀其不給,而屬有疾病。余欲勿使被毒藥,無用砭石,欲以微鍼通其經脈,調其血氣,營其逆順出入之會。令可傳于後世,必明爲之法。令終而不滅,久而不絕;易用難忘,爲之經紀。異其章,別其表裏,爲之終始。令各有形,先立《鍼經》。願聞其情。

岐伯答曰:臣請推而次之,令有綱紀。始于一,終于九焉。請言其道。

小鍼之要,易陳而難入。粗守形,上守神;神乎神,客在門。未睹其疾,惡知其原?刺之微,在速遲。粗守關,上守機;機之動,不離其空。空中之機,清静而微;其來不可逢,其往不可追。知機之道者,不可掛以髮;不知機道,叩之不發。知其往來,要與之期。粗之闇乎!妙哉工獨有之。往者爲逆,來者爲順;明知逆順,正行無問。逆而奪之,惡得無虛?追而濟之,惡得無實?迎之隨之,以意和之。鍼道畢矣。

【按语】

《九针十二原》是《灵枢》的第一篇,它开宗明义,说明了该书撰写的目的,《针经》之名即见于本段经文。还指出了小针的针刺要领,说明守神、守机的重要性。所提出的迎随是针刺补泻的总纲。

灵枢·小针解(节选)

所謂"易陳"者,易言也。"難入"者,難著于人也。"粗守形"者,守刺法也。"上守神"者,守人之血氣有餘不足,可補寫也。"神客"者,正邪共會也。"神"者,正氣也。"客"者,邪氣也。"在門"者,邪循正氣之所出入也。"未睹其疾"者,先知邪正何經之疾也。"惡知其原"者,先知何經之病,所取之處也。"刺之微,在數遲"者,徐疾之意也。"粗守關"者,守四肢而不知血氣正邪之往來也。"上守機"者,知守氣也。"機之動,不離其空中"者,知氣之虛實,用鍼之徐疾也。"空中之機,清静以微"者,鍼以得氣,密意守氣勿失也。"其來不可逢"者,氣盛不可補也。"其往不可追"者,氣虛不可寫也。"不可掛以髮"者,言氣易失也。"扣之不發"言者,不知補寫之意也,血氣已盡而氣不下也。"知其往來"者,知氣之逆順盛虛也。"要與之期"者,知氣之可取之時也。"粗之闇"者,冥冥不知氣之微密也。"妙哉工獨有"者,盡知鍼意也。"往者爲逆"者,言氣之虛而小,小者逆也。"來者爲順"者,言形氣之平,平者,順也。"明知逆順,正行無間"者,言知所取之處也。"迎而奪之"者,寫也。"追而濟之"者,補也。

【按语】

《小针解》是对《九针十二原》的注解。本段经文即是针对前一篇经文"小针之要,易阵而难入"段的释义。本文将"神乎神客在门"句读为"神乎,神客在门",故"神客"被释为正气和邪气。对《九针十二原》中提出的迎随,《小针解》以经气的虚小和平顺来解释。

灵枢·九针十二原（节选）

凡用鍼者，虚則實之，滿則泄之，宛陳則除之，邪勝則虚之。《大要》曰："徐而疾則實，疾而徐則虚。"言實與虚，若有若無。察後與先，若存若亡。爲虚與實，若得若失。

【按语】

本段经文提出的针刺基本治则与补虚泻实相关，指出补泻的具体方法可参照《大要》所载的"徐而疾则实，疾而徐则虚"。《大要》，古医经名，已佚。

灵枢·小针解（节选）

所謂"虚則實之"者，氣口虚而當補之也。"滿則泄之"者，氣口盛而當寫之也。"宛陳則除之"者，去血脈也。"邪勝則虚之"者，言諸經有盛者，皆寫其邪也。"徐而疾則實"者，言徐内而疾出也。"疾而徐則虚"者，言疾内而徐出也。"言實與虚，若有若無"者，言實者有氣，虚者無氣也。"察後與先，若亡若存"者，言氣之虚實，補寫之先後也，察其氣之已下與常存也。"爲虚與實，若得若失"者，言補者佖然若有得也，寫則怳然若有失也。

【按语】

本段经文是对前一篇《九针十二原》经文"凡用针者，虚则实之，满则泄之……"段的解释。

素问·针解（节选）

黄帝問曰：願聞九鍼之解，虚實之道。

岐伯對曰："刺虚則實之"者，鍼下熱也，氣實乃熱也。"滿而泄之"者，鍼下寒也，氣虚乃寒也。"菀陳則除之"者，出惡血也。"邪勝則虚之"者，出鍼勿按。"徐而疾則實"者，徐出鍼而疾按之。"疾而徐則虚"者，疾出鍼而徐按之。"言實與虚"者，寒溫氣多少也。"若無若有"者，疾不可知也。"察後與先"者，知病先後也。"爲虚與實"者，工勿失其法。"若得若失"者，離其法也。

【按语】

本段经文是对《灵枢·九针十二原》"虚则实之，满则泄之"治则等句的解释。《黄帝内经》非一时一人之作，各篇的学术观点不尽相同。本段经文对《灵枢·九针十二原》所载"徐而疾则实，疾而徐则虚"的解释即与《灵枢·小针解》有所区别。明代医家杨继洲对此做了阐发，认为"徐疾"有两解，"一解作缓急之义，一解作久速之义"，即一指进出针的快慢，一指留针时间的久暂。这一解释调和了《灵枢·小针解》和《素问·针解》的注解差异。

灵枢·九针十二原（节选）

虚實之要，九鍼最妙。補寫之時，以鍼爲之。寫曰必持内之，放而出之。排陽得鍼，邪氣得泄。按而引鍼，是謂"内温"。血不得散，氣不得出也。補曰"隨之"。隨之意，若妄之。若行若按，如蚊虻止。如留如還，去如弦絶。令左屬右，其氣故止。外門已閉，中氣乃實。必無留血，急取誅之。

【按语】

本段经文论述了针刺的补泻方法，指出泻法动作幅度较大，刺后不按针孔；而补法动作较轻柔，针后按压针孔。

素问·针解(节选)

"虚實之要,九鍼最妙"者,爲其各有所宜也。"補寫之時"者,與氣開闔相合也。

【按语】

本段经文是对前一篇经文中"虚实之要,九针最妙"和"补泻之时"的解释,指出补泻与气开阖相关。

素问·宝命全形论(节选)

帝曰:何如而虚?何如而實?

岐伯曰:刺虚者,須其實;刺實者,須其虚。經氣已至,慎守勿失。深淺在志,遠近若一。如臨深淵,手如握虎。神無營于眾物。

【按语】

本段经文指出了针刺治疗虚证和实证,应运用补泻手法,选用适当深度,关注气至与否,谨慎而全神贯注地进行操作。

素问·刺志论(节选)

夫實者,氣入也;虚者,氣出也。氣實者,熱也;氣虚者,寒也。入實者,左手開鍼空也;入虚者,左手閉鍼空也。

【按语】

本段经文是对《素问·宝命全形论》经文的解释。"夫实者,气入也;虚者,气出也"一句释"何如而虚?何如而实?"句中的"虚""实"二字。实为使之实,故应气入。虚为使之虚,故应气出。"气实者,热也;气虚者,寒也"一句释"须其实""须其虚"句中的"虚""实"二字。正气内充而实,则针下热,邪气泻除而虚,则针下寒。"入实者,左手开针空也;入虚者,左手闭针空也"一句释"刺实者须其虚,刺虚者须其实"句中"刺实""刺虚"的方法。出针时左手不按针孔则气出,故用于治疗实证;出针时,左手按压针孔则气留,故用于治疗虚证。入,指针刺治疗。入实者、入虚者,即刺实者、刺虚者。

素问·针解(节选)

"刺實須其虚"者,留鍼,陰氣隆至,乃去鍼也。"刺虚須其實"者,陽氣隆至,鍼下熱,乃去鍼也。"經氣已至,慎守勿失"者,勿變更也。"深淺在志"者,知病之内外也。"近遠如一"者,深淺其候等也。"如臨深淵"者,不敢墮也。"手如握虎"者,欲其壯也。"神無營于眾物"者,静志觀病人,無左右視也。"義無邪下"者,欲端以正也。"必正其神"者,欲瞻病人目,制其神,令氣易行也。

【按语】

本段经文也是对《素问·宝命全形论》经文的解释。其中"义无邪下""必正其神"两句不见于《素问·宝命全形论》,疑经文原脱。

灵枢·官能(节选)

寫必用員:切而轉之,其氣乃行;疾而徐出,邪氣乃出;伸而迎之,遥大其穴,氣出乃疾。補必用方:外引其皮,令當其門;左引其樞,右推其膚,微旋而徐推之;必端以正,安以静,堅心無解；欲微以留，氣下而疾出之；推其皮，蓋其外門，真氣乃存。用鍼之要，無忘其神。

【按语】

本段经文提出了"泻员补方"的原则。此处"方"和"员"是指补泻的动作状态。"员"，圆活流利的针法，效法天道；"方"，从容和缓的手法，效法地道。

素问·八正神明论（节选）

帝曰：余聞補寫，未得其意。

岐伯曰：寫必用方。方者，以氣方盛也，以月方滿也，以日方溫也，以身方定也，以息方吸而內鍼，乃復候其方吸而轉鍼，乃復候其方呼而徐引鍼，故曰"寫必用方，其氣而行"焉。補必用員。員者，行也。行者，移也。刺必中其榮，復以吸排鍼也。故員與方，非鍼也。故養神者，必知形之肥瘦，榮衛血氣之盛衰。血氣者，人之神，不可不謹養。

【按语】

本段经文提出了"泻方补员"的原则。此处"方"指施针的时机，而"员"主要是依据气血的盛衰、呼吸之气的出入而决定进针或出针。本段经文与《灵枢·官能》的"泻员补方"原则有着视角不同，"方员"的含义颇有差异。

灵枢·卫气行（节选）

謹候其時，病可與期；失時反候者，百病不治。故曰："刺實者，刺其來也；刺虛者，刺其去也。"此言氣存亡之時，以候虛實而刺之。是故謹候氣之所在而刺之，是謂逢時。在于三陽，必候其氣在于陽而刺之；病在于三陰，必候其氣在陰分而刺之。

【按语】

本段经文强调候气而刺。在这一认识的基础上，后世逐渐形成了子午流注针法等按时针刺之法。

素问·离合真邪论

黄帝問曰：余聞《九鍼》九篇，夫子乃因而九之，九九八十一篇，余盡通其意矣。《經》言"氣之盛衰，左右傾移；以上調下，以左調右；有餘不足，補寫于榮輸"，余知之矣。此皆榮衛之傾移，虛實之所生，非邪氣從外入于經也。余願聞邪氣之在經也，其病人何如？取之奈何？

岐伯對曰：夫聖人之起度數，必應于天地，故天有宿度，地有經水，人有經脈。天地溫和，則經水安静；天寒地凍，則經水凝泣；天暑地熱，則經水沸溢；卒風暴起，則經水波涌而隴起。夫邪之入于脈也，寒則血凝泣，暑則氣淖澤。虛邪因而入客，亦如經水之得風也。經之動脈，其至也亦時隴起，其行于脈中循循然。其至寸口中手也，時大時小；大則邪至，小則平。其行無常處，在陰與陽，不可爲度。從而察之，三部九候。卒然逢之，早遏其路。吸則內鍼，無令氣忤。静以久留，無令邪布。吸則轉鍼，以得氣爲故。候呼引鍼，呼盡乃去。大氣皆出，故命曰"寫"。

帝曰：不足者補之奈何？

岐伯曰：必先捫而循之，切而散之，推而按之，彈而怒之，抓而下之，通而取之。外引其門，以閉其神。呼盡內鍼，静以久留，以氣至爲故。如待所貴，不知日暮。其氣以至，適而自護。候吸引鍼，氣不得出，各在其處。推闔其門，令神氣存。大氣留止，故命曰"補"。

帝曰：候氣奈何？

岐伯曰：夫邪去絡入于經也，舍于血脈之中，其寒溫未相得，如涌波之起也，時來時去，故不常在。故曰："方其來也，必按而止之，止而取之，無逢其衝而寫之。"真氣者，經氣也，經氣太虛，故曰："其來不可逢。"此之謂也。故曰："候邪不審，大氣已過，寫之則真氣脫，脫則不復，邪氣復至，而病益蓄。"故曰："其往不可追。"此之謂也。"不可挂以髮"者，待邪之至時而發鍼寫矣。"若先若後"者，血氣已盡，其病不可下。故曰："知其可取如發機，不知其取如扣椎。"故曰："知機道者，不可挂以髮。不知機者，扣之不發。"此之謂也。

帝曰：補寫奈何？

岐伯曰：此攻邪也。疾出以去盛血，而復其真氣。此邪新客，溶溶未有定處也，推之則前，引之則止，逆而刺之，溫血也。刺出其血，其病立已。

帝曰：善！然真邪以合，波隴不起，候之奈何？

岐伯曰：審捫循三部九候之盛虛而調之，察其左右上下相失及相減者，審其病藏以期之。不知三部者，陰陽不別，天地不分。地以候地，天以候天，人以候人，調之中府，以定三部。故曰："刺不知三部九候病脈之處，雖有大過且至，工不能禁也。"誅罰無過，命曰"大惑"。反亂大經，真不可復。用實爲虛，以邪爲真，用鍼無義，反爲氣賊，奪人正氣。以從爲逆，榮衛散亂，真氣已失，邪獨內著，絕人長命，予人天殃。不知三部九候，故不能久長。因不知合之四時五行，因加相勝，釋邪攻正，絕人長命。邪之新客來也，未有定處，推之則前，引之則止，逢而寫之，其病立已。

【按语】

本段经文讨论了真气与邪气之离合。在真邪未合之时，应及早用泻法；若真邪已合，则应根据三部九候之盛虚而调之。本段经文还详细论述了针刺补泻的宜忌和具体操作。

7. 针刺浅深

灵枢·九针十二原（节选）

夫氣之在脈也，邪氣在上，濁氣在中，清氣在下。故鍼陷脈則邪氣出，鍼中脈則濁氣出。鍼大深則邪氣反沉，病益。故曰："皮、肉、筋、脈各有所處。病各有所宜，各不同形，各以任其所宜。"無實無虛。損不足而益有餘，是謂"甚病"，病益甚。取五脈者死，取三脈者恇。奪陰者死，奪陽者狂。鍼害畢矣。

【按语】

邪气不同，侵犯人体的部位也不同。所以，针对不同邪气所造成的疾病，针刺深度也不相同。针刺过深可能会造成"邪气反沉"的后果。本段经文还提出了针刺不可实实虚虚、损不足而益有余，以及针害的原因和后果。

灵枢·小针解（节选）

夫"氣之在脈也，邪氣在上"者，言邪氣之中人也高，故"邪氣在上"也。"濁氣在中"者，言水穀皆入于胃，其精氣上注于肺，濁溜于腸胃；言寒溫不適，飲食不節，而病生于腸胃，故命曰"濁氣在中"也。"清氣在下"者，言清濕地氣之中人也，必從足始，故曰"清氣在下"也。"鍼陷脈則邪氣出"者，取之上。"鍼中脈則濁氣出"者，取之陽明合也。"鍼大深則邪氣反沉"者，言淺浮之病，不欲深刺；深則邪氣從之入，故曰"反沉"也。"皮肉筋脈各有所處"者，言經絡各有所主也。"取五脈者死"，言病在中，氣不足，但用鍼盡大寫其諸陰之脈也。"取三陽之脈者"，唯言盡寫三陽之氣,令病人惼然不復也。"奪陰者死",言取尺之五里五往者也。"奪陽者狂",正言也。

【按语】

本段经文是对上一篇《灵枢·九针十二原》经文的解释,并有所发挥,如将"针陷脉"解释为取上部腧穴,"针中脉"解释为取阳明合穴,将"夺阴者死"释为针五里 5 次等。

灵枢·终始(节选)

凡刺之屬,三刺至穀氣。邪僻妄合,陰陽易居;逆順相反,沉浮異處;四時不得,稽留淫泆;須鍼而去。故一刺則陽邪出,再刺則陰邪出,三刺則穀氣至,穀氣至而止。所謂穀氣至者,已補而實,已寫而虛,故以知穀氣至也。邪氣獨去者,陰與陽未能調,而病知愈也。故曰"補則實,寫則虛;痛雖不隨鍼,病必衰去"矣。

陰盛而陽虛,先補其陽,後寫其陰而和之。陰虛而陽盛,先補其陰,後寫其陽而和之。

【按语】

本段经文论述了三刺法的具体操作。三刺法是浅深之刺,通过三刺,谷气至以后即可停止治疗。谷气至即正气至,其判断标准为"已补而实,已泻而虚",即脉象的变化。本段经文还提出补虚泻实的操作程序为先补后泻,以调和阴阳。

灵枢·官针(节选)

脈之所居深不見者,刺之微内鍼而久留之,以致其空脈氣也。脈淺者勿刺,按絕其脈乃刺之,無令精出,獨出其邪氣耳。

所謂"三刺則穀氣出"者,先淺刺絕皮,以出陽邪;"再刺則陰邪出"者,少益深,絕皮,致肌肉,未入分肉間也;已入分肉之間,則穀氣出。故《刺法》曰:"始刺淺之,以逐邪氣而來血氣;後刺深之,以致陰氣之邪,最後刺極深之,以下穀氣。"此之謂也。

故用鍼者,不知年之所加,氣之盛衰,虛實之所起,不可以爲工也。

【按语】

本段经文指出应根据脉之深浅不同而选用不同的刺法,随后对《灵枢·官针》的"三刺至谷气"进行了解释。

灵枢·终始(节选)

補須一方實,深取之,稀按其痏,以極出其邪氣;一方虛,淺刺之,以養其脈,疾按其痏,無使邪氣得入。邪氣來也緊而疾,穀氣來也徐而和。脈實者,深刺之,以泄其氣;脈虛者,淺刺之,使精氣無得出,以養其脈,獨出其邪氣。刺諸痛者,其脈皆實。

……

病痛者,陰也;痛而以手按之不得者,陰也;深刺之。病在上者,陽也;病在下者,陰也。癢者,陽也;淺刺之。病先起陰者,先治其陰而後治其陽;病先起陽者,先治其陽而後治其陰。

……

久病者,邪氣入深。刺此病者,深内而久留之,間日而復刺之。必先調其左右,去其血脈,刺道畢矣。

……

深居静處,占神往來;閉戶塞牖,魂魄不散;專意一神,精氣之分;毋聞人聲,以收其精;必一其神,令志在鍼。淺而留之,微而浮之,以移其神,氣至乃休。男內女外,堅拒勿出,謹守勿內,是謂"得氣"。

【按语】

本段经文论述了通过浅泻之刺来达到补泻目的的操作方法,针刺浅刺可以根据脉象虚实、病情、病程长短等因素来决定。本段经文还提出了"邪气""谷气"的判断方法,据前后文,当从脉象的紧疾、徐和来判断,但也有从针下感来理解者。

素问·缪刺论(节选)

黄帝問曰:余聞繆刺,未得其意,何謂繆刺?

岐伯對曰:夫邪之客于形也,必先舍于皮毛。留而不去,入舍于孫脈。留而不去,入舍于絡脈。留而不去,入舍于經脈。內連五藏,散于腸胃,陰陽俱感,五藏乃傷。此邪之從皮毛而入,極于五藏之次也。如此則治其經焉。今邪客于皮毛,入舍于孫絡,留而不去,閉塞不通,不得入于經,流溢于大絡,而生奇病也。夫邪客大絡者,左注右,右注左,上下左右與經相干,而布于四末,其氣無常處,不入于經俞,命曰"繆刺"。

帝曰:願聞繆刺,以左取右,以右取左奈何? 其與巨刺何以別之?

岐伯曰:邪客于經,左盛則右病,右盛則左病;亦有移易者,左痛未已而右脈先病;如此者,必巨刺之。必中其經,非絡脈也。故絡病者,其痛與經脈繆處,故命曰"繆刺"。

……

凡刺之數,先視其經脈,切而從之,審其虛實而調之。不調者,經刺之。有痛而經不病者,繆刺之。因視其皮部有血絡者,盡取之,此繆刺之數也。

【按语】

本段经文论述了缪刺。缪刺用以治疗邪从皮毛而入,不得入于经,流溢于大络而产生的奇病,其法以左取右,以右取左,刺其皮部血络。还说明了巨刺与缪刺的不同:巨刺用以治疗邪客于经,须刺经。

灵枢·终始(节选)

春氣在毛,夏氣在皮膚,秋氣在分肉,冬氣在筋骨。刺此病者,各以其時爲齊。故刺肥人者,秋冬之齊;刺瘦人者,以春夏之齊。

【按语】

本段经文指出邪气伤人,随季节的不同而有深浅的差别,不同的季节,针刺的深度也有所不同。此外,不同体形之人的针刺深度也可参考不同季节的针刺法,肥人刺深,瘦人刺浅。

8. **按时刺法**

灵枢·本输(节选)

春取絡脈、諸滎、大經分肉之間,甚者深取之,間者淺取之;夏取諸腧、孫絡、肌肉皮膚之上;秋取諸合,餘如春法;冬取諸井、諸腧之分,欲深而留之。此四時之序,氣之所處,病之所舍,藏之所宜。

【按语】

本段经文指出春、夏、秋、冬的针刺部位各不相同。

灵枢·四时气(节选)

四時之氣,各有所在;灸刺之道,得氣穴爲定。故春取經、血脈、分肉之間,甚者深刺之,間者淺刺之。夏取盛經、孫絡,取分間,絶皮膚。秋取經腧,邪在府,取之合。冬取井榮,必深以留之。

【按语】

四时之邪气侵犯部位各不相同,故针刺部位也不相同。本段经文可与上节经文互参。文中"灸刺之道""冬取井榮",底本分别作"灸别之道""冬取幷荥",当为讹误,故据改。

灵枢·寒热病(节选)

春取絡脈,夏取分腠,秋取氣口,冬取經輸。凡此四時,各以時爲齊。絡脈治皮膚,分腠治肌肉,氣口治筋脈,經輸治骨髓、五藏。

【按语】

四时所取针刺部位各不相同,而不同的针刺部位,可以分别治疗皮、肉、筋、脉、骨和五脏的疾病。

9. 集类刺法

(1) 三变刺

灵枢·寿夭刚柔(节选)

黄帝曰:余聞刺有"三變",何謂"三變"?

伯高答曰:有刺營者,有刺衛者,有刺寒痹之留經者。

黄帝曰:刺"三變"者奈何?

伯高答曰:刺營者出血,刺衛者出氣,刺寒痹者內熱。

黄帝曰:營、衛、寒痹之爲病奈何?

伯高答曰:營之生病也,寒熱,少氣,血上下行。衛之生病也,氣痛時來時去,怫愾,賁響,風寒客于腸胃之中。寒痹之爲病也,留而不去,時痛而皮不仁。

黄帝曰:刺寒痹內熱奈何?

伯高答曰:刺布衣者,以火焠之。刺大人者,以藥熨之。

黄帝曰:藥熨奈何?

伯高答曰:用淳酒二十升,蜀椒一升,乾薑一斤,桂心一斤。凡四種,皆㕮咀,漬酒中。用綿絮一斤,細白布四丈,並內酒中。置酒馬矢熅中,蓋封塗,勿使泄。五日五夜,出布、綿絮,曝乾之。乾復漬,以盡其汁。每漬必晬其日,乃出乾。乾,並用滓與綿絮,複布爲複巾,長六七尺,爲六七巾。則用之生桑炭炙巾,以熨寒痹所刺之處,令熱入至于病所;寒,復炙巾以熨之,三十遍而止。汗出,以巾拭身,亦三十遍而止。起步內中,無見風。每刺必熨,如此病已矣。此所謂"內熱"也。

【按语】

浅刺刺气、深刺刺血,本段经文在体现因病、因人灵活施治的治疗思想之外,还反映了对针刺深浅的认识。

（2）五脏刺

灵枢·五邪

邪在肺，则病皮膚痛、寒熱、上氣、喘、汗出、欬動肩背。取之膺中外腧，背三節五藏之傍，以手疾按之，快然，乃刺之；取之缺盆中以越之。

邪在肝，则兩脅中痛、寒中、惡血在内、行善掣節、時脚腫。取之行間，以引脅下；補三里，以溫胃中；取血脈，以散惡血；取耳間青脈，以去其掣。

邪在脾胃，则病肌肉痛。陽氣有餘，陰氣不足，則熱中、善饑；陽氣不足，陰氣有餘，則寒中、腸鳴、腹痛；陰陽俱有餘，若俱不足，則有寒有熱，皆調于三里。

邪在腎，则病骨痛、陰痹。陰痹者，按之而不得。腹脹、腰痛、大便難、肩背頸項痛、時眩。取之涌泉、崑崙，視有血者盡取之。

邪在心，则病心痛、喜悲、時眩仆。視有餘不足，而調之其輸也。

【按语】

本段经文介绍了邪气侵入五脏所引起的病证以及治疗时应采用的穴位。文中"以手疾按之，快然，乃刺之"是《黄帝内经》取穴的常用方法。

10. 灸法补泻

灵枢·背腧（节选）

以火補者，毋吹其火，須自滅也。以火寫者，疾吹其火，傳其艾，須其火滅也。

【按语】

本段经文是关于灸法补泻的经典论述。补法火力温和，而泻法火力急大。"传"字，《黄帝内经太素》作"傅"，《甲乙经》作"拊"，"传其艾"当指以手拊艾，使艾急燃。

11. 针灸治则

灵枢·经脉（节选）

爲此諸病，盛則寫之，虛則補之，熱則疾之，寒則留之，陷下則灸之，不盛不虛，以經取之。盛者，寸口大三倍于人迎；虛者，則寸口反小于人迎也。

【按语】

《灵枢·经脉》各条经脉之后，均有"为此诸病，盛则写之，虚则补之，热则疾之，寒则留之，陷下则灸之，不盛不虚，以经取之"之句。句中的"盛"和"虚"均指人迎、寸口脉象的比较。此段经文为肺手太阴之脉的治则，故其盛者为寸口大3倍于人迎。根据各条经脉阴阳属性的不同，"盛"字各有所指，可为寸口大3倍、大再倍、大1倍于人迎，亦可为人迎大3倍、大再倍、大1倍于人迎。"虚"之所指亦不相同，阴经为寸口小于人迎，阳经则为人迎小于寸口。由"盛""虚"的不同所指可知，该治则不针对病机寒热虚实，而是根据切按经脉所得之虚、实、寒、热和陷下确定针刺方法。

灵枢·禁服（节选）

通其營輸，乃可傳于大數。大數曰："盛則徒寫之，虛則徒補之，緊則灸刺且飲藥，陷下則徒灸之；不盛不虛，以經取之。"所謂"經治"者，飲藥，亦曰灸刺。

【按语】

本段经文的治则可与上一条经文互参。文中的盛、虚、紧、陷下仍当指切按经脉所得的诊察结果。"不盛不虚,以经取之"所采用的是"经治",包括药物疗法和针灸疗法。"经",当指"常",即常法,而不指经脉。

灵枢·九针十二原(节选)

刺諸熱者,如以手探湯;刺寒清者,如人不欲行。陰有陽疾者,取之下陵三里,正往無殆,氣下乃止,不下復始也。

【按语】

病性不同,刺法各异。本段经文指出,治疗热证,其刺宜轻浅而快;治疗寒证,其刺则宜留针。至于治疗热在阴分的病证,则应针刺足三里穴。

灵枢·九针十二原(节选)

睹其色,察其目,知其散復。一其形,聽其動静,知其邪正。右主推之,左持而禦之,氣至而去之。

【按语】

本段经文指出针刺时应注意观察患者,了解病情邪正虚实,双手配合行针,气至则出针。

灵枢·小针解(节选)

"睹其色,察其目,知其散復。一其形,聽其動静"者,言上工知相五色于目,有知調尺寸小、大、緩、急、滑、濇,以言所病也。"知其邪正"者,知論虚邪與正邪之風也。"右主推之,左持而禦之"者,言持鍼而出入也。"氣至而去之"者,言補寫氣調而去之也。

【按语】

本段经文是对《灵枢·九针十二原》经文的解释。尺寸即尺肤诊和寸口诊。虚邪指四时不正之气。正邪则指八方之正风,如春之东风、夏之南风之类;当人体虚弱或汗出腠理开泄时,正风亦能致病。

灵枢·四时气(节选)

"睹其色,察其以,知其散復"者,視其目色,以知病之存亡也。"一其形,聽其動静"者,持氣口、人迎以視其脈,堅且盛且滑者,病日進;脈軟者,病將下;諸經實者,病三日已。氣口候陰,人迎候陽也。

【按语】

本段经文也是对《灵枢·九针十二原》经文的解释。气口脉可以诊察各阴经的虚实,人迎脉可以诊察各阳经的虚实,故能够知晓病情的演变和预后。

灵枢·官能(节选)

明于五輸,徐疾所在;屈伸出入,皆有條理;言陰與陽,合于五行;五藏六府,亦有所藏;四時八風,盡有陰陽,各得其位,合于明堂;各處色部,五藏六府,察其所痛,左右上下,知其寒溫,何經所在。審皮膚之寒溫滑濇,知其所苦;膈有上下,知其氣所在。先得其道,稀而疏之,稍深以留,故能徐入之。大熱在上,推而下之;從下上者,引而去之;視前痛者,常先取之。大寒在外,留而補之;入于中者,從合寫之。鍼所不爲,灸之所宜。上氣不足,推而揚之;下氣不足,積而從之;陰陽皆虛,火自當之。厥而寒甚,骨廉陷下,寒過于膝,下陵三里;陰絡所過,得之留止,寒入于中,推而行之。經陷下者,火則當之;結絡堅緊,火所治之。不知所苦,兩蹻之下,男陰女陽,良工所禁。鍼論畢矣。

……

邪氣之中人也,洒淅動形。正邪之中人也,微先見于色,不知于其身;若在若無,若亡若存;有形無形,莫知其情。是故上工之取氣,乃救其萌芽;下工守其已成,因敗其形。

【按语】

本段经文全面讨论了施行针法的要点,是《黄帝内经》中论述针灸原则和施治方法的重要章节之一。还论述了邪气和正邪中人的表现,指出治疗应救其萌芽。"言阴与阳"中的"阳"字,底本作"五",当为讹误,故参考他本,改为"阳"。

灵枢·终始(节选)

故曰:"從腰以上者,手太陰、陽明皆主之;從腰以下者,足太陰、陽明皆主之。病在上者下取之,病在下者高取之,病在頭者取之足,病在腰者取之膕。"病生于頭者頭重,生于手者臂重,生于足者足重,治病者,先刺其病所從生者也。

【按语】

本段经文论述了近部取穴法和远道取穴法,并指出治病必求其本。

灵枢·四时气(节选)

轉筋于陽治其陽,轉筋于陰治其陰,皆卒刺之。

【按语】

卒刺即焠刺。卒,通"焠",用火烧针。这里叙述的转筋治法与《灵枢·经筋》中所言"治在燔针劫刺,以知为数,以痛为输"相同。

12.疾病证治

(1)身形体质证治

灵枢·根结(节选)

黄帝曰:《逆順五體》者,言人骨節之小大、肉之堅脆、皮之厚薄、血之清濁、氣之滑濇、脈之長短、血之多少、經絡之數,余已知之矣,此皆布衣匹夫之士也。夫王公大人、血食之君,身體柔脆,肌肉軟弱,血氣慓悍滑利;其刺之徐疾、淺深、多少,可得同之乎?

岐伯答曰:膏粱菽藿之味,何可同也?氣滑即出疾,其氣濇則出遲;氣悍則鍼小而入淺,氣濇則鍼大而入深。深則欲留,淺則欲疾。以此觀之,刺布衣者,深以留之;刺大人者,微以徐之;此皆因氣慓悍滑利也。

【按语】

本段经文指出大人与布衣的刺法不同,因两者体质各不相同。这是因人制宜思想的体现。

素问·血气形志（节选）

形樂志苦，病生于脈，治之以灸刺；形樂志樂，病生于肉，治之以鍼石；形苦志樂，病生于筋，治之以熨引；形苦志苦，病生于咽嗌，治之以百藥；形數驚恐，經絡不通，病生于不仁，治之以按摩、醪藥。是謂"五形志"也。

【按语】

本段经文要求将整体观念应用于疾病的诊断和治疗。形志苦乐不同，发病不同，治疗方法也应有所不同。

（2）五乱证治

灵枢·五乱（节选）

黄帝曰：經脈十二者，別爲五行，分爲四時；何失而亂？何得而治？

岐伯曰：五行有序，四時有分；相順則治，相逆則亂。

黄帝曰：何謂"相順"？

岐伯曰：經脈十二者，以應十二月。十二月者，分爲四時。四時者，春、秋、冬、夏，其氣各異。營衛相隨，陰陽已和，清濁不相干，如是則順之而治。

黄帝曰：何謂"逆而亂"？

岐伯曰：清氣在陰，濁氣在陽。營氣順脈，衛氣逆行。清濁相干，亂于胸中，是謂"大悗"。故氣亂于心，則煩心、密嘿，俯首静伏；亂于肺，則俯仰喘喝，接手以呼；亂于腸胃，則爲霍亂；亂于臂脛，則爲四厥；亂于頭，則爲厥逆、頭重、眩仆。

黄帝曰：五亂者，刺之有道乎？

岐伯曰：有道以來，有道以去；審知其道，是謂"身寶"。

黄帝曰：善！願聞其道。

岐伯曰：氣在于心者，取之手少陰、心主之輸。氣在于肺者，取之手太陰滎、足少陰輸。氣在于腸胃者，取之足太陰、陽明；不下者，取之三里。氣在于頭者，取之天柱、大杼；不知，取足太陽滎輸。氣在于臂足，取之先去血脈，後取陽明、少陽之滎輸。

黄帝曰：補寫奈何？

岐伯曰：徐入徐出，謂之"導氣"。補寫無形，謂之"同精"。是非有餘不足也，亂氣之相逆也。

【按语】

"五乱"是营卫逆行、清浊相干、气机紊乱、阳阳相悖所致，包括气乱于心、气乱于肺、气乱于肠胃、气乱于臂胫和气乱于头等五个方面，可分别选用相应腧穴，以导气法治疗。

（3）咳病证治

素问·咳论（节选）

治藏者，治其俞；治府者，治其合；浮腫者，治其經。

【按语】

本段经文论述了咳嗽的针刺原则。

（4）脉病证治

灵枢·邪气藏府病形（节选）

黄帝曰：病之六變者，刺之奈何？

岐伯答曰：諸急者，多寒；緩者，多熱；大者，多氣少血；小者，血氣皆少；滑者，陽氣盛，微有熱；澀者，多血少氣，微有寒。是故刺急者，深內而久留之。刺緩者，淺內而疾發鍼，以去其熱。刺大者，微寫其氣，無出其血。刺滑者，疾發鍼而淺內之，以寫其陽氣而去其熱。刺澀者，必中其脈，隨其逆順而久留之。必先按而循之，已發鍼，疾按其痏，無令其血出，以和其脈。諸小者，陰陽形氣俱不足；勿取以鍼，而調以甘藥也。

【按语】

五脏病变会出现急、缓、大、小、滑、涩等 6 种病脉。本段经文阐述了针对这六种病脉的治疗方法，指出小脉是阴阳形气俱不足的表现，不能用针施治，应采用甘药治疗。其他 5 种脉象都可根据病情的寒热和气血的多少，以针调治。

（5）五脏证治

素问·藏气法时论（节选）

肝病者，兩脅下痛引少腹，令人善怒；虛則目䀮䀮無所見，耳無所聞，善恐，如人將捕之。取其經，厥陰與少陽。氣逆，則頭痛，耳聾不聰，頰腫，取血者。

心病者，胸中痛，脅支滿，脅下痛，膺、背、肩甲間痛，兩臂內痛；虛則胸腹大，脅下與腰相引而痛。取其經，少陰、太陽、舌下血者。其變病，刺郄中血者。

脾病者，身重，善肌肉痿，足不收，行善瘈，脚下痛；虛則腹滿，腸鳴，飧泄，食不化。取其經，太陰、陽明、少陰血者。

肺病者，喘欬，逆氣，肩背痛，汗出，尻、陰、股、膝、髀、腨、胻、足皆痛；虛則少氣不能報息，耳聾，嗌乾。取其經，太陰，足太陽之外、厥陰內血者。

腎病者，腹大，脛腫，喘欬，身重，寢汗出，憎風；虛則胸中痛，大腹、小腹痛，清厥，意不樂。取其經，少陰、太陽血者。

【按语】

本段经文论述了五脏病变的证候表现及针刺部位。

（6）六腑证治

灵枢·邪气藏府病形（节选）

黄帝曰：願聞六府之病。

岐伯答曰：面熱者，足陽明病；魚絡血者，手陽明病；兩跗之上脈豎陷者，足陽明病；此胃脈也。

大腸病者，腸中切痛而鳴濯濯，冬日重感于寒即泄，當臍而痛，不能久立。與胃同候。取巨虛上廉。

胃病者，腹䐜脹，胃脘當心而痛，上肢兩脅，膈咽不通，食飲不下。取之三里也。

小腸病者，小腹痛，腰脊控睪而痛，時窘之後。當耳前熱，若寒甚，若獨肩上熱甚，及手小指次指之間熱，若脈陷者，此其候也，手太陽病也。取之巨虛下廉。

三焦病者,腹氣滿,小腹尤堅,不得小便,窘急;溢則水,留即爲脹。候在足太陽之外大絡,大絡在太陽、少陽之間,亦見于脈。取委陽。

膀胱病者,小腹偏腫而痛,以手按之,即欲小便而不得。肩上熱,若脈陷,及足小指外廉及脛、踝後皆熱,若脈陷。取委中央。

膽病者,善太息,口苦,嘔宿汁;心下澹澹,恐人將捕之;嗌中吤吤然,數唾。在足少陽之本末。亦視其脈之陷下者灸之,其寒熱者取陽陵泉。

【按语】

本段经文论述了六腑病变的证候表现及所取穴位。文中所述的合穴并非指五输穴,而是指下合穴。下合穴是足三阳脉气分出而注入于六腑的部位,因此与六腑关系密切。五输穴主治经脉病证,下合穴则主治六腑病证。针刺时必须刺中穴位,正确施行补泻。

灵枢·四时气(节选)

腹中常鳴,氣上衝胸,喘,不能久立,邪在大腸。刺肓之原、巨虛上廉、三里。

小腹控睪,引腰脊,上衝心,邪在小腸者。連睪系,屬于脊,貫肝、肺,絡心系。氣盛則厥逆,上衝腸胃,燻肝,散于肓,結于臍。故取之肓原以散之,刺太陰以予之,取厥陰以下之,取巨虛下廉以去之,按其所過之經以調之。

善嘔,嘔有苦,長太息,心中憺憺,恐人將捕之,邪在膽,逆在胃。膽液泄則口苦,胃氣逆則嘔苦,故曰"嘔膽"。取三里以下胃氣逆,則刺少陽血絡以閉膽逆,却調其虛實,以去其邪。

飲食不下,膈塞不通,邪在胃脘。在上脘則刺抑而下之,在下脘則散而去之。

小腹痛腫,不得小便,邪在三焦約。取之太陽大絡,視其絡脈與厥陰小絡結而血者。腫上及胃脘,取三里。

【按语】

本段经文论述了邪在六腑的证候表现及针刺选穴。

(7) 头痛证治

灵枢·厥病(节选)

厥頭痛,面若腫起而煩心,取之足陽明、太陰。

厥頭痛,頭脈痛,心悲,善泣,視頭動脈,反盛者,刺盡去血,後調足厥陰。

厥頭痛,貞貞頭重而痛,寫頭上五行,行五,先取手少陰,後取足少陰。

厥頭痛,意,善忘,按之不得,取頭面左右動脈,後取足太陰。

厥頭痛,項先痛,腰脊爲應,先取天柱,後取足太陽。

厥頭痛,頭痛甚,耳前後脈涌有熱,寫出其血,後取足少陽。

真頭痛,頭痛甚,腦盡痛,手足寒至節,死不治。

頭痛不可取于腧者,有所擊墮,惡血在于內,若肉傷,痛未已,可則刺,不可遠取也。

頭痛不可刺者,大痹爲惡,日作者,可令少愈,不可已。

頭半寒痛,先取手少陽、陽明,後取足少陽、陽明。

【按语】

本段经文论述了经气上逆所致头痛的证治。在诸头痛中,真头痛为死症。至于因跌仆而瘀血留内或肌肉损伤所致的头痛,则不宜取远端腧穴治疗,只可近处取穴。

（8）心痛证治

灵枢·厥病（节选）

厥心痛，與背相控，善瘛，如從後觸其心，傴僂者，腎心痛也。先取京骨、崑崙。發狂不已，取然谷。

厥心痛，腹脹胸滿，心尤痛甚，胃心痛也。取之大都、大白。

厥心痛，痛如以錐鍼刺其心，心痛甚者，脾心痛也。取之然谷、大谿。

厥心痛，色蒼蒼如死狀，終日不得太息，肝心痛也。取之行間、大衝。

厥心痛，臥若徒居，心痛間；動作痛益甚，色不變，肺心痛也。取之魚際、大淵。

真心痛，手足清至節，心痛甚。旦發夕死，夕發旦死。

心痛不可刺者，中有盛聚，不可取于腧。

【按语】

本段经文论述了经气上逆所致心痛的针刺治疗，其中真心痛是死症，而因积聚而致的心痛不可用针刺进行调治。

（9）厥病证治

灵枢·终始（节选）

刺熱厥者，留鍼反爲寒；刺寒厥者，留鍼反爲熱。刺熱厥者，二陰一陽；刺寒厥者，二陽一陰。所謂“二陰”者，二刺陰也；“一陽”者，一刺陽也。

……

凡刺之法，必察其形氣。形肉未脱，少氣而脈又躁，躁厥者，必爲繆刺之。散氣可收，聚氣可布。

【按语】

本段经文阐述了热厥、寒厥和躁厥的针刺方法。《素问·厥论》指出“阳气衰于下，则为寒厥；阴气衰于下，故为热厥”，故可通过留针和对阴阳经的不同刺法来治疗。对躁厥则可用繆刺法治之。

（10）痹病证治

灵枢·周痹（节选）

黄帝問于岐伯曰：“周痹”之在身也，上下移徙隨脈，其上下左右相應，間不容空，願聞此痛，在血脈之中邪？將在分肉之間乎？何以致是？其痛之移也，間不及下鍼，其慉痛之時，不及定治，而痛已止矣，何道使然？願聞其故。

岐伯答曰：此“眾痹”也，非“周痹”也。

黄帝曰：願聞“眾痹”。

岐伯對曰：此各在其處，更發更止，更居更起，以右應左，以左應右，非能周也，更發更休也。

黄帝曰：善！刺之奈何？

岐伯對曰：刺此者，痛雖已止，必刺其處，勿令復起。

帝曰：善！願聞“周痹”何如？

岐伯對曰：“周痹”者，在于血脈之中，隨脈以上，隨脈以下，不能左右，各當其所。

黄帝曰：刺之奈何？

岐伯對曰：痛從上下者，先刺其下以過之，後刺其上以脫之；痛從下上者，先刺其上以過之，後刺其下以脫之。

黄帝曰：善！此痛安生？何因而有名？

岐伯對曰：風寒濕氣，客于外分肉之間，迫切而爲沫，沫得寒則聚，聚則排分肉而分裂也。分裂則痛，痛則神歸之。神歸之則熱，熱則痛解。痛解則厥，厥則他痹發，發則如是。

帝曰：善！余已得其意矣。此内不在藏，而外未發于皮，獨居分肉之間，真氣不能周，故命曰"周痹"。故刺痹者，必先切循其下之六經，視其虛實，及大絡之血結而不通，及虛而脈陷空者而調之，熨而通之。其瘛堅轉，引而行之。

【按语】

周痹之邪，随脉上下移动，不能左右相应；众痹各在其处，左右对应，时发时止。两者证候表现不同，针刺方法也有所不同。末段"故命曰'周痹'"，楼英《医学纲目·卷十二·诸痹》认为："'周痹'当作'众痹'。夫周痹邪在分肉血脉，今云邪独居分肉之间而命曰周痹者，是'众痹'之误为'周痹'也明矣。'神归之则热，热则痛解'者，所谓'更止更居'也。'痛解则厥，厥则他痹发'者，所谓'更发更起'也。"可参。

（11）腰痛证治

素问·刺腰痛

足太陽脈令人腰痛，引項、脊、尻、背如重狀。刺其郄中太陽正經出血。春無見血。

少陽令人腰痛，如以鍼刺其皮中，循循然不可以俯仰，不可以顧。刺少陽成骨之端出血。成骨，在膝外廉之骨獨起者。夏無見血。

陽明令人腰痛，不可以顧，顧如有見者，善悲。刺陽明于骭前三痏，上下和之，出血。秋無見血。

足少陰令人腰痛，痛引脊内廉。刺少陰于内踝上二痏。春無見血。出血太多，不可復也。

厥陰之脈令人腰痛，腰中如張弓弩弦。刺厥陰之脈，在腨踵魚腹之外，循之累累然，乃刺之。其病令人善言，默默然不慧。刺之三痏。

解脈令人腰痛，痛引肩，目䀮䀮然，時遺溲。刺解脈，在膝筋肉分間，郄外廉之橫脈，出血，血變而止。

解脈令人腰痛，如引帶，常如折腰狀，善恐。刺解脈，在郄中結絡如黍米，刺之血射以黑，見赤血而已。

同陰之脈令人腰痛，痛如小錘居其中，怫然腫。刺同陰之脈，在外踝上，絕骨之端，爲三痏。

陽維之脈令人腰痛，痛上怫然腫。刺陽維之脈，脈與太陽合腨下間，去地一尺所。

衡絡之脈令人腰痛，不可以俯仰，仰則恐仆，得之舉重傷腰，衡絡絕，惡血歸之。刺之在郄陽筋之間，上郄數寸，衡居，爲二痏，出血。

會陰之脈令人腰痛，痛上漯漯然汗出，汗乾令人欲飲，飲已欲走。刺直陽之脈上三痏，在蹻上、郄下、五寸橫居，視其盛者出血。

飛陽之脈令人腰痛，痛上拂拂然。甚則悲以恐。刺飛陽之脈，在内踝上五寸，少陰之前，與陰維之會。

昌陽之脈令人腰痛，痛引膺，目䀮䀮然，甚則反折，舌卷不能言。刺内筋爲二痏，在内踝上，大筋前，太陰後，上踝二寸所。

散脈令人腰痛而熱，熱甚生煩，腰下如有橫木居其中，甚則遺溲。刺散脈，在膝前骨肉分間，絡外廉，束脈，爲三痏。

肉里之脈令人腰痛，不可以欬，欬則筋縮急。刺肉里之脈爲二痏，在太陽之外，少陽絕骨之後。

腰痛，俠脊而痛至頭，几几然，目䀮䀮欲僵仆。刺足太陽郄中出血。

腰痛，上寒，刺足太陽、陽明；上熱，刺足厥陰；不可以俯仰，刺足少陽；中熱而喘，刺足少陰，刺郄中出血。

腰痛，上寒，不可顧，刺足陽明；上熱，刺足太陰。中熱而喘，刺足少陰。大便難，刺足少陰。少腹滿，刺足厥陰。如折，不可以俯仰，不可舉，刺足太陽。引脊內廉，刺足少陰。

腰痛，引少腹控䏚，不可以仰。刺腰尻交者，兩髁胂上，以月生死爲痏數，發鍼立已。左取右，右取左。

【按语】

本段经文论述了诸经病变发生腰痛的不同兼症以及循经取穴的治疗方法。此处所谓腰痛，包括许多内科病证引起的腰痛，其治疗也体现了分经辨证施治的指导思想。

（12）膝痛证治

素问·骨空论（节选）

蹇膝，伸不屈，治其楗。坐而膝痛，治其機。立而暑解，治其骸關。膝痛，痛及拇指，治其膕。坐而膝痛，如物隱者，治其關。膝痛，不可屈伸，治其背內。連䯏若折，治陽明中俞髎。若別，治巨陽、少陰滎。淫濼脛痠，不能久立，治少陽之維，在外上五寸。

輔骨上橫骨下爲楗，俠髖爲機，膝解爲骸關，俠膝之骨爲連骸，骸下爲輔，輔上爲膕，膕上爲關，頭橫骨爲枕。

【按语】

本段经文论述了膝部病痛的治疗方法。

13. 针灸宜忌

灵枢·九针十二原（节选）

凡將用鍼，必先診脈，視氣之劇易，乃可以治也。五藏之氣已絕于內，而用鍼者反實其外，是謂"重竭"。重竭必死，其死也靜。治之者輒反其氣，取腋與膺。五藏之氣已絕于外，而用鍼者反實其內，是謂"逆厥"。逆厥則必死，其死也躁。治之者反取四末。刺之害，中而不去，則精泄；害中而去，則致氣。精泄則病益甚而恇，致氣則生爲癰瘍。

【按语】

本段经文指出，针刺之前，应先诊脉来判断是否可以施治，并选择适宜的治疗方法，错误的针刺方法可造成针害。"害中而去"，在《灵枢·寒热病》中作"不中而去"，当从。

灵枢·小针解（节选）

所謂"五藏之氣已絕于內"者，脈口氣內絕不至，反取其外之病處與陽經之合，有留鍼以致陽氣，陽氣至則內重竭，重竭則死矣。其死也，無氣以動，故靜。所謂"五藏之氣已絕于外"者，脈口氣外絕不至，反取其四末之輸，有留鍼以致其陰氣，陰氣至則陽氣反入，入則逆，逆則死矣。其死也，陰氣有餘，故躁。

【按语】

本段经文为对上一篇经文"五藏之气已绝于内""五藏之气已绝于外"的解释。

灵枢·根结（节选）

黄帝曰：形氣之逆順奈何？

岐伯曰：形氣不足，病氣有餘，是邪勝也，急寫之。形氣有餘，病氣不足，急補之。形氣不足，病氣不足，此陰陽氣俱不足也，不可刺之，刺之則重不足，重不足則陰陽俱竭，血氣皆盡，五藏空虛，筋骨髓枯，老者絕滅，壯者不復矣。形氣有餘，病氣有餘，此謂陰陽俱有餘也，急寫其邪，調其虛實。故曰"有餘者寫之，不足者補之"，此之謂也。

故曰："刺不知逆順，真邪相搏；滿而補之，則陰陽四溢，腸胃充郭，肝肺內膜，陰陽相錯；虛而寫之，則經脈空虛，血氣竭枯，腸胃儡辟，皮膚薄著，毛腠夭膲，予之死期。"

……

故曰："上工平氣，中工亂脈，下工絕氣危生。"故曰："下工不可不慎也。"必審五藏變化之病，五脈之應，經絡之實虛，皮之柔粗，而後取之也。

【按语】

本段经文指出，应根据形气和病气的有余不足来决定是否可以采用针刺治疗。对于形气和病气俱不足的病证，不能用针刺治疗，误用可造成严重后果。

灵枢·终始（节选）

少氣者，脈口、人迎俱少而不稱尺寸也。如是者，則陰陽俱不足，補陽則陰竭，寫陰則陽脫。如是者，可將以甘藥，不可飲以至劑。如此者，弗灸。不已者，因而寫之，則五藏氣壞矣。

【按语】

本段经文指出，少气者不可以针灸治疗，而是应以甘药缓补。

灵枢·逆顺

黄帝問于伯高曰：余聞氣有逆順，脈有盛衰，刺有大約，可得聞乎？

伯高曰：氣之逆順者，所以應天地、陰陽、四時、五行也。脈之盛衰者，所以候血氣之虛實有餘不足。刺之大約者，必明知病之可刺，與其未可刺，與其已不可刺也。

黄帝曰：候之奈何？

伯高曰：《兵法》曰："無迎逢逢之氣，無擊堂堂之陣。"《刺法》曰："無刺熇熇之熱，無刺漉漉之汗，無刺渾渾之脈，無刺病與脈相逆者。"

黄帝曰：候其可刺奈何？

伯高曰：上工，刺其未生者也；其次，刺其未盛者也；其次，刺其已衰者也。下工，刺其方襲者也，與其形之盛者也，與其病之與脈相逆者也。故曰："方其盛也，勿敢毀傷；刺其已衰，事必大昌。"故曰："上工治未病，不治已病。"此之謂也。

【按语】

本段经文指出，应用针刺疗法时，应了解针刺的适应证、禁忌证和治疗时机。病势盛时不可针刺，病未生、未盛和已衰时可刺。

灵枢·热病(节选)

熱病不可刺者有九。一曰:"汗不出,大顴發赤,噦者,死。"二曰:"泄而腹滿甚者,死。"三曰:"目不明,熱不已者,死。"四曰:"老人、嬰兒,熱而腹滿者,死。"五曰:"汗不出,嘔,下血者,死。"六曰:"舌本爛,熱不已者,死。"七曰:"欬而衄,汗不出,出不至足者,死。"八曰:"髓熱者,死。"九曰:"熱而痙者,死。腰折,瘛瘲,齒噤齘也。"凡此九者,不可刺也。

【按语】

本段经文指出了不可用针刺治疗的9种热病。

灵枢·邪气藏府病形(节选)

黄帝曰:刺之有道乎?

岐伯答曰:刺此者,必中氣穴,無中肉節,中氣穴則鍼染于巷,中肉節即皮膚痛。補寫反則病益篤。中筋則筋緩,邪氣不出,與其真相搏,亂而不去,反還內著。用鍼不審,以順爲逆也。

【按语】

本段经文指出针刺应正中腧穴,刺于肉节、筋或误用补泻均会造成针害。

● 思考题

1. 为什么说《黄帝内经》不仅是中医学的经典著作,更是针灸学的经典著作?

2. 如何理解《黄帝内经》中强调的"调气"原则?

3.《黄帝内经》中的"得气"概念与后世有何不同?

4.《灵枢·九针十二原》是怎样描述针刺补泻的?你如何理解?

5.《黄帝内经》中的浅深之刺主要包括哪几个方面?临床上如何把握?

第六节　武威汉代医简

一、概述

1972年11月,甘肃省武威县旱滩坡发现一座墓葬年代约在东汉早期光武或稍后明、章帝时期的汉墓,出土医学简牍共92枚,其中简78枚,牍14枚,均为木质。一般认为,这些简牍中,简19~27和牍90与针灸相关,主要为针灸治疗与针灸禁忌,兼及穴位。这些简牍的抄写年代下限在汉殇帝之前,即不迟于106年。

二、学术贡献

1. 腧穴

武威医简中明确记载了两个穴位:足三里和肺俞,但定位均与《黄帝内经》不同。简20载"三里"位于"膝下五寸分间",而"肺输"则在"项从上下十一椎侠椎"。

2. 刺法

武威医简提及的针刺深度和留针时间与同期已知文献不同。如足三里"荣深三分,留针如炊一升米顷",肺俞"荣深四分,留针百廿息",与《针灸甲乙经》(源于《明堂孔穴针灸治要》)所载的足三里"刺入一寸五分"、肺俞"刺入三分"和均要"留七呼"显然不同。

3. 针灸治疗

武威医简记载了针灸禁忌,部分内容不见于传世文献。如《黄帝治病神魂忌》记载了每个年龄段的人体禁灸部位,而此类禁忌不见于传世针灸禁忌专著《黄帝虾蟆经》。另有一部分禁忌则被认为是古代《日书》的一部分,可视作对睡虎地秦简、孔家坡汉简等有关针刺禁忌内容的发展。

三、原文选读①

《武威汉代医简》节选 1

寒氣在胃,莞(脘)腹漲【腸】,☑□□□,留【箴(鍼)】,病者呼四五十乃出箴。次剌(刺)膝下五寸分間,荣深三分,留箴(鍼)如炊一升米頃,出箴(鍼),名曰三里。次剌(刺)項從上下十一椎,俠椎,兩剌(刺),荣深四分,留箴(鍼)百廿息,乃出箴(鍼),名曰肺輸。剌(刺)後三日病瘉(愈)平復。

【按语】

本段选文叙述的是针刺治疗寒气在胃所致的脘腹满胀。文中记载了三里和肺输两个穴位,定位、针刺深度和留针时间等均异于传世文献,或可反映针灸学说在不同地域的不同特色。

该病的治疗由三个环节组成,第一环节的穴名、针刺深度均脱失,仅余留针环节。第一刺出针后刺三里,三里出针后再刺肺俞。这一针方的刺法描述详尽,有助于了解当时的针刺操作特点。

《武威汉代医简》节选 2

黄帝治病神魂忌:人生一歲②,毋炙(灸)心,十日而死。人生二歲,毋炙(灸)腹,五日而死。人生三歲,毋炙(灸)背,廿日而死。人生四歲,毋炙(灸)頭,三日而死。人生五歲,毋久(灸)足,六日而死。人生六歲,毋炙(灸)手,二日死。人生七日〈歲〉,毋炙(灸)脛,卅日而死。人生八歲,毋炙(灸)肩,九日而死。人☑者與五歲同,六十至七十者與六歲同,七十至八十者與七歲同,八十至九十者与八歲同,九十至百歲者與九歲同。年已過百歲者不可灸剌(刺)。

【按语】

从内容看,该篇的篇名应为"黄帝治病神魂忌",专论人生各阶段的禁灸部位。这一禁忌不见于《黄帝内经》《黄帝虾蟆经》。

据文义,文中脱简处或可补作"生九歲毋灸□,□日而死,人生十歲毋灸□,□日而死。十至二十者與一歲同,二十至三十者與二歲同,三十至四十者與三歲同,四十至五十者與四歲同,五十至六十"。

《武威汉代医简》节选 3

五辰、辛不可始久(灸)剌(刺)、飲藥必死。甲寅、乙卯不可久(灸)剌(刺),不出旬死。五辰不可飲藥,病者日益加【深】,無□,禁朔晦日、甲午,皆不可始□□□□□□□月六日、十六

---

① 本篇以通用字节选原文。原文异体字、假借字等随文注出正字和本字,外加()号;据原文错字随文注出正字,外加〈〉号;原文有脱字,随文补出,外加【】号;原文为衍文,以删除线一标记。原文不可辨识或无法补出的残缺文字,以□表示。☑表示简文断阙或漫漶,字数不详。本篇原文选自:甘肃省博物馆,武威县文化馆.武威汉代医简[M].北京:文物出版社,1975.
② 本段选文中的"岁"字,原简有 4 种字形变化,缺少相应的楷化写法。为免繁复,今一概改为"歲"。

日、十八日、廿二日，皆不可久（灸），可久（灸）刾（刺），见血【止】，已□。

【按语】

本段选文与针刺禁忌有关，上承秦汉简牍《日书》，又可与传世文献《黄帝虾蟆经》《备急千金要方》《外台秘要》《医心方》等相对读。简文中"廿二日"与《医心方》的"廿三日"不一致，必有一误；若据睡虎地秦简《日书（甲）·刺毁》"入月六日刺，七日刺，八日刺，二旬二日刺，旬六日毁"的说法，则《医心方》误。

● **思考题**

1. 如何看待武威汉代医简中的腧穴？
2. 如何看待武威汉代医简中的针灸禁忌？

第七节　《难经》

一、概述

《难经》，又称《八十一难》《黄帝八十一难》《黄帝八十一难经》。作者不详，黄帝显系托名。《隋书·经籍志》载"黄帝八十一难二卷"，但未录撰者。唐代杨玄操《黄帝八十一难经注》序（见《难经集注》）和《旧唐书·经籍志》称为战国时期秦越人所撰，后世多从之。但《难经》不见于《汉书·艺文志》，东汉张仲景《伤寒杂病论》序曾提及"撰用《素问》《九卷》《八十一难》……"《难经》中亦有多难是对《黄帝内经》经文进行阐释，则《难经》的成书年代当在《黄帝内经》之后，《伤寒杂病论》之前，即两汉之际，秦越人之名亦系假托。

《难经》是继《黄帝内经》之后的另一部中医经典著作。全书共 81 难，一般可分为 6 类：1～22 难论脉，23～29 难论经络，30～47 难论脏腑，48～61 难论病，62～68 难论穴位，69～81 难论针法。各难均以问答的形式解释疑难，阐明医理；一难之中可有数问，一问也可由几个不同问难组成。《难经》的部分内容不见于《黄帝内经》，而且各问难中的论述也有不一致之处，故此书应该不是出于一人一时之手笔。清代徐大椿在《难经经释》叙中说："其说不本于《内经》，而与《内经》相发明者，此则别有师承，又不得执《内经》而议其可否。"

因为《难经》对医学理论多有所发挥，后世常《素》《难》或《内》《难》并称；但《难经》的学术传承与《黄帝内经》有所差异，它所提出的诊脉独取寸口、心包和三焦无形、左肾右命门、伤寒有五、奇经八脉、母子补泻等学术观点，对中医学理论的形成和发展都产生了深远的影响。

《难经》的现存版本主要有元代滑寿的《难经本义》、明代王九思的《难经集注》和清代丁锦的《古本难经阐注》三个传本系统。

二、学术贡献

1. 经络腧穴

（1）经络理论

《难经》认为心包有名而无形，与心合为一脏，但另有一条心包经的别脉，因此五脏六腑有着十二条经脉。对于《灵枢·经脉》中所说的"是动则病"和"是主某某所生病"，《难经》则以气血的病变先后加以解释。《难经》还把阳跷之络、阴跷之络、脾之大络和十二经之络合称为十五络脉,反映了当时医家对经络构成的不同认识。

《难经》明确提出了"奇经八脉"的概念,这是对《黄帝内经》经络理论的发展,奇经八脉纵横交错,或行于中,或行于侧,不属脏腑,别道而行,从而为以十二经脉为主体的气血流注循行提供了必要的补充,构建了经络系统气血运行的基本框架。

《黄帝内经》中有关奇经八脉的内容纷杂散乱,《难经》则梳理和确定了奇经八脉的循行与分布:督脉行于脊柱之里;任脉行于腹里;冲脉并足阳明之经,夹脐上行;带脉起于季胁,回身一周;阳跷脉起于跟中,循外踝上行,终于风池;阴跷脉亦起于跟中,循内踝上行,至咽喉而交贯冲脉;阳维脉起于诸阳会,阴维脉起于诸阴交,两者共同维络于身。《难经》还明确指出了奇经八脉的病症和证候特点,如督脉之病是脊强而厥、冲脉之病是逆气而里急、阴跷之病是阳缓而阴急、阳跷之病是阴缓而阳急等。这些论述奠定了奇经八脉的理论基础。

(2)腧穴理论

《难经》在《黄帝内经》所述基础上,以方位和季节进一步阐述了五输穴的意义。井穴应东方春,为五输穴之始,故称"所出为井";合穴应北方冬,为五输穴之终,故称"所入为合"。《灵枢·本输》提出井穴的五行属性,即阴井木、阳井金。《难经》在此基础上,完善了五输穴的五行属性,并从阴阳相配、刚柔相济的角度,解释了阴经五输穴与阳经五输穴配属不同五行的道理。这是母子补泻和子午流注等方法的理论基础。《难经》还概括了五输穴的主治病证,即"井主心下满,荥主身热,俞主体重节痛,经主喘咳寒热,合主逆气而泄"。

关于原穴,《难经》认为:原气即脐下肾间动气,是生命之本;三焦为原气之别使,六腑属阳,而三焦原气行于诸阳,因此在六腑阳经上设置了三焦之气留止的部位,命名为原穴。至于阴经则是"以输为原",五脏六腑的疾病都可以取原穴治疗。

《难经》首次提出了八会穴理论,即腑会中脘、脏会章门、筋会阳陵泉、髓会绝骨、血会膈俞、骨会大杼、脉会太渊、气会膻中,用于治疗热病。

《难经》还指出,五脏六腑的募穴都在属阴的胸腹部,俞穴都在属阳的腰背部,为"阳病行阴,阴病行阳"之故,这就从理论上解释了脏病取俞穴,腑病取募穴的原因。

此外,《难经》阐述了三焦的部位,指出上、中、下焦之治分别位于膻中、天枢和阴交。

2. 刺法

(1)进针和出针

《难经·八十难》解释了经文"有见如入,有见如出"的含义,即是以指下"气至""气尽"的感应作为针法入针、出针时机的判断依据。

(2)四时刺法

四时刺法是传统刺法的一项重要内容,《黄帝内经》中有多处论述,《难经》则明确提出应"春夏刺浅,秋冬刺深",并指出应该"春夏各致一阴,秋冬各致一阳",具体操作则是春夏针刺宜先深后浅,秋冬针刺宜先浅后深。

《难经·七十四难》中引录了"春刺井,夏刺荥,季夏刺俞,秋刺经,冬刺合"一段经文,从五输配属五行的角度阐释了四时分刺五输的意义。该段经文不见于传本《黄帝内经》,其中的四时与五输的对应关系也与《灵枢·顺气一日分为四时》中所说"藏主冬,冬刺井;色主春,春刺荥;时主夏,夏刺输;音主长夏,长夏刺经;味主秋,秋刺合"有异,反映了五输穴与四时相配的不同模式。

(3)针刺浅深

《难经·七十一难》提出"刺荣无伤卫,刺卫无伤荣",阐述了针刺深浅宜忌,即刺在阳分的卫气,针刺应浅,须横针而刺;刺在阴分的营气,针刺应深,故应先用左手按压所刺之穴,待卫气散开后才进针。

（4）针刺补泻

《难经》提出"当补之时,从卫取气;当泻之时,从荣置气",认为补法当取卫阳,泻法当刺营阴。至于体内正气的偏盛偏衰,则应根据阴阳的有余不足,先补后泻,使营卫通行。

《难经》认为,针刺补泻并不一定要进出针配合呼吸,而是强调刺手和押手的配合,即"知为针者,信其左;不知为针者,信其右",得气后可采用"推而内之"的补法或"动而伸之"的泻法。

《难经》提出了"虚则补其母,实则泻其子"的母子补泻原则。对于肌肉浅薄,不便于应用针刺补泻手法的井穴,《难经·七十三难》则据母子补泻的原则提出了灵活变通的解决方法,即实则泻其子,"当刺井者,以荥泻之"。

对《黄帝内经》提出的"迎随",《难经》指出:"所谓迎随者,知荣卫之流行,经脉之往来,随其逆顺而取之,故曰迎随。"这一解释是后世以时间或针尖所向解释迎随的源头。《难经》还以母子补泻来解释迎随,使迎随的内涵进一步扩大。

3. 针灸治疗

对《黄帝内经》"虚则补之""实者泻之""不盛不虚,以经取之"等治则,《难经》分别解释为"虚则补其母""实者泻其子""正经自生病,不中他邪也,当自取其经"。根据这些解释,后世医家多从病机角度理解《内经》的虚实治则。

对于《黄帝内经》"无实实,无虚虚"的原则,《难经·八十一难》则以肝、肺二脏的虚实为例,从五行生克的角度说明了虚实病证的正确治则,进一步阐述了"损不足而益有余"的危害。

《难经·七十五难》还以五行生克理论为依据,提出对"东方实,西方虚"的脾虚证,可以"泻南方,补北方"。这一方法强调五行系统的整体建构以及各脏之间的彼此关联,体现了《难经》重视整体把握的临床思路。后世将此法称为泻南补北法。

三、原文选读①

1. 经络

二十二难

二十二難曰:《經》言脈有"是動",有"所生病"。一脈輒變爲二病者,何也?

然。《經》言"是動"者,氣也;"所生病"者,血也。邪在氣,氣爲"是動";邪在血,血爲"所生病"。氣主呴之,血主濡之。氣留而不行者,爲氣先病也;血壅而不濡者,爲血後病也。故先爲"是動",後"所生病"也。

【按语】

《灵枢·经脉》中所说的"是动则病",是指该经经气发生变动就会出现一些病证;"是主某某所生病",则是指该经经脉能够主治因某某病变而产生的一些病证。本难以气血的病变先后释"是动则病"和"是主某某所生病",与《灵枢》原意有别。

---

① 本篇原文选自:王九思.难经集注[M/DK].刊本.金山:钱氏守山阁丛书,1852(清咸丰二年).

二十七难

二十七難曰：脈有奇經八脈者，不拘於十二經，何謂也？

然。有陽維，有陰維，有陽蹻，有陰蹻，有衝，有督，有任，有帶之脈。凡此八脈者，皆不拘於經，故曰"奇經八脈"也。

經有十二，絡有十五。凡二十七氣，相隨上下，何獨不拘於經也？

然。聖人圖設溝渠，通利水道，以備不然。天雨降下，溝渠溢滿，當此之時，霶霈妄行，聖人不能復圖也。此絡脈滿溢，諸經不能復拘也。

【按语】

本难首次把阳维脉、阴维脉、阳跷脉、阴跷脉、冲脉、督脉、任脉和带脉称为"奇经八脉"，这是对《黄帝内经》中经络学说的发展。十二经脉联络脏腑，左右对称，依次相连，而奇经八脉则或行于中，或行于侧，不属脏腑，别道而行，与正经有异。因为奇经八脉并不参与十二经脉中气血运行的循环流注，"皆不拘于经"，故以"奇经八脉"名之。

二十八难

二十八難曰：其奇經八脈者，既不拘於十二經，皆何起何繼也？

然。督脈者，起於下極之俞，並於脊裏，上至風府，入屬於腦。任脈者，起於中極之下，以上毛際，循腹裏，上關元，至喉咽。衝脈者，起於氣衝，並足陽明之經，夾齊上行，至胸中而散也。帶脈者，起於季脅，迴身一周。陽蹻脈者，起於跟中，循外踝上行，入風池。陰蹻脈者，亦起於跟中，循內踝上行，至咽喉，交貫衝脈。陽維、陰維者，維絡於身，溢畜不能環流灌溉諸經者也。故陽維起於諸陽會也，陰維起於諸陰交也。

比於聖人圖設溝渠，溝渠滿溢，流於深湖，故聖人不能拘通也。而人脈隆盛，入於八脈而不環周，故十二經亦不能拘之。其受邪氣，畜則腫熱，砭射之也。

【按语】

本难首先论述了奇经八脉的循行。督脉行于脊柱之里，任脉行于腹里，是各有正中一条。冲脉并足阳明之经，夹脐上行，是有左右两条。带脉起于季胁，而季胁有二，是本有两条，因为"回身一周"，左右相并成为一条。阴跷脉、阳跷脉分别起于跟中，左右各一，是各有两条。阴维脉起于"诸阳会"，阳维脉起于"诸阴交"，元代滑寿认为"诸阳会"为金门穴，"诸阴交"为筑宾穴，是亦各有左右两条。

本难论述奇经八脉循行时，有"溢畜不能环流灌溉诸经"之说。据上下文，此句应专指阳维脉和阴维脉，即阴、阳维脉有"溢畜"的调节作用，不参与全身气血流注。但此句与其后有关奇经八脉"（气血）入于八脉而不环周"的功能论述并不完全一致。《灵枢·营气》所阐述的营气运行，是从手太阴开始，经历十二经脉，随后经督脉和任脉，又回到手太阴。故《难经》所论"入于八脉而不环周"与《黄帝内经》有别。

本难还概述了奇经八脉受邪后的症状及治疗方法。

二十九难

二十九難曰：奇經之爲病何如？

然。陽維維於陽，陰維維於陰，陰陽不能自相維，則悵然失志，溶溶不能自收持。陰蹻爲病,陽緩而陰急。陽蹻爲病,陰緩而陽急。衝之爲病,逆氣而裏急。督之爲病,脊強而厥。任之爲病,其內苦結;男子爲七疝,女子爲瘕聚。帶之爲病,腹滿,腰溶溶若坐水中。陽維爲病,苦寒熱。陰維爲病,苦心痛。此奇經八脈之爲病也。

【按语】

本难明确指出了奇经八脉的病证和证候特点,为后世对奇经八脉病变的辨证施治奠定了理论基础。

2. 腧穴

六十四难

六十四難曰:《十變》又言:"陰井木,陽井金;陰榮火,陽榮水;陰俞土,陽俞木;陰經金,陽經火;陰合水,陽合土。"陰陽皆不同,其意何也?

然。是剛柔之事也。陰井乙木,陽井庚金。陽井庚。庚者,乙之剛也;陰井乙。乙者,庚之柔也。乙爲木,故言"陰井木"也;庚爲金,故言"陽井金"也。餘皆倣此。

【按语】

本难解释了阴经五输穴与阳经五输穴配属不同五行的道理。天干和五行相配,是甲、乙象生,应春配木;甲为阳木,乙为阴木。丙、丁象长,应夏配火;丙为阳火,丁为阴火。戊、己象化,应长夏配土;戊为阳土,己为阴土。庚、辛象收,应秋配金;庚为阳金,辛为阴金。壬、癸象藏,应冬配水;壬为阳水,癸为阴水。又按五行生成数,天干逢五相合,即甲与己合、乙与庚合、丙与辛合、丁与壬合、戊与癸合,如此则阴阳各得匹偶。因此,根据阴阳相配、刚柔相济的原则,阴阳两经的五输穴各有对应的五行配属,阴井乙木,阳井庚金,井穴是乙庚相合;阴荥丁火,阳荥壬水,荥穴是丁壬相合;阴输己土,阳输甲木,输穴是甲己相合;阴经辛金,阳经丙火,经穴是丙辛相合;阴合癸水,阳合戊土,合穴是戊癸相合。

五输穴配属五行的理论,是母子补泻、子午流注等法的理论基础,也为按五行属性取五输穴治疗脏腑病证提供了理论依据。

六十八难

六十八難曰:五藏六府,各有井、榮、俞、經、合,皆何所主?

然。《經》言:"所出爲井,所流爲榮,所注爲俞,所行爲經,所入爲合。"井主心下滿,榮主身熱,俞主體重節痛,經主喘咳寒熱,合主逆氣而泄。此五藏六府其井、榮、俞、經、合所主病也。

【按语】

本难根据《灵枢·九针十二原》所论五输穴的功能特性,确立了五输穴的主治病证。这些主治病证可与《灵枢·顺气一日分为四时》"五变以主五输"的阐述互参。

对本难的五输主病,亦有从经气流注角度来解释者。经气应出而不出,是"井"为病;经气遏阻"井"部,不出则"满(心下满)",故井穴主之。经气应流而不流,是"荥"为病;经气遏阻"荥"部,郁滞则"身热",故荥穴主之。经气应注而不注,是"输"为病,"俞""腧""输"三字义同;经气遏阻"输"部,不能灌注筋肉骨节则"体重节痛",故输穴主之。经气应行而不行,是"经"为病;经气遏阻"经"部,不能通行全身则"喘咳寒热",故经穴主之;经气应入而不入,是"合"为病;经气遏阻"合"部,不能入于内脏则"逆气而泄",故合穴主之。

六十二难

六十二難曰：藏井榮有五，府獨有六者，何謂也？

然。府者，陽也。三焦行于諸陽，故置一俞，名曰"原"。府有六者，亦與三焦共一氣也。

【按语】

本难解释了六腑在五输穴之外另设原穴的意义。六腑属阳，而三焦原气行于诸阳，因此在六腑阳经上设置了三焦之气留止的部位，命名为原穴，以此表明六腑与三焦之气相通。

六十六难

六十六難曰：《經》言"肺之原，出于太淵；心之原，出于太陵；肝之原，出于太衝；脾之原，出于太白；腎之原，出于太谿；少陰之原，出于兑骨；膽之原，出于丘墟；胃之原，出于衝陽；三焦之原，出于陽池；膀胱之原，出于京骨；大腸之原，出于合谷；小腸之原，出于腕骨"，十二經皆以俞爲原者，何也？

然。五藏俞者，三焦之所行，氣之所留止也。

三焦所行之俞爲原者，何也？

然。臍下腎間動氣者，人之生命也，十二經之根本也，故名曰"原"。三焦者，原氣之別使也，主通行三氣，經歷于五藏六府。原者，三焦之尊號也，故所止輒爲原。五藏六府之有病者，取其原也。

【按语】

本难所引经文出处不详，当为综合《灵枢·九针十二原》《灵枢·本输》《灵枢·邪客》各篇相关论述而成。

本难问句中"十二经皆以俞为原"所言不确，阴经是"以输为原"，因为心"外经病而脏不病"，所以心之原为大陵，少阴之原为兑骨，亦即神门穴；至于阳经则另有原穴，并非"以俞为原"。不过，本难阐述了原穴的意义，原气即脐下肾间动气，是生命之本，三焦则为原气之别使，三焦之气留止之处即为原穴，因此五脏六腑的疾病都可以取原穴治疗。对问句的回答"五脏俞者，三焦之所行"亦不确，"五脏"所指当为"五脏六腑"。

六十七难

六十七難曰：五藏募皆在陰，而俞在陽者，何謂也？

然。陰病行陽，陽病行陰，故令募在陰，俞在陽。

【按语】

本难指出了五脏六腑的募穴都在胸腹阴部，俞穴都在腰背阳部。行，可视为双关语，既指病气流行，又指施行针法。五脏的病气多出行于阳部，针刺时当从阳引阴，取俞穴以治之，故称"阴病行阳"；六腑的病气多出行于阴部，针刺时当从阴引阳，取募穴以治之，故称"阳病行阴"。

3. 刺法基础

八十难

八十難曰：《經》言"有見如入，有見如出"者，何謂也？

然。所謂"有見如入"者，謂左手見氣來至，乃内鍼；鍼入見氣盡，乃出鍼。是謂"有見如入，有見如出"也。

【按语】

本难解释了经文"有见如入,有见如出"的含义,即是以指下"气至"、针下"气尽"的感应作为针法入针、出针的标准。按本难所引经文出处不详,至于释文中所谓"气尽",指的则是正气已完全补足或邪气已完全泻除的状态。

4. 针刺补泻

七十八难

七十八難曰:鍼有補瀉,何謂也?

然。補瀉之法,非必呼吸出内鍼也。然知爲鍼者,信其左;不知爲鍼者,信其右。當刺之時,必先以左手厭按所鍼榮俞之處,彈而努之,爪而下之,其氣之來如動脉之狀,順鍼而刺之。得氣,因推而内之,是謂補;動而伸之,是謂瀉。不得氣,乃與男外女内。不得氣,是謂十死不治也。

【按语】

《黄帝内经》中所述的呼吸补泻是进出针配合呼吸的补泻方法,即患者呼气进针、吸气出针为补,吸气进针、呼气出针为泻。本难则认为针刺补泻并不一定要进出针配合呼吸,先用左手在针刺之处按压、弹击、爪切,使肌肤脉络气血充盈,待指下有搏动感时为经气来至,顺势而进针,得气后,推而纳之即是补,动而伸之即是泻;若不得气,则可采用男外女内以候气。虽然没有配合呼吸,但本难所述针刺补泻的手法操作实际上仍与《黄帝内经》刺法一脉相承。

本难针对不得气的"男外女内"刺法与《灵枢·终始》所说的"男内女外"并不相同。

七十六难

七十六難曰:何謂補瀉? 當補之時,何所取氣? 當瀉之時,何所置氣?

然。當補之時,從衛取氣;當瀉之時,從榮置氣。其陽氣不足,陰氣有餘,當先補其陽,而後瀉其陰;陰氣不足,陽氣有餘,當先補其陰,而後瀉其陽。榮衛通行,此其要也。

【按语】

本难解释了针刺补泻的基本概念,补时刺卫分以取气,泻时刺营分以置气。至于体内正气的偏盛偏衰,则应辨其阴阳虚实,先补后泻,以疏通营卫、调和阴阳。

六十九难

六十九難曰:《經》言"虚者補之,實者瀉之,不實不虚,以經取之",何謂也?

然。虚者補其母,實者瀉其子。當先補之,然後瀉之。"不實不虚,以經取之"者,是正經自生病,不中他邪也,當自取其經,故言"以經取之"。

【按语】

本难所引经文与《灵枢·经脉》所论略同。虚补实泻是针刺大要,本难则应用五行生克的理论提出了母子虚实补泻的具体方法,母子相生,故补母可令子实,泻子可令母虚。其补泻顺序,为先补后泻。不直接治疗原发经脉却从其他经脉着手,企求通过调整其他相关经脉的功能来达到治疗病变经脉虚实的最终目的,"补母""泻子"的治法充分反映了针刺补泻的灵活性和多样性,后来更成为中医临床的基本施治原则。

七十三难

七十三難曰：諸井者，肌肉淺薄，氣少，不足使也，刺之奈何？

然。諸井者，木也；滎者，火也。火者，木之子；當刺井者，以滎瀉之。故《經》言"補者不可以爲瀉，瀉者不可以爲補"，此之謂也。

【按语】

井穴肌肉浅薄，不便于应用针刺补泻手法，本难提出了灵活变通的解决方法，实则泻其子，"当刺井者，以荥泻之"。依此推论，虚则补其母，若当补井，则可补本经的合穴。

七十九难

七十九難曰：《經》言"迎而奪之，安得無虛？隨而濟之，安得無實？虛之與實，若得若失。實之與虛，若有若無"，何謂也？

然。"迎而奪之"者，瀉其子也。"隨而濟之"者，補其母也。假令心病，瀉手心主俞，是謂"迎而奪之"者也；補手心主井，是謂"隨而濟之"者也。所謂"實之與虛"者，牢濡之意也。氣來實牢者爲得，濡虛者爲失。故曰"若得若失"也。

【按语】

本难以五输穴的母子虚实补泻解释迎随补泻，与《灵枢·九针十二原》所述迎随原意有别。因为心包络代心受邪，故心病取心包经的五输穴。心包络属火，土为火之子，大陵为心包经输穴属土，实则泻之，是为迎而夺之；木为火之母，中冲为心包经井穴属木，虚则补之，是为随而济之。

七十二难

七十二難曰：《經》言"能知迎隨之氣，可令調之；調氣之方，必在陰陽"，何謂也？

然。所謂"迎隨"者，知榮衛之流行，經脈之往來也。隨其逆順而取之，故曰"迎隨"。"調氣之方，必在陰陽"者，知其內外表裏，隨其陰陽而調之，故曰"調氣之方，必在陰陽"。

【按语】

本难所引经文出处不详，《灵枢·终始》中"泻者迎之，补者随之，知迎知随，气可令和。和气之方，必通阴阳"一段与其语句相似。按《黄帝内经》中所述迎随实际上是针对气机变化而施治的针刺补泻手法。例如，《灵枢·九针十二原》说："知其往来，要与之期。粗之暗乎！妙哉工独有之。往者为逆，来者为顺；明知逆顺，正行无问。逆而夺之，恶得无虚？追而济之，恶得无实？迎之随之，以意和之。针道毕矣。"《灵枢·小针解》解释说："迎而夺之者，泻也；追而济之者，补也。"本难提出迎随补泻是根据经脉中气血流注的方向针刺，即逆着经脉中气血流注的方向针刺为泻为迎，顺着经脉中气血流注的方向针刺为补为随。所释迎随与《黄帝内经》原意有别。

5. 针刺浅深

七十一难

七十一難曰：《經》言"刺榮無傷衛，刺衛無傷榮"，何謂也？

然。鍼陽者，臥鍼而刺之；刺陰者，先以左手攝按所鍼榮俞之處，氣散乃內鍼。是謂"刺榮無傷衛，刺衛無傷榮"也。

【按语】

本难所引经文出处不详，其意则与《素问·刺齐论》所云"刺骨者无伤筋，刺筋者无伤肉，刺肉者无伤脉，刺脉者无伤皮；刺皮者无伤肉，刺肉者无伤筋，刺筋者无伤骨"相同，阐述的都是针刺深浅宜忌。营卫深浅有别，卫气属阳在外，针刺应浅，故横针而刺，过深恐伤营气；营气属阴在内，针刺应深，故先用左手按压所刺之穴，待卫气散开后才进针，如此则不伤卫气。

━━━━ 七十难 ━━━━

七十難曰：《經》言"春夏刺淺，秋冬刺深"者，何謂也？

然。春夏者，陽氣在上，人氣亦在上，故當淺取之；秋冬者，陽氣在下，人氣亦在下，故當深取之。

"春夏各致一陰，秋冬各致一陽"者，何謂也？

然。春夏溫，必致一陰者，初下鍼，沉之至腎肝之部，得氣，引持之，陰也。秋冬寒，必致一陽者，初內鍼，淺而浮之至心肺之部，得氣，推內之，陽也。是謂"春夏必致一陰，秋冬必致一陽。"

【按语】

本难所引经文出处不详。所谓"春夏刺浅，秋冬刺深"，春夏阳气浮浅，故宜浅刺；秋冬阳气深沉，故宜深刺。至于"春夏各致一阴，秋冬各致一阳"一句，其中"各"字当为"必"字之误，详下文可证。按四时而致阴阳的刺法与《素问·四气调神大论》"春夏养阳，秋冬养阴"和《素问·阴阳应象大论》"从阴引阳，从阳引阴"的精神相一致。春夏气温，针刺宜先深后浅，取阴气以养阳。秋冬气寒，针刺宜先浅后深，取阳气以养阴。

6. 按时刺法

━━━━ 七十四难 ━━━━

七十四難曰：《經》言"春刺井，夏刺滎，季夏刺俞，秋刺經，冬刺合"者，何謂也？

然。春刺井者，邪在肝；夏刺滎者，邪在心；季夏刺俞者，邪在脾；秋刺經者，邪在肺；冬刺合者，邪在腎。

其肝、心、脾、肺、腎，而繫于春、夏、秋、冬者，何也？

然。五藏一病，輒有五也。假令肝病，色青者肝也，臊臭者肝也，喜酸者肝也，喜呼者肝也，喜泣者肝也。其病眾多，不可盡言也。四時有數，而並繫于春夏秋冬者也。鍼之要妙，在于秋毫者也。

【按语】

本难解释了经文"春刺井，夏刺荥，季夏刺俞，秋刺经，冬刺合"的意义，指出针刺的精深微妙全在于能够审察和把握微细之处，五脏、五输穴均与四时相应，因此众多的五脏病变都可以按四时选取不同的五输穴进行治疗。按本难所引经文出处不详，《灵枢·顺气一日分为四时》中"藏主冬，冬刺井；色主春，春刺荥；时主夏，夏刺输；音主长夏，长夏刺经；味主秋，秋刺合"一段所述四时选穴与本难内容有异。

7. 针灸治则

━━━━ 八十一难 ━━━━

八十一難曰：《經》言"無實實虛虛，損不足而益有餘"，是寸口脈耶？將病自有虛實耶？其損益奈何？

然。是病,非謂寸口脈也,謂病自有虛實也。假令肝實而肺虛,肝者木也,肺者金也,金木當更相平,當知金平木。假令肺實而肝虛,微少氣,用鍼不補其肝,而反重實其肺,故曰"實實虛虛,損不足而益有餘"。此者中工之所害也。

【按语】

本难所引经文出自《灵枢·九针十二原》。"无实实虚虚",即"无实实,无虚虚",指不要用补法治疗实证,也不要用泻法治疗虚证。本难以肝、肺二脏的虚实为例,从五行生克的角度阐述了虚实病证的正确治则。

8. 疾病证治

七十五难

七十五難曰:《經》言"東方實,西方虛,瀉南方,補北方",何謂也?

然。金木水火土,當更相平。東方木也,西方金也。木欲實,金當平之。火欲實,水當平之。土欲實,木當平之。金欲實,火當平之。水欲實,土當平之。東方肝也,則知肝實;西方肺也,則知肺虛。瀉南方火,補北方水。南方火,火者木之子也;北方水,水者木之母也,水勝火。子能令母實,母能令子虛,故瀉火補水,欲令金不得平木也。《經》曰"不能治其虛,何問其餘",此之謂也。

【按语】

本难依据五行生克理论提出以"泻南方、补北方"之法治疗"东方实、西方虚"之证。

本难阐述的是脾虚证的病因病机和治法。"东方实,西方虚"即肝实肺虚,脾虚是由于肝实所造成,是为木克土;但脾土虚却导致了肺金虚,此为母病及子;而肺金虚又反过来加重了肝木实。"泻南方,补北方"即泻心补肾,泻心是为了泻肝,亦即"实则泻其子";补肾也是为了泻肝,"母能令子虚";补肾又能补肺,"子能令母实",肺强则可以平肝。但是泻肝补肺的最终目的则是为了治疗脾的虚证,泻肝可以扶脾,以解除脾虚的根本原因;补肺即是补脾,"子能令母实",也是为了治疗脾虚。这样,在"东方实,西方虚""泻南方,补北方"的表述下,脾虚的病因病机和治法都得到了全面的说明。

● **思考题**

1.《难经》书名的含义是什么?

2.《难经》提出奇经八脉的意义何在?

3.《难经》对特定穴的内容有哪些发展?

4. 如何理解《难经》论述的母子虚实补泻?

第八节 《明堂孔穴针灸治要》

一、概述

《明堂孔穴针灸治要》,又称《黄帝明堂》《黄帝明堂经》《黄帝内经明堂》《内经明堂》《明堂流注》等,简称《明堂经》或《明堂》。全书3卷,约成书于西汉末至东汉中叶殇帝延平元年(106年)

之间,是对汉代以前腧穴文献的一次全面总结,堪称我国第一部腧穴学专著,对后世腧穴理论的发展有很大影响。明堂,原指古代天子举行大典的地方。《黄帝内经》中载有黄帝等人于明堂讨论医道的文字,其后"明堂"常作为针灸、经络、腧穴的代名词,用于书名或图名。

宋代《铜人腧穴针灸图经》成书后,《明堂孔穴针灸治要》地位不再,渐至失传,但其主要内容可见于皇甫谧的《针灸甲乙经》和杨上善的《黄帝内经明堂类成》残卷中。此外,《备急千金要方》《千金翼方》《外台秘要》以及日本医籍《医心方》等书中亦保留有此书的部分内容。在这些著作中,以《针灸甲乙经》对《明堂孔穴针灸治要》的载录最为全面,书中卷三全部,卷五的一部分,卷七至卷十二的孔穴主治部分,均出自《明堂孔穴针灸治要》。

由于"明堂"常作为书名指代针灸之书,故古籍中的"明堂"常为其他针灸著作的代称,如陈延之《小品方》所引的《明堂》《太平圣惠方》及《针灸资生经》所引的《明堂经》均非本书。唐代杨玄操将《黄帝明堂经》称作"黄帝正经",而孙思邈则称之为"明堂正经"或"明堂本经",正是以示区别。

二、学术贡献

1. 腧穴

《黄帝内经》是中医学的经典著作,该书提及部分腧穴,但定位简略,主治证也不多。《明堂孔穴针灸治要》是腧穴专著,它汇集了东汉以前医书中的针灸内容,继承并发展了《黄帝内经》的腧穴理论,在腧穴的定位、主治等方面论述更为详细。

在腧穴数目上,《明堂孔穴针灸治要》增补了不少《黄帝内经》中未载的穴名。《黄帝内经》共载腧穴 100 余,《明堂孔穴针灸治要》则增至 349 个,奠定了现有经穴的基础。

在腧穴的定位和主治证方面,《明堂孔穴针灸治要》将《黄帝内经》中所载的一些针刺部位和主病落实到具体穴位上。如《素问·缪刺论》中所说的"手中指次指爪甲上""足大指爪甲上""足小指爪甲上""足小指次指爪甲上"等,在《明堂孔穴针灸治要》中则命名为关冲、大敦、至阴、厉兑等,使腧穴的定位和主治更为明确。

《明堂孔穴针灸治要》还详细地记述了每一穴位的归经及交会关系。如《针灸甲乙经》卷三每个穴位之后都有"……脉气所发"或"……脉,……脉之会"之类的文字,明确了腧穴与经络的关系。这也是后世绘制经络循行图的主要依据。

在刺灸法方面,《明堂孔穴针灸治要》论述了每一穴位的针刺深浅、留针时间和施灸壮数,将针灸经穴的方法具体化,对临床具有指导意义。

对于腧穴主治证,《明堂孔穴针灸治要》在《黄帝内经》的基础上作了补充和删改。如《灵枢》中的"天牖五部"穴的绝大部分内容为《明堂孔穴针灸治要》所吸收;《灵枢·厥病》中的五条"厥心痛",《明堂孔穴针灸治要》中有三条在症状和取穴上与之基本相同;《灵枢》中"六腑下合穴"的主治症状,《明堂孔穴针灸治要》有所发展;《灵枢》中十五络脉的主病,绝大多数为《明堂孔穴针灸治要》的络穴所继承。《明堂孔穴针灸治要》还将《黄帝内经》中经脉病候(即是动病、所生病)落实到该经所属的穴位上,使腧穴主治更加充实和完整。

此外,《明堂孔穴针灸治要》增加了部分特定穴的内容,如《黄帝内经》中未提及的募穴、郄穴、交会穴和心经的五输穴等。《明堂孔穴针灸治要》在《黄帝内经》提到的十五络穴之外,还载有"别络穴",如足太阳络穴除"飞扬"外,还有"别络"委阳;任脉络穴除"鸠尾"外,还有"别络"会阴等。

2. 针灸文献

《明堂孔穴针灸治要》是后世很长一段时间内腧穴理论的经典文献,对腧穴理论的发展起到了重要作用。

晋代皇甫谧主要根据《明堂孔穴针灸治要》与《针经》《素问》三书,编成《针灸甲乙经》。

六朝时期,此书有多种不同名称和卷数的传本。《隋书·经籍志》载有《明堂流注》6 卷,《明堂孔穴》5 卷、重见 2 卷,《明堂孔穴图》3 卷,《明堂蛤蟆图》1 卷,《神农明堂图》1 卷,《黄帝十二经脉明堂五脏人图》1 卷,《黄帝明堂偃人图》12 卷等。

《旧唐书·经籍志》和《唐书·艺文志》均载有"明堂经脉类"。据《唐六典》等书所述,《明堂孔穴针灸治要》在唐代是官方医学教材之一。杨上善、杨玄操、甄权等医家曾将《明堂孔穴针灸治要》重新修订,并加注释:杨上善撰注《黄帝内经明堂类成》,甄权修订《明堂人形图》,杨玄操撰注《黄帝明堂经》。当时的一些医学著作对此转抄引用,如《千金方》中的"明堂"部分来源于甄权的《明堂人形图》;《外台秘要》中的"明堂"部分来源于《针灸甲乙经》《千金方》及甄权和杨玄操的著作。这一时期可以说是"明堂"学术的鼎盛时期。

在隋唐时期医学的影响下,日本、朝鲜等国也在同时期的医学法令中将该书列为医学的必习教材之一,如日本 701 年的《大宝律令》、757 年的《天平宝字勒令》和 820 年的《弘仁勒令》等。

宋代官修著作《太平圣惠方》提及"夫为医者,先须谙《甲乙》《素问》《明堂》《针经》……"但 1027 年(北宋天圣五年)以后,王惟一等奉诏编撰的《铜人腧穴针灸图经》逐渐取代了《明堂孔穴针灸治要》一书的位置,《明堂孔穴针灸治要》自此在国内渐至失传。

三、原文选读①

医心方·卷第二·孔穴主治法第一(节选)

合六百六十穴《明堂經》穴六百四十九,諸家方穴十一。

頭部諸穴六十八

頭上五行行五,五五廿五穴

第一行五穴

囟會一穴一名天窗。在上星後一寸陷者中。刺入四分,灸五壯。主風眩,頭痛,煩心,顏清,目泣出,痙,寒熱,喘,目不能視,瘧,癲疾嘔沫,僵仆。督脈。

前頂一穴在囟會後一寸半骨陷中。刺入四分,灸五壯。主風眩,目瞑痛,惡風寒,面赤腫,小兒驚癇也。督脈。

百會一穴一名三陽五會。在前頂後一寸半頂中央旋毛中。刺入三分,灸五壯。主痎瘧,頂痛,風頭重,目如脱,不可左右顧,癲疾,耳鳴,熱病汗出而善嘔,痙,小兒癇。足太陽膀胱腧。

後頂一穴一名交衝。在百會後一寸半。刺入四分,灸五壯。主風眩,目晄晄,顱上痛,瘈瘲,狂走,項直,頸痛,癲疾。督脈。

強間一穴一名大羽。在後頂後一寸半。刺入三分,灸五壯。主癲疾狂走,瘈瘲搖頭,口喎,淚出,頸

---

① 本篇原文選自:丹波康赖.医心方[M].高文柱,校注.北京:华夏出版社,2011.

強也。

【按语】

《医心方》由日本针博士丹波康赖编于永观二年(984年),选文所引卷二腧穴部位及刺灸法系全文直录杨上善的《黄帝内经明堂类成》。由于《黄帝内经明堂类成》现仅余首卷,《医心方》对于考察《明堂孔穴针灸治要》原貌具有重要意义。

上述选文为"孔穴主治法"之首。由此选文除可了解《明堂孔穴针灸治要》全部腧穴数、头部穴数之外,还可了解《明堂孔穴针灸治要》的腧穴体例。

● **思考题**

1."明堂"的含义?

2.《明堂孔穴针灸治要》对腧穴发展的贡献体现在哪些方面?

第二章
魏晋南北朝时期的针灸文献

 导学 掌握《针灸甲乙经》《肘后备急方》的作者、成书年代及学术贡献。
熟悉《针灸甲乙经》的文献学价值。
了解《针灸甲乙经》的全书结构及《肘后备急方》的沿革。

第一节 《针灸甲乙经》

一、概述

《针灸甲乙经》是现存最早的针灸学专著,成书于256—282年间。作者皇甫谧(215—282),字士安,号玄晏先生,是魏晋时期的文史学家和医学家。魏甘露(256—260)年间,皇甫谧因患病而研读医经,分类编次《素问》《针经》(即《灵枢》)与《明堂孔穴针灸治要》等书的针灸学内容而成《针灸甲乙经》(全称《黄帝三部针灸甲乙经》,简称《甲乙经》)。

《甲乙经》共12卷,128篇,其内容可分为两大部分:1～6卷为基础理论,7～12卷为临床治疗。各卷的主要内容见表2-1。

表2-1 《甲乙经》内容提要

分类	卷数	内容	来源
基础理论	一	基础理论	《素问》《针经》《难经》
	二	经络理论	《素问》《针经》《难经》
	三	腧穴理论	《明堂孔穴》
	四	脉诊	《素问》《针经》
	五	针道	除"针刺禁忌"中有部分《明堂》文外,余皆出自《素问》《针经》
	六	病机	《素问》《针经》
临床治疗	七—十二	病机	《素问》《针经》
		主治	多出自《明堂孔穴》

《甲乙经》刊行于晋太康三年(282年),历代多次翻刻。宋熙宁二年(1069年),校正医书局曾校勘并雕版刊印,此为后世各版祖本;但元代以前的刻本现已不存。目前流传较广的为医统正脉本,出于明代吴勉学校刻的《古今医统正脉全书》,现存刊本大多基于这一刻本。

二、学术贡献

1. 经络腧穴

《甲乙经》卷二主要阐述经络理论,其中特别重视"十二经脉",并将"十二皮部"和"十二经别"作为十二经脉络脉理论体系的一部分;而经筋列于标本、根结之后,与骨度等身形结构内容置于卷末,提示了经筋理论与经脉理论的差异性。卷四主要内容为脉诊,但前三节均以"经脉"为题,提示脉诊可能与经脉理论的形成密切相关。

《甲乙经》的腧穴采取了头面、躯干部位分区及四肢按经列穴的排列方式,卷三依此原则将所有腧穴归于头、背、面、耳、颈、肩、胸、腋胁、腹、手太阴、手厥阴、手少阴、手阳明、手少阳、手太阳、足太阴、足厥阴、足少阴、足阳明、足少阳、足太阳等 35 类。后世的《千金方》《医心方》《针灸资生经》等著作均参照了这一编排体例。

《甲乙经》共载腧穴 349 个,其中单穴 49 个、双穴 300 个。书中具体记述了各穴别名、部位、取法、归经、交会、针刺深度、留针时间、艾灸壮数等内容。

《甲乙经》记载有 70 余腧穴的别名,此为其他晋代以前文献所少见。这些别名对穴位的位置或作用特点做了形象概括,如承山又名鱼腹、地机又名脾舍等。

《甲乙经》完善了特定穴理论。该书首次提出了郄穴部位,增补了三焦的俞募穴和手少阴经五输穴。此外,交会穴首见于《甲乙经》,这些论述为后世考订经穴提供了依据,也扩大了腧穴的主治范围。

《甲乙经》对不同部位腧穴的针刺深度做了具体说明,如一般头面、颈部诸穴刺 3 分,肢体末端、背部、胸胁等处刺 3～4 分,肩部 5～7 分,腹部 8～10 分等。这些内容提高了对针刺安全性的认识,是针灸学的一大进步。

2. 刺法灸法

《甲乙经》卷五集中了针刺工具、针刺理论及操作、刺灸禁忌以及误刺后果等论述,体现了对针术、针具、针道的一体化和系统化认识,构建了针灸操作的理论体系。

3. 针灸治疗

《甲乙经》的卷七至卷十二为临床治疗部分,包括内、外、妇、儿等科病证的针灸治疗。全书共收载腧穴主治 800 余条。该书对腧穴主治的论述,是将同一类疾病集于一起,先详述病机,再根据疾病的不同证候而取用不同的穴位。这种以病统穴的排列方法,有利于临床和教学参考。

《甲乙经》的治疗处方多为单穴,以局部取穴和循经选穴为主,并大量选用特定穴。

4. 针灸文献及其他

《针灸甲乙经》是在《素问》《针经》《明堂孔穴针灸治要》的基础上,结合《难经》等著作的部分内容编撰而成。皇甫谧将这些内容按主题分类,使"事类相从",同时删去了原先文献中的重复内容及不切实用的"浮辞"。这一改编确立了针灸学的理论体系;它所形成的针灸学科框架,包括了脏腑、气血、经络、腧穴、脉诊和病因病机等基础理论,刺法灸法等临床技能,以及各科病证和针灸治疗等临床应用。这一结构模式为后代针灸专著所继承。

《甲乙经》可被视为《黄帝内经》等书的最早分类辑本,为后世医家校注《黄帝内经》提供了参考。《甲乙经》保留了最早的腧穴专著——《明堂孔穴针灸治要》的原文,为研究和辑复古《明堂孔穴针灸治要》提供了文献依据。

三、原文选读①

卷三·手少阴及臂凡一十六穴第二十六

心出少衝。少衝者，木也。一名經始。在手小指内廉之端，去爪甲如韭葉，手少陰脈之所出也，爲井。刺入一分，留一呼，灸一壯。少陰八穴，其七有治，一無治者，邪弗能容也，故曰無腧焉。

少府者，火也。在手小指本節後陷者中，直勞宮，手少陰脈之所溜也，爲滎。刺入三分，灸三壯。

神門者，土也。一名兑衝，一名中都。在掌後兑骨之端陷者中，手少陰脈之所注也，爲輸。刺入三分，留七呼，灸三壯。《素問·陰陽論》注云：神門在掌後五分，當小指間。

陰郄，手少陰郄。在掌後脈中，去腕五分。刺入三分，灸三壯。《陰陽論》注云：當小指之後。

通里，手少陰絡。在腕後一寸，別走太陽。刺入三分，灸三壯。

靈道者，金也。在掌後一寸五分，或曰一寸。手少陰脈之所行也，爲經。刺入三分，灸三壯。

少海者，水也。一名曲節。在肘内廉節後陷者中，動脈應手。手少陰脈之所入也，爲合。刺入五分，灸三壯。

極泉，在腋下筋間動脈入胸中，手少陰脈氣所發。刺入三分，灸五壯。

【按语】

《甲乙经》增补了手少阴心经的腧穴。从本段选文可以了解《甲乙经》对腧穴位置、针刺方法等的载录体例。

卷九·大寒内薄骨髓阳逆发头痛第一颔项痛附

黄帝問曰：病頭痛，數歲不已，此何病也？岐伯對曰：當有所犯，大寒内至骨髓。骨髓者，以腦爲主，腦逆，故令頭痛齒亦痛。

陽逆頭痛，胸滿不得息，取人迎。

厥頭痛，面若腫起而煩心，取足陽明、太陽一作陰。

厥頭痛，頭脈痛，心悲喜泣，視頭動脈反盛者，乃刺之，盡去血，後調足厥陰。

厥頭痛，噫《九墟》作意善忘，按之不得，取頭面左右動脈，後取足太陽一作陰。

厥頭痛，員員而痛《靈樞》作貞貞頭重，瀉頭上五行，行五。先取手少陰，後取足少陰。

厥頭痛，項先痛，腰脊爲應，先取天柱，後取足太陽。

厥頭痛，痛甚，耳前後脈骨一本作涌熱，先瀉其血，後取足太陽、少陰一本亦作陽。

厥頭痛，痛甚，耳前後脈涌，有热，瀉其血，後取足少陽。

真頭痛，痛甚，腦盡痛，手足寒至節，死不治。

頭痛不可取于俞，有所擊墜，惡血在内，若内傷痛，痛未已，可即刺之，不可遠取。

---

① 本篇原文選自：皇甫謐.针灸甲乙经[M].影印明医统正脉本.北京：人民卫生出版社,1956.

頭痛不可刺者，大痺爲惡，風日作者，可令少愈，不可已。

頭半寒痛，先取手少陽、陽明，後取足少陽、陽明。

頷痛，刺手陽明與頷之盛脈出血。

項痛不可俯仰，刺足太陽；不可顧，刺手太陽一云手陽明。

頷痛，刺足陽明曲周動脈見血，立已；不已，按經刺人迎，立已。

頭痛，目窗及天衝、風池主之。

厥頭痛，孔最主之。

厥頭痛，面腫起，商丘主之。

【按语】

本段选文先列大寒内薄骨髓所致阳逆头痛的病因病机，来源于《素问·奇病论》；其后列出了来源于《灵枢》的《寒热病》《厥病》《杂病》等篇的头痛、项痛及颔痛的病证，并补充了腧穴主治。

● 思考题

1.《针灸甲乙经》的文献学意义？

2.《甲乙经》按病列穴对临床诊治有何价值？

附

《黄帝三部针灸甲乙经》序

皇甫谧

夫醫道所興，其來久矣。上古神農始嘗草木而知百藥。黃帝咨訪岐伯、伯高、少俞之徒，内考五藏六腑，外綜經絡血氣色候；參之天地，驗之人物；本性命，窮神極變，而鍼道生焉。其論至妙，雷公受業，傳之于後。伊尹以亞聖之才，撰用《神農本草》，以爲《湯液》。中古名醫有俞跗、醫緩、扁鵲，秦有醫和，漢有倉公。其論皆經理識本，非徒診病而已。漢有華佗、張仲景。華佗奇方異治，施世者多，亦不能盡記其本末。若知直祭酒劉季琰病發于畏惡，治之而瘥。云後九年季琰病應發，發當有感，仍本于畏惡，病動必死，終如其言。仲景見侍中王仲宣，時年二十餘，謂曰：君有病，四十當眉落，眉落半年而死。令服五石湯可免。仲宣嫌其言忤，受湯勿服。居三日，仲景見仲宣謂曰："服湯否？"仲宣曰："已服。"仲景曰："色候固非服湯之診，君何輕命也！"仲宣猶不信。後二十年果眉落，後一百八十七日而死，終如其言。此二事，雖扁鵲、倉公無以加也。華佗性惡矜技，終以戮死。仲景論廣伊尹《湯液》爲十數卷，用之多驗。近代太醫令王叔和撰次仲景遺論甚精，皆可施用。按《七略》《藝文志》，《黃帝内經》十八卷。今有《鍼經》九卷，《素問》九卷，二九十八卷，即《内經》也。亦有所亡失，其論遐遠，然稱述多而切事少，有不編次。比按《倉公傳》，其學皆出于《素問》。《素問》論病精微，《九卷》是原本經脈，其義深奧，不易覽也。又有《明堂孔穴鍼灸治要》，皆黃帝岐伯遺事也。三部同歸，文多重複，錯互非一。甘露中，吾病風加苦聾百日，方治要皆淺近。乃撰集三部，使事類相從；刪其浮辭，除其重複；論其精要，至爲十二卷。《易》曰：觀其所聚，而天地之情事見矣。況物理乎！事類相從，聚之義也。夫受先人之體，有八尺之軀，而不知醫事，此所謂遊魂耳！若不精通于醫道，雖有忠孝之心，仁慈之性，君父危困，赤子塗地，無以濟之，此固聖賢所以精思極論盡其理也。由此言之，焉可忽乎？其本論其文有理，雖不切于近事，不甚刪也。若必精要，俟其閒暇，當撰覈以爲教經云爾。

第二节 《肘后备急方》

一、概述

《肘后备急方》是一本简易的急救方药与治法著作,原名《肘后救卒方》,约成书于公元 4 世纪初。作者葛洪(约 281—341),字稚川,号抱朴子,是东晋的道教学者、医学家和炼丹术士。

葛洪曾搜集医学资料,编成《玉函方》百卷。他有感于当时诸多"备急"方书症状不明,又多用贵重药,非"贫家野居所能立办",故从《玉函方》中挑选了"易得之药"及灸法为主的备急法,编成《肘后救卒方》3 卷,使"凡人览之,可了其所用"。

《肘后备急方》原 3 卷,共载方 86 首;梁代陶弘景对此书进行修订,改名为《补阙肘后百一方》;金代杨用道参考《经史证类本草》的附方,继为增补,更名为《附广肘后方》。现在流行的 8 卷本《肘后备急方》,均是在杨用道刊本的基础上整理改编而来。杨氏增补均以附方形式出现,故易与原来的版本区分;根据葛洪原序,陶弘景修订的部分尚能与葛洪原著大致辨别。

二、学术贡献

1. 腧穴

为了便于掌握具体治疗部位,方便普通百姓急救应用,对于腧穴,葛洪"但言分寸,不名孔穴"。在《肘后备急方》中,共有 22 个穴名出现在 27 方中,与葛洪原意不符。这些穴名当由陶弘景修订增补。

本书所采用的取穴方法包括同身寸法、骨度分寸法、体表标志法、简便取穴法等,也还有绳量等法,体现了本书方便实用的特点。从已知文献看,同身寸法为葛洪首创;而垂手取风市穴的简便取穴法也沿用至今,该穴在宋代《针灸资生经》中被归入足少阳胆经。

2. 刺法灸法

葛洪认为当时的备急方书中"使人用针",但"自非究习医方、素识明堂流注者,则身中荣卫尚不知所在,安能用针以治之哉"? 现存书中载有挑针、放血、放腹水和毫针等法,前三者无关针法,但"针百会""针人中"等毫针刺法有违葛洪原意,当出于陶弘景的增补。书中还首载有指针法,即以指爪切掐穴位治疗疾病。

葛洪重视灸法的应用,对灸穴的定位和取法、施灸顺序及施灸壮数均有详尽描述。本书的灸法特点表现在以下方面。① 灸以救急:《肘后备急方》以灸法救治卒中恶死、卒死尸厥、卒客忤死等 20 余种急症,多选四肢部施灸;部分急症中,灸法为首选方法。② 灸以助阳:《肘后备急方》灸量随病情及施灸部位而变,但多以一壮、三壮、五壮、七壮等阳数为灸壮基数,并以七为倍数加量,如二七壮、三七壮、四七壮等。施灸顺序为先阳后阴,从上到下。③ 隔物灸:《肘后备急方》为记载隔物灸的最早文献。书中载隔物灸方 7 首,包括隔蒜灸、隔盐灸、隔椒面饼灸等,其中应用最多的为隔蒜灸。

此外,《肘后备急方》中有以大附子调和苦酒外敷以治疗寒热诸疟的记载,这是先秦时期冷灸法的进一步发展,但当时尚未有冷灸或天灸之名。书中还载有利用竹管、瓦甑等器具施灸的器械灸。

　　3.其他

　　葛洪反对"贵远贱近,是古非今",《肘后备急方》所载诸方多无辨证论治,也不举"古代名医姓字"以自诩;但书中的方法简便易行,有相当多的实用方法和医学发现发明,对后来的医疗实践有启示作用。

　　现存《肘后备急方》中有不少扁鹊、仓公的条文,可能出于陶弘景的修订增补。

三、原文选读①

卷一·救卒中恶死方第一(节选)

　　又方:視其上脣裏絃絃者,有白如黍米大,以鍼決去之。

　　……

　　又方:灸其脣下宛宛中,承漿穴,十壯,大效矣。

　　……

　　又方:以繩圍其死人肘腕,男左女右,畢,伸繩,從背上大椎度以下,又從此灸,橫行各半繩。此法三灸各三,即起。

　　又方:令爪其病人人中取醒。不者,捲其手,灸下文頭隨年。

　　又方:灸鼻人中,三壯也。

　　又方:灸兩足大指爪甲聚毛中,七壯。此華佗法。一云三七壯。

　　又方:灸臍中,百壯也。

【按语】

　　本段为以挑针、指针和灸法治疗卒中恶死的条文,体现了葛洪"凡人览之,可了其所用"的指导思想,葛洪取穴、灸治的具体方法在上述选文中有所体现。

　　选文中所列的穴名及"此华佗法"等有违葛洪"灸但其言分寸,不名孔穴""无黄帝仓公和鹊俞跗之目"之意,当出于陶弘景的增补。

卷二·治卒霍乱诸急方第十二(节选)

　　又方:以鹽納臍中,上灸二七壯。

【按语】

　　本段选文叙述了隔盐灸的操作。

卷二·治伤寒时气温病方第十三(节选)

　　又方:燒艾于管中熏之,令煙入下部。中少雜雄黄妙,此方是溪温,故爾兼取彼治法。

【按语】

　　本段选文叙述了器械灸。

---

①　本篇原文选自:葛洪.肘后备急方[M/DK].刊本.[出版地不详]:刘自化,1574(明万历二年).

卷三·治寒热诸疟方第十六（节选）

又方：臨發時，搗大附子下篩，以苦酒和之，塗背上。

【按语】

本段选文叙述了天灸，但当时尚无这一名称。

卷三·治中风诸急方第十九（节选）

若身中有掣痛不仁，不隨處者。取乾艾葉一糾許，丸之，內瓦甌下，塞餘孔，唯留一目。以痛處著甌目下，燒艾以熏之，一時間愈矣。

【按语】

本段选文叙述了器械灸及具体施治方法。

卷三·治风毒脚弱痹满上气方第二十一（节选）

脚氣之病，先起嶺南，稍來江東，得之無漸，或微覺疼痹，或兩脛小滿，或行起忽弱，或小腹不仁，或時冷時熱，皆其候也。不即治，轉上入腹，便發氣，則殺人。治之多用湯酒摩膏，種數既多，不但一劑，今只取單效，用兼灸法。

……

其灸法，孔穴亦甚多，恐人不能悉皆知處，今止疏要者。必先從上始，若直灸脚，氣上不泄則危矣。

先灸大椎在項上大節高起者，灸其上面一穴耳。若氣，可先灸百會五十壯，穴在頭頂凹中也、肩井各一百壯。在兩肩小近頭凹處，指捏之，安令正，得中穴耳。

次灸膻中五十壯。在胸前兩邊對乳胸厭骨解間，指按覺氣翕翕爾是也。一云正胸中一穴也。

次灸巨闕。在心厭尖尖下一寸，以寸度之。凡灸以上部五穴，亦足治其氣。若能灸百會、風府、胃管及五臟腧，則益佳，視病之寬急耳。諸穴出《灸經》，不可具載之。

次乃灸風市百壯。在兩髀外，可平倚垂手直掩髀上，當中指頭大筋上，捻之自覺好也。

次灸三里二百壯。以病人手橫掩，下併四指，名曰一夫，指至膝頭骨下，指中節是其穴，附脛骨外邊，捻之凹凹然也。

次灸上廉，一百壯。又灸三里下一夫。

次灸下廉，一百壯。又在上廉下一夫。

次灸絕骨，二百壯。在外踝上三寸，餘指端取踝骨上際，屈指頭四寸便是，與下廉頗相對，分間二穴也。此下一十八穴，並是要穴。餘伏兔、犢鼻穴。凡灸此壯數，不必頓畢，三日中報灸合盡。

【按语】

本段选文叙述了脚气的灸治法，该法具列所用腧穴、灸量、疗程及注意事项。所列穴名及出处，或为陶弘景所增补。

卷五·治痈疽妒乳诸毒肿方第三十六（节选）

灸腫令消法：取獨顆蒜，橫截厚一分，安腫頭上，炷如梧桐子大。灸蒜上百壯，不覺消，數數灸，唯多爲善。勿令大熱，但覺痛即擎起蒜。蒜焦更換用新者，不用灸損皮肉。如有體乾，不須灸。余嘗小腹下患大腫，灸即差。每用之，則可大效也。

【按语】

本段选文叙述了隔蒜灸治肿法。

● **思考题**

1. 葛洪的学术思想对针灸学有哪些影响？

2.《肘后备急方》所论述灸法的作用有哪些？请举例说明。

附

《肘后备急方》序
葛　洪

抱朴子丹陽葛稚川曰：余既窮覽墳索，以著述餘暇，兼綜術數，省仲景、元化、劉、戴，《秘要》《金匱》《綠秩》《黄素》，方近將千卷。患其混雜煩重，有求難得，故周流華夏九州之中，收拾奇異，捃拾遺逸，選而集之；使種類殊分，緩急易簡，凡爲百卷，名曰《玉函》，然非有力不能盡寫。又見周、甘、唐、阮諸家，各作《備急》，既不能窮諸病狀，兼多珍貴之藥，豈貧家野居所能立辦？又使人用鍼，自非究習醫方，素識明堂流注者，則身中榮衛尚不知其所在，安能用鍼以治之哉？是使鳬雁摯擊，牛羊搏噬，無以異也。雖有其方，猶不免殘害之疾。余今采其要約，以爲《肘後救卒》三卷，率多易得之藥，其不獲已須買之者，亦皆賤價草石，所在皆有；兼之以灸，灸但言其分寸，不名孔穴。凡人覽之，可了其所用，或不出乎垣籬之内，顧眄可具。苟能信之，庶免橫禍焉！世俗苦于貴遠賤近，是古非今，恐見此方無黄帝、倉公、和、鵲、俞跗之目，不能採用，安可強乎？

第三章
隋唐时期的针灸文献

导学

掌握本章针灸文献的作者、成书年代及学术贡献。
熟悉《千金方》和《外台秘要》的著作类型及其与针灸学的关系。
了解《黄帝内经明堂类成》的结构及文献学价值。

第一节 《黄帝内经明堂类成》

一、概述

《黄帝内经明堂类成》又称《黄帝内经明堂》,是唐代的官修医书,由杨上善奉敕撰注《明堂孔穴针灸治要》而成。杨上善任通直郎、太子文学,其著作中有"玄元皇帝"之称谓,故推测该书成书时间当与咸亨元年唐高宗诏令百官学《老子》相近,约在666—670年。

此书久佚,近代于日本发现了其残本,仅存序及卷一肺经(部分)。残卷现有日本医洋医学研究会等的影印本,以及民国时期四川存古书局的《隋本黄帝内经明堂》等版本流传。

二、学术贡献

1. 腧穴

《明堂孔穴针灸治要》原为3卷,杨上善对此书分卷、类编并注释,以十二经脉各为1卷、奇经八脉合为1卷,共成13卷。

根据现存卷一肺经体例推测:各卷卷首概述经脉所属脏腑的解剖、生理、病理及经脉循行,内容采自《内》《难》诸书,其下均无注文;其后为各经所属穴位,名称、位置、刺灸法及主治等,内容源自《明堂孔穴针灸治要》,下加注解。书中腧穴以经脉气血流注顺序排列,进一步结合了腧穴理论和经脉理论。

穴名释义由来已久,但杨上善在注文中,对所有穴名进行全面系统地训释,为此前未见。

2. 针灸文献

《明堂孔穴针灸治要》已佚,其主要内容可见于《甲乙经》等著作。《黄帝内经明堂类成》为考察《明堂孔穴针灸治要》的结构、体例和传本源流提供了珍贵的资料。同时,对于《甲乙经》传本的校勘,也具有重要参考价值。

三、原文选读①

手太阴（节选）

手太陰之脈，起于中焦，下絡大腸，還循胃口，上鬲屬肺，從肺系橫出腋下，下循臑内，行少陰心主之前，下肘中，循臂内上骨下廉，入寸口，上魚，循魚際，出大指之端；其支者，從腕後直出次指内廉，出其端。其脈從手至胸中三尺五寸，管穴十。

中府　天府　俠白　尺澤　孔最　列缺　經渠　太淵　魚際　少商

中府者，府，聚也。脾肺合氣于此穴，故曰中府。

肺募也，募，猶盛也。肺之盛氣近出此穴也。

一名膺中輪。膺，胸也；輪，委輪也。胸氣歸此穴，故謂之輪。

在雲門下一寸，乳上三肋間，動脈應手陷者中。此下穴出曰陷，有本云"廣俠與瞳子相當"。

手足太陰之會，刺入三分，留三呼，灸五壯。會謂合同，此二脈氣合于此穴，則知動者二脈也。壯，大也，火力壯大，因以名壯之。

主肺系急欬，主，司也，此穴有病，此穴主司。餘皆仿此。系，繫也，謂肺藏之所繫也；欬，逆氣也。五藏六腑皆有欬，故欬有十一，而肺爲其本。是以肺者合于皮毛，故邪氣至，皮毛先受。寒飲先入于胃，肺脈循胃，寒氣循肺脈上注于肺，即爲内邪；皮毛受邪，即爲外邪。内外之邪客于胸中，即爲肺欬。肺欬日久，即傳與大腸。若邪乘春，肝先受之；若乘夏，心先受之；若乘至陰，脾先受之；若乘于冬，腎先受之。故五藏六府之欬，皆以肺爲本。五藏六府欬狀，如《太素》説之。

胸中痛，惡清，胸中滿，色色然。色色，惡寒狀。有本作"邑邑"。

善嘔食，凡嘔有五：嘔食、嘔血、嘔沫、嘔膽、嘔乾嘔者之也。

胸中熱，喘逆，逆氣相追逐，多濁唾，不得息。喘，息疾也。喘呼者，多因五藏六府受賊風虚也，故身熱不時臥，上爲喘呼也。

肩背風，汗出面。肺氣盛者，則肩背風，汗出面也。

腹腫，鬲中不下食。夫氣傷則痛也，形傷則腫也。先痛而後腫者，氣傷形也；先腫而後痛者，形傷氣也。故風勝則腫也。邪在胃管，鬲塞，故飲食不下之。

喉痺，咽者，通飲食也；喉者，通氣路也。《倉頡》：喉，咽也，與此不同。又一陰一陽結，謂之喉痺之也。

肩息肺脹，皮膚骨痛，肩息，謂息而肩動也。肺氣動則脹也。

寒熱，風成者爲寒熱，陰病則熱，陽病則寒，重寒則熱，重熱則寒，謂之寒熱。寒熱候者，骨小皮膚薄，而肉無䐃，其臂㼉然，其地色炲然，不與天同，色汗然獨異，此其候也。然後臂薄者，其髓不滿，故善病寒熱。多以三陽爲病，發寒熱，下爲癰腫，及痿厥也。

煩滿。凡陰氣少而陽氣盛，腠理閉而不汗出，故熱而煩滿。

【按语】

本段选文所述手太阴肺经循行本于《灵枢·经脉》，其后列出本经所属十穴名称，再详述各穴定位、主治、刺灸法等内容。腧穴内容先列出《明堂孔穴针灸治要》原文，然后广采医书，详细注解。文中"因以名壮之"，疑当作"因以壮名之"。

● **思考题**

《黄帝内经明堂类成》"手太阴"卷称手太阴之脉"管穴十"，其穴数和现代腧穴理论中的手

---

① 本篇原文选自：杨上善.黄帝内经明堂［M/DK］//廖平.隋本黄帝内经明堂.成都：存古书局，1916.

太阴肺经经穴有何不同？造成这种差异的原因是什么？

附

《黄帝内经明堂类成》序[①]

杨上善

臣聞：星漢照迴，五潢分其瀾澳；荊巫滀水，九派泄其淪波。亦所以發神明之靈化，通乾坤之氣象。人之秀異，得自中和。雖四體百節，必有攸繫；而五藏六府，咸存厥司。在于十二經脈，身之綱領。是猶玉繩分暑，而寒暑不僭；金樞結纏，而晦明是隔。至于神化所財，陶鈞之妙。于形乃細，而運之者廣；言命則微，而攝之者大。血氣爲其宗本，經絡導其源流；呼吸運其陰陽，營衛通其表裏。始終相襲，上下分馳。亦有谿谷滎輸，井原經合。虛實相傾，躁静交競；而晝夜不息，循環無窮。聖人參天地之功，測形神之理；貫穿秘奧，弘長事業。秋毫不遺，一言罕謬；教興絕代，仁被群有。仍制此經，分爲三卷。診侯交雜，窺察難明；支體奇經，復興八脈。亦如沮漳沅澧，沔波于江漢；豐滈潦潏，分態于河宗。是以十二經脈各爲一卷，奇經八脈復爲一卷，合爲十三卷焉。欲使九野區分，望循門而入郢；五音疏越，變混吹而歸齊。且也，是古非今，或成累氣；殊流合濟，無乖勝範。伏冀聖明，以宣後學。有巢在昔，而大壯成其棟宇；冏罟猶秘，以明離照其佃漁，今乃成之聖日，取諸不遠；然而軒丘所訪，抑亦多門。《太素》陳其宗旨，《明堂》表其形見。是猶天一地二，亦漸通其妙物焉。

第二节 《千金方》

一、概述

《千金方》是唐代医家孙思邈（581—682）集唐代以前医学大成的著作，包括《备急千金要方》和《千金翼方》各 30 卷。孙思邈，京兆华原人（今陕西省耀县），生活在隋至初唐时期。《旧唐书》载，孙思邈"七岁就学，日诵千余言，弱冠善谈老庄及百家之说，兼好释典"；而据孙思邈自述，他"幼遭风冷，屡造医门；汤药之资，罄尽家产。所以青衿之岁，高尚兹典；白首之年，未尝释卷"。孙思邈学识渊博，通道、佛、儒、医等诸家之学，尤以医学上的成就最为卓著，被后人尊称为"药王"。

《备急千金要方》，简称《千金要方》，成书于唐永徽三年（652 年），收载内、外、妇、儿、五官等各科疾病处方 5 000 余首，散见各章的针灸内容 1 000 余条，卷二十九、卷三十专论针灸。

《千金翼方》成书于唐永淳元年（682 年），此书补充《千金要方》之不足，共 189 门，方、论 2 900 余首，收载药物 800 余种，涉及妇人、伤寒、小儿、补益、中风、杂病、疮痈色脉、禁咒等方面。其中卷二十六、卷二十七、卷二十八专论针灸，另外还有一些针灸内容散见于其他各卷。

《千金要方》有宋刊本和日抄本，《千金翼方》最早版本为元代刊本。

---

① 原文字多残缺。此处取李鼎校注本〔李鼎.杨上善《黄帝内经明堂序》注释［J］.中医药文化，1989，(3)：40-41.〕

二、学术贡献

1. 经络腧穴

（1）明堂图

明堂图在南北朝时期已经出现，但传写错误较多，造成腧穴定位不一。孙思邈鉴于"去圣久远，学徒蒙昧。孔穴出入，莫测经源；济危扶弱，临事多惑"，故据甄权等所撰内容对经络腧穴进行校勘，并绘制了正人、伏人、侧人三幅明堂图，其中"十二经脉，五色作之；奇经八脉，以绿色为之"，这在针灸发展史上是一个创举，惜图已佚。

（2）手指同身寸

孙思邈认为腧穴必须根据人体高矮、胖瘦等情况精确折取，在《黄帝内经》取穴法的基础上，他提出"中指上第一节为一寸""手大拇指第一节横度为一寸""四指为一夫"等指寸法，同时强调取穴要"精思商量""以意消息"，提出腧穴的准确位置在"肌肉文理、节解缝会宛陷之中，及以手按之，病者快然"。这些观点至今仍有参考价值。

（3）经外奇穴

唐代以前的针灸文献中，经外奇穴数量甚少，《千金方》则以较多篇幅，记载了大量经外奇穴。这些经外奇穴分为两类：一类有穴名、部位及取穴方法，如《千金要方》中的膏肓、寅门、当阳、当容、燕口、浊浴，《千金翼方》中的转谷、始素等，有120余穴；另一类无穴名而有部位及取穴方法，有70余穴。在有名奇穴中，有些源于前代文献记载，但仅有部位而无穴名，孙氏为之命名，如葛洪《肘后备急方》中的"上唇里绖绖者"，孙思邈命名为"悬命"。《千金方》中的无名穴部分在后世多被命名，如孙氏的"十指头"，后世称为"十宣"。

这些补充的经外奇穴给后代医家许多启发，如膏肓，宋代《铜人腧穴针灸图经》将其列入经穴，《灸膏肓俞穴法》收集了孙思邈等人的取穴方法，并对该穴的治疗方法及疗效等进行了专门论述。

（4）阿是穴

《黄帝内经》有"以痛为输"的取穴方法。孙思邈发展了这一取穴法，提出了"阿是之法"，即"言人有病痛，即令捏其上，若里当其处，不问孔穴，即得便快或痛处，即云阿是，灸刺皆验"。由此，"阿是"成为针灸学中重要的类穴，是现代腧穴理论中的一个主要内容。

2. 刺法灸法

（1）刺法

孙思邈在刺法上有不少发挥。《千金要方》中载有锋针、毫针、大针、火针、白针、温针、燔针等多种针具及刺法，并各有临证要求、主治病证、疗程、禁忌等阐述。在刺血疗法中，对刺血不当所致出血过多的不良后果，他提出"烧铁箟令赤，熨疮数过以绝血"的火烙止血法。对于痈肿，孙思邈创用了散刺敷药法。

孙思邈还提出了"欲补从卯南，欲泻从西北"的捻转补泻法及"重则为补，轻则为泻"的补泻原则。

（2）灸法

孙思邈提出，施灸的体位应保持平直，并与取穴的体位保持一致，以"得其穴"，施灸时的顺序应先阳后阴、先上后下、先左后右，且宜在正午以后施灸。

《千金要方》论述了灸量问题，对艾炷大小和施灸壮数做了要求。孙思邈提出"灸不三分，是谓徒冤",认为艾炷底部直径要达 3 分以上。他还提出了灸治"生熟"标准:壮数多、艾炷大者为熟,壮数少、艾炷小者为生。对于不同病情,孙思邈提出"外气务生,内气务熟";对于不同部位,是"头面目咽,灸之最欲生少;手臂四肢,灸之欲须小熟,亦不宜多;胸背腹灸之,尤宜大熟,其腰脊欲须少生";对于不同体质,则是"若丁壮遇病,病根深笃者,可倍多于方数;其人老小羸弱者,可复减半"。具体应用上,"灸之生熟,亦宜搏而节之""须以意商量,临时迁改,应机千变万化,难以一准"。

《千金方》充实了《肘后备急方》的隔蒜灸法,并在治疗发背等病证时发展出了隔豆豉饼灸、隔泥饼灸、隔葶苈灸等,为外科病提供了不少新的治疗手段。书中还有一些器械灸法,如苇筒灸等。

孙思邈注重治疗方法的变通,如治疗蛇毒,若无艾,则可"以火头称疮孔大小热之"而应急。

3. 针灸治疗

(1) 知针知药

古代医家对针灸和药物治疗的认识有所分歧,"或有偏攻针刺,或有偏解灸方,或有唯行药饵"。孙思邈认为:"良医之道,汤药攻其内,针灸攻其外。"只有这样,才能"病无逃矣,方知针灸之功,过半于汤药矣";故在《千金方》中,孙氏反复强调了"知针知药固是良医,内外相扶,病必当愈",针灸与药物相结合,两者不可偏废的主张。

孙思邈认为针与灸各有适应证。有些病证灸不如针,如"崩中带下,因产恶露不止,中极穴……妇人断绪最为要穴,四度针即有子。若未有,更针入八分,留十呼,得气即泻,灸亦佳,但不及针";而有些病证则宜灸不宜针,如"心痛冷气上,鸠尾上一寸半,名龙颔,灸百壮,不针";另外有些病证如偏风半身不遂等,则宜针灸兼施。

(2) 辨证施针

孙思邈继承了王叔和的学术思想,主张针灸应在察脉辨证的基础上进行。他说:"凡欲针灸,必先看脉。""每针常须看脉,脉好乃好下针,脉乱勿乱下针也。"根据《脉经》的有关记载,孙氏在其著作中记录了许多察脉用针施灸的条文,如"尺脉紧,脐下痛,宜服当归汤,灸天枢,针关元补之""凡微数之脉,慎不可灸""脉浮热甚,勿灸"。

(3) 医未病

孙思邈重视疾病的预防和早期治疗,认为"上工医未病之病""神工则探究萌芽"。他记载了宦游吴蜀之人"择体上三二处灸之"预防传染病,灸百会、风池、大椎、肩井、曲池、间使、足三里防治中风等预防保健灸法。

此外,灸法还可用于已病防变,如"痈疽初发如微,人多不以为急,此实奇患,惟宜速治之,治之不速,病成难救"。在具体操作上,针、灸、药皆可施用。如中风,可"针耳前动脉及风府",亦可"速与续命汤,依输穴灸之"。又如脚气,"初得脚弱,使速灸之,并服竹沥汤,灸讫可服八风散,无不瘥者,惟急速治之"。从未病到已病,孙氏有全面的预防思想,针灸预防措施贯穿其中。

(4) 孔穴主对

《千金要方》提出"孔穴主对法",将一些疾病按部位分成头面、心腹、四肢 3 类,其余不可按部位分者,又按病种分为风痹、热病、瘿病、杂病、妇人和小儿等大类,以此将主治同一类病证的腧穴集中编排,穴名在上,主病在下。这种主治编排给临证选穴提供了便利。

4. 针灸文献

《千金方》收集了大量针灸处方,除散见于各病证主治项下的针灸处方外,《千金要方》

的29～30卷,《千金翼方》的26～28卷还专论针灸,辑录了400余条针灸处方,涉及病证100余种,填补了唐代以前针灸学文献的空白,对针灸学的发展做出了重大的贡献。

除个人的医疗实践经验之外,孙思邈在《千金方》中还以不少篇幅记载了前代医家的经验,并提出自己的见解,如指出南朝秦承祖《针灸图》的错误、转载南朝徐嗣伯的灸风眩法、唐代以前医家支法存的灸脚气法、陈延之《小品方》的针灸处方及相传扁鹊、郭玉、范汪等人的针灸经验等。这些记载不仅是研究唐代以前针灸学成就的重要文献,也是后世的临床参考资料。

现已佚失的唐代以前针灸学著作,有部分内容赖本书而得以保存,如唐初针灸学家甄权的著作及其事迹,虽《唐书》有传,但叙述简略,其著作《针方》1卷、《明堂人形图》1卷、《甄氏针经钞》3卷也久已亡失,而《千金方》则对甄权及其事迹做了不少介绍。

三、原文选读①

备急千金要方·卷第二十九·明堂三人图第一(节选)

夫病源所起,本于藏腑;藏腑之脉,並出手足。循環腹背,無所不至;往來出沒,難以測量。將欲指取其穴,非圖莫可;備預之要,非灸不精。故《經》曰"湯藥攻其內,鍼灸攻其外",則病無所逃矣。方知鍼灸之功,過半于湯藥矣。然去聖久遠,學徒蒙昧;孔穴出入,莫測經源;濟弱扶危,臨事多惑。余慨其不逮,聊因暇隙,鳩集今古名醫明堂,以述鍼灸經一篇,用補私闕。庶依圖知穴,按經識分,則孔穴親疏,居然可見矣。舊明堂圖年代久遠,傳寫錯誤,不足指南,今一依甄權等撰爲定云耳。若依明堂正經,人是七尺六寸四分之身,今半之爲圖,人身長三尺八寸二分,其孔穴相去亦皆半之,以五分爲寸,其尺用夏家古尺,司馬六尺爲步,即江淮吳越所用八寸小尺是也。其十二經脈,五色作之,奇經八脈,以綠色爲之。三人,孔穴共六百五十穴,圖之于後,亦睹之令了耳。仰人,二百八十二穴;背人,一百九十四穴;側人,一百七十四穴。穴名共三百四十九,單穴四十八名,雙穴三百一名。

【按语】

本段选文解释了孙思邈修订明堂图的原因,对明堂图的修图依据、图形尺寸和穴位分布等做了具体说明。由此可知,古明堂正经图的图形尺寸,也可了解孙氏明堂图的体例。此文是关于明堂图的现存最早文献。

备急千金要方·卷第二十九·用针略例第五(节选)

夫用鍼刺者,先明其孔穴,補虛瀉實,送堅付濡,以急隨緩,榮衛常行,勿失其理。夫爲鍼者,不離乎心,口如銜索,目欲內視,消息氣血,不得妄行。

……

鍼皮毛腠理者,勿傷肌肉;鍼肌肉者,勿傷筋脈;鍼筋脈者,勿傷骨髓;鍼骨髓者,勿傷諸絡。

……

鍼傷筋膜者,令人愕視失魂;傷血脈者,令人煩亂失神;傷皮毛者,令人上氣失魄;傷骨髓者,令人呻吟失志;傷肌肉者,令人四肢不收、失智。此爲五亂,因鍼所生。若更失度者,有死之

---

① 本篇原文选自:孙思邈.备急千金要方[M].影印江户医学影摹北宋刊本.北京:人民卫生出版社,1955;孙思邈.千金翼方[M].影印清翻刻元大德梅溪书院本.北京:人民卫生出版社,1955.

憂也。所謂鍼能殺生人,不能起死人,謂愚人妄鍼必死,不能起生人也。

……

凡用鍼之法,以補寫爲先。呼吸應江漢,補寫校升斗。經緯有法則,陰陽不相干。震爲陽氣始火生于寅,兑爲陰氣終戌爲土墓。坎爲太玄華冬至之日,夜半一陽爻生,離爲太陽精爲中女之象。欲補從卯南補不足,地户至巽爲地虛,欲寫從西北天門在乾。鍼入因日明向寅至午,鍼出隨月光從申向午,午爲日月光之位。如此思五行,氣以調榮衛。用以將息之,是曰隨身寶。

凡用鋒鍼鍼者,除疾速也。先補五呼,刺入五分,留十呼,刺入一寸,留二十呼,隨師而將息之。刺急者,深内而久留之;刺緩者,淺内而疾發鍼;刺大者,微出其血;刺滑者,疾發鍼,淺内而久留之;刺澀者,必得其脈,隨其逆順久留之,疾出之,壓其穴,勿出其血;諸小弱者,勿用大鍼,然氣不足,宜調以百藥。餘三鍼者,正中破癰堅瘤結息肉也,亦治人疾也。火鍼亦用鋒鍼,以油火燒之,務在猛熱,不熱即于人有損也。隔日一報,三報之後,當膿水大出爲佳。

巨闕、太倉、上下管,此之一行有六穴,忌火鍼也。大癥塊當停鍼轉動須臾爲佳。

每鍼常須看脈,脈好乃下鍼,脈惡勿亂下鍼也。下鍼一宿,發熱惡寒,此爲中病,勿怪之。

【按语】

本段选文首先提出医生在针刺时应掌握的基本知识和应有的态度,说明了针刺浅深之法,指出不按法度误刺将致五乱。还说明了锋针的特点和应用,以及火针的针具、操作、疗程及禁忌等。此外,也强调了诊脉在针刺治疗中的作用。

文中引入易学思想阐述针刺理论,"欲补从卯南、欲泻从西北",此句论述成为后世捻转补泻的主要原则。

"下针一宿,发热恶寒",此为病情有变,不能盲从选文的"此为中病,勿怪之",而应认真观察,及时处理。

备急千金要方·卷第二十九·灸例第六

凡孔穴在身,皆是藏府榮衛血脈流通,表裏往來各有所主,臨時救難,必在審詳。人有老少,體有長短,膚有肥瘦,皆須精思商量,准而折之,無得一概,致有差失。其尺寸之法,依古者八寸爲尺,仍取病者,男左女右,手中指上第一節爲一寸。亦有長短不定者,即取手大拇指第一節横度爲一寸,以意消息,巧拙在人。其言一夫者,以四指爲一夫。又以肌肉文理節解縫會宛陷之中,及以手按之,病者快然。如此仔細安詳用心者,乃能得之耳。

凡經云"横三間寸"者,則是三灸兩間,一寸有三灸,灸有三分,三壯之處,即爲一寸。黄帝曰:灸不三分,是謂徒冤。炷務大也,小弱炷乃小作之,以意商量。

凡點灸法,皆須平直,四肢又無使傾側,灸時孔穴不正,無益于事,徒破好肉耳。若坐點則坐灸之,臥點則臥灸之,立點則立灸之,反此亦不得其穴矣。

凡言壯數者,若丁壯遇病,病根深篤者,可倍多于方數,其人老小羸弱者,可復減半。依扁鵲灸法,有至五百壯千壯,皆臨時消息之。《明堂本經》多云"鍼入六分灸三壯",更無餘論。曹氏灸法,有百壯者,有五十壯者。《小品》諸方亦皆有此。仍須准病輕重以行之,不可膠柱守株。

凡新生兒,七日以上,周年以還,不過七壯,炷如雀屎大。

凡灸當先陽後陰,言從頭向左而漸下,次後從頭向右而漸下,先上後下,皆以日正午已後,乃可下火灸之,時謂陰氣未至,灸無不著,午前平旦穀氣虛,令人癲眩,不可鍼灸也,慎之。其大法如此,卒急者,不可用此例。

　　灸之生熟法,腰以上爲上部,腰以下爲下部,外爲陽部榮,内爲陰部衛,故藏府周流,名曰經絡。是故丈夫四十已上氣在腰,老嫗四十已上氣在乳。是以丈夫先衰于下,婦人先衰于上。灸之生熟,亦宜撙而節之,法當隨病遷變。大法外氣務生,内氣務熟,其餘隨宜耳。

　　頭者,身之元首,人神之所法,氣口精明,三百六十五絡,皆上歸于頭,頭者,諸陽之會也。故頭病必宜審之,灸其穴不得亂,灸過多傷神,或使陽精玄熟,令陰魄再卒,是以灸頭正得滿百。脊背者,是體之横樑,五藏之所繫著,太陽之會合,陰陽動發,冷熱成疾,灸太過熟大害人也。臂脚手足者,人之枝幹,其神繫于五藏六府,隨血脈出,能遠近採物,臨深履薄,養于諸經,其地狹淺,故灸宜少。灸過多,即内神不得入,精神閉塞,否滯不仁,即臂不舉,故四肢之灸,不宜太熟也。然腹藏之内,爲性貪于五味,無厭成疾,風寒結痼,水穀不消,宜當熟之。

　　然大杼、脊中、腎俞、膀胱、八窌,可至二百壯。心主、手足太陰,可至六七十壯。三里、太谿、太衝、陰陽二陵泉、上下二廉,可至百壯。腹上下管、中管、太倉、關元,可至百壯。若病重者,皆當三報之,乃愈病耳。若治諸沉結寒冷病,莫若灸之,宜熟。若治諸陰陽風者,身熱脈大者,以鋒鍼刺之,間日一報之。若治諸邪風鬼注,痛處少氣,以毫鍼去之,隨病輕重用之。表鍼内藥,隨時用之,消息將之,與天同心,百年永安,終無横病。此要略説之,非賢勿傳,秘之。

　　凡微數之脈,慎不可灸,傷血脈燋筋骨。凡汗已後勿灸,此爲大逆。脈浮熱甚勿灸。

　　頭面目咽,灸之最欲生少;手臂四肢,灸之欲須小熟,亦不宜多;胸背腹灸之,尤宜大熟;其腰脊欲須少生;大體皆須以意商量,臨時遷改,應機千變萬化,難以一準耳。其温病隨所著而灸之,可百壯餘,少至九十壯。大杼、胃管可五十壯,手心主、手足太陽可五十壯,三里、曲池、太衝可百壯,皆三報之,乃可愈耳。風勢沉重,九部盡病,及毒氣爲疾者,不過五十壯,亦宜三報之。若攻藏府成心腹疹者,亦宜百壯。若卒暴百病,鬼魅所著者,灸頭面四肢宜多,灸腹背宜少,其多不過五十,其少不減三五七九壯。凡陰陽濡風口喎僻者,不過三十壯,三日一報,報如前,微者三報,重者九報,此風氣濡微細入,故宜緩火温氣推排漸抽以除耳;若卒暴催迫,則流行細入成固疾,不可愈也,故宜緩火。凡諸虛疾,水穀沉結流滴者,當灸腹背,宜多而不可過百壯。大凡人有卒暴得風,或中時氣,凡百所苦,皆須急灸療,慎勿忍之停滯也。若王相者,可得無佗,不爾漸久,後皆難愈,深宜知此一條。

　　凡人吴蜀地遊宦,體上常須三兩處灸之,勿令瘡暫差,則瘴癘温瘧毒氣不能著人也,故吴蜀多行灸法。

　　有阿是之法,言人有病痛,即令捏其上,若裏當其處,不問孔穴,即得便快成痛處,即云阿是,灸刺皆驗,故曰阿是穴也。

【按语】

　　本段选文全面反映了孙思邈关于灸法的学术思想,涉及取穴、灸量、灸治方法等诸多方面。文中的灸法生熟、预防保健灸和阿是穴等论述均给后世医家很大启发;同身寸法至今还有应用。

备急千金要方·卷三十·孔穴主对法

　　論曰:凡云孔穴主對者,穴名在上,病狀在下,或一病有數十穴,或數病共一穴,皆臨時斟酌作法用之。其有須鍼者,即鍼刺以補寫之,不宜鍼者,直爾灸之。然灸之大法,但其孔穴與鍼無忌,即下白鍼若温鍼訖,乃灸之,此爲良醫。其脚氣一病,最宜鍼之。若鍼而不灸,灸而不鍼,皆非良醫也。鍼灸而藥,藥不鍼灸,尤非良醫也,但恨下里間知鍼者鮮耳,所以學者深須解用鍼,燔鍼、白鍼皆須妙解,知鍼、知藥固是良醫。

【按语】

孙思邈为方便临证选穴而对腧穴主治进行总结归类,本段选文介绍了孔穴主对的大致体例,并提出良医须知针、知药。

千金翼方·卷二十八·杂法第九(节选)

虚實之要,九鍼最妙。補寫之時,以鍼爲之,重則爲補,輕則爲寫,雖有分寸,得氣即止。《明堂偃側》鍼訖皆無不灸。凡病皆由血氣擁滯,不得宣通,鍼以開道之,灸以溫煖之。灸已,好須將護,生冷醋滑等,若不謹慎之,反增疾矣。

......

凡微數之脈及新得汗後,並忌灸。

凡孔穴皆逐人形大小,取中指第一節爲寸。男左女右,一云三寸者,盡一中指也。

人年三十以上,若灸頭不灸三里穴,令人氣上眼闇,所以三里穴下氣也。

一切病皆灸三里三壯,每日常灸下氣,氣止,停也。

【按语】

本段选文提出的补泻原则"重则为补,轻则为泻"与《黄帝内经》针刺补泻并不相合,但与后世发展的某些补泻手法有一致之处。还提出了中指同身寸法、灸法禁忌及足三里在灸法中的应用。

● 思考题

1. 怎样理解"夫用针刺者,先明其孔穴"?

2. "五乱"是什么?

3. 如何根据脉象选用针具及相应的刺法?

附

《备急千金要方·卷第一·大医习业第一》

孙思邈

凡欲爲大醫,必須諳《素問》、《甲乙》、《黄帝鍼經》、《明堂流注》、十二經脈、三部九候、五藏六腑、表裏孔穴、本草藥對,張仲景、王叔和、阮河南、范東陽、張苗、靳邵等諸部經方。又須妙解陰陽禄命,諸家相法及灼龜、五兆、周易、六壬,並須精熟,如此乃得爲大醫。若不爾者,如無目夜遊,動致顛殞。次須熟讀此方,尋思妙理,留意鑽研,始可與言于醫道者矣。又須涉獵群書,何者? 若不讀五經,不知有仁義之道;不讀三史,不知有古今之事;不讀諸子,睹事則不能默而識之;不讀内經,則不知有慈悲喜捨之德;不讀莊、老,不能任真體運,則吉凶拘忌,觸塗而生。至于五行休王,七曜天文,並須探賾。若能具而學之,則于醫道無所滯礙,盡善盡美矣!

第三节 《外台秘要》

一、概述

《外台秘要》是唐代的大型医学方书。作者王焘,约生活于公元 7 世纪末至 8 世纪中叶,《新唐书》载其"数从高医游,遂穷其术,因以所学作书";而据《外台秘要·序》,王焘"久知弘文馆图籍方书"，得以"探其秘要"，后在贬守大宁时，"染瘴婴疴"，"赖有经方，仅得存者"，于是"发愤刊削"，写成此书。

《外台秘要》成书于752年。此书40卷，凡1 094门，载方6 923首；每门先论后方，所引皆注明出处。本书主要收集了东汉至唐的方书，其中医论部分以《诸病源候论》为主，医方部分则多出自《千金方》。《外台秘要》不是针灸专著，但针灸内容散见于书中，且卷三十九为《明堂灸法》，专论经脉腧穴，是唐代具有代表性的针灸文献。

《外台秘要》成书后，五代前写本已不存，现在流传的版本均已经宋代校正医书局校勘。

二、学术贡献

1. 经络腧穴

（1）明堂图

唐代以前的针灸经穴图多为偃、伏、侧三人图，而《外台秘要》所载是按十二经绘十二图、一经一图的最早文献。十二图按脏腑分次，《明堂灸法》有"肺人""大肠人""肝人"等以脏或腑命名的"人"，此当为十二图的标题。据《明堂灸法·序》记载，图中人长三尺七寸五分，十二经脉皆以五色绘制，奇经八脉以绿色标记。图中还以朱、墨两色标记穴位，朱点宜灸，墨点禁灸。

（2）以经统穴

在《明堂灸法》中，王焘整理了经络与腧穴的联系，以经统穴，按经列穴；穴数共计665个，其中单穴49个，双穴308个；双穴中有7穴至今仍属奇穴。十二经表里两经相邻，手足经顺序不定。在各经中，先列五输流注，其后本经腧穴由四肢末端向心排列，一一论述其部位、施灸壮数和主治病证。督脉穴和任脉穴分别合于"膀胱人"和"肾人"；7个奇穴附于"胆人"之后。这种穴位归属方法虽有不足之处，但为后世以经统穴的理论积累了经验。

在唐代以前的现存文献中，《外台秘要》所记载的腧穴主治最为详细和全面。其来源除《千金方》之外，还有甄权、杨玄操等人的著作。

2. 刺法灸法

《外台》记载有烧针、浅刺等针法，但总体而言，针法很少，这源于王焘对针法的认识。在《明堂灸法》的序中，王焘说明了他不录针经、唯取灸法的原因在于"针法古来以为深奥，今人卒不可解。经云针能杀生人，不能起死人，若欲录之，恐伤性命"。王焘的审慎态度有合理成分，但认识较为片面，故后世有人批评他是"一偏之见"。

《外台秘要》对灸法阐发较多，除《明堂灸法》外，还散见于其他各卷。全书在灸用材料、隔物灸法、灸法壮数、艾炷大小、灸法处方等方面均做了全面系统的论述，对推广灸法起到了积极的作用，后世的许多灸法著作都受到了此书的影响。如《外台秘要》卷十三《灸骨蒸法图四首》载有源于崔知悌的四花灸，此法后又为《针灸资生经》《针灸聚英》等书转载。《外台秘要》还记载了含药艾条的制法和用法，以及阳燧灸法等，后世灸材在此基础上有了进一步发展。

3. 针灸文献

《外台秘要》引用的文献非常广博，仅计其条文之首直接引用者，即有90余种，不仅包括《灵枢》《素问》《伤寒杂病论》《甲乙经》《肘后备急方》《诸病源候论》《千金要方》《千金翼方》等存世著作，还辑录了大量已佚文献，如《阴阳大论》《范汪方》《广济》《古今录验》等。在南宋时便已有对《外台秘要》收罗丰富，"今无传者，犹间见于此书"的评价。

《外台秘要》引用的文献"多显方之所由来"，为了解唐代以前医家的成就与贡献提供了线索。

三、原文选读①

卷第十三骨蒸传尸鬼疰鬼魅·灸骨蒸法图四首（节选）

又法：使患人平身正坐，稍缩膊。取一繩繞其項，向前雙垂。共鳩尾齊即截斷。鳩尾是心歧骨。人有無心歧骨者，可從胸前兩歧骨下量取一寸，即當鳩尾。仍一倍翻繩向後，取中屈處，恰當喉骨。其繩兩頭還雙垂，當脊骨向下，盡繩頭點著。又別取一小繩，令患人合口橫度兩吻便割斷，還于脊上所點處，橫分點如前，其小繩兩頭是灸處。長繩頭非灸處，拭却。

以前總通灸四處，日別各灸七壯以上，二七以下。其四處並須滿二十壯。未覺效，可至百壯乃停。候瘡欲差，又取度兩吻，小繩子當前雙垂，繩頭所點處，逐脊骨上下中分點兩頭，如橫點法，謂之四花。此後點兩頭，亦各灸百壯。此灸法欲得取離日量度，度訖即下火，唯須三月三日艾爲佳。療差百日以來，不用雜食。灸後一月許日，患者若未好差，便須報灸一如前法，當即永差。出第七卷中。

【按语】

《灸骨蒸法图四首》下有注文表明此法来源于崔知悌。崔氏灸骨蒸法的定位方法有两种，本段选文为第二种，详细介绍了四花的定位及灸法。

卷第二十一眼疾·生肤息肉方八首（节选）

《小品》療眼膚肉生覆瞳子者方：取鍼燒令赤，爍著膚上，不過三爍，縮也。有令人割之三復生，不如爍之良。

【按语】

本段选文为以火针法治疗"眼肤肉生"，并举例说明该法疗效优于外科割治。

卷第二十七淋并大小便难病·小便不通方一十三首（节选）

《病源》：小便不通，由膀胱與腎俱有熱故也。腎主水，膀胱爲津液之府，此二經爲表裹，而水行于小腸，入胞者爲小便。腎與膀胱既熱，熱入于胞，熱氣大盛，故結澀，令小便不通，少腹脹，氣急，甚至水氣上逆，令心急腹滿，乃至于死。診其脈，緊而滑者，不得小便也。出第十四卷中。

《廣濟》……又方：足大拇指奇間有青脈，鍼挑血出，灸三壯，愈。並出第四卷中。

【按语】

本段选文先列《诸病源候论》的病因病机，其后为《广济》的选方。这是《外台秘要》的典型体例。本法以刺络放血加灸治疗小便不通。

卷第三十恶疾大风癞疮等·疥风痒方七首（节选）

《備急》：葛氏療疥瘡方……熏疥法：取艾如雞子大，先以布裹亂髮，于紙上置艾、熏黄末、

---

① 本篇原文选自：王燾.外台秘要[M].影印明崇祯十三年经余居刻本.北京：人民卫生出版社，1955.

朱砂末、杏人末、水銀,各如杏人許。水銀于掌中以唾研,塗紙上以卷藥末,炙乾,燒以熏之。

【按语】

本段选文介绍了以含药艾条熏疗之法,具体介绍了熏疗艾条的制法。

卷第三十九明堂灸法·论邪入皮毛经络风冷热灸法(节选)

岐伯曰:凡欲療風,則用火灸。風性浮輕,色或赤或白,癢多者,風熱也;寒性沉重,色或青或黑,痛多者,寒也。濕性萎潤,色黄鮮,瘀痹多者,濕也。此三種,本同而末異也。風爲百病之長,邪賊之根,一切眾病,悉因風而起也。

欲灸風者,宜從少以至多也。灸寒者,宜從多以至少也。至多者,從三壯、五壯、七壯,又從三十、五十、七十壯,名曰從少至多也。灸寒濕者,宜從多以至少也,從七十、五十、三十,又從七百、五百、三百,名曰從多以至少也。灸風者,不得一頓滿一百,若不灸者,亦可以蒸藥熨之。灸寒濕者,不得一頓滿千,若不灸,亦可蒸藥熏之。風性浮輕則易散,故從少而至多也。寒性沉重則難消,故從多而至少也。

【按语】

本段选文论述了风寒湿致病的不同特征,以及治风及寒湿所用灸法的不同及其原因。

卷第三十九·论疾手足腹背灸之多少及补泻八木火法(节选)

凡灸,忌用松、柏、桑、棗、竹、柿、楓、榆八木。以用灸人,害人肌肉、筋脈、骨髓。可用陽燧火珠映日取火。若陰無火,鑽槐木以菊莖延火,亦可礛石以艾蒸之取火,用灸大良。又無此,宜以香油布纏及艾莖,別引取火,則去疾不傷人筋骨,皆欲得觸傷,其痛根瘡若不壞,則病不除也。

【按语】

本段选文提出八木不可用以施灸,提出了以阳燧、火珠等聚日或钻槐木等取火法。灸材以艾为佳,且灸后其疮需发。

● **思考题**

1. 王焘为何重灸轻针?
2. 浏览《明堂灸法》的"十二身流注五脏六腑明堂",总结其腧穴排列特点。

附

《外台秘要·明堂灸法》序

王　焘

夫《明堂》者,黄帝之正經,聖人之遺教,所注孔穴,靡不指的。又皇甫士安,晉朝高秀,洞明醫術,撰次《甲乙》,並取三部爲定。如此則《明堂》《甲乙》,是醫人之秘寶,後之學者,宜遵用之,不可苟從異説,致乖正理。又手足十二經,亦皆有俞。手足者,陰陽之交會,血氣之流通,外勞肢節,内連藏腑。是以原《明堂》之經,非古之神聖,孰能與于此哉?故立經以言疾病之所繇,圖形以表孔穴之名處。比來有經而無圖,則不能明脉俞之會合;有圖而無經,則不能論百疾之要也。由是觀之,書之與圖,不可無也。又人形不同,長短異狀,圖象參差。差之毫釐,則孔穴乖處,不可不詳也。今依准《甲乙》正經,人長七尺五寸之身《千金方》云七尺六寸四分,今半之以爲圖,人長三尺七寸五分《千金方》云三尺八寸二分,其孔穴相去亦半之,五分爲寸,其尺用古尺。其十二經脉,皆以五色作之;奇經八脉,並以綠色標記。諸家並以三人爲圖,今因十二經而畫圖人十二身也。經脉陰陽，各隨其類，故湯藥攻其內，以灸攻其外，則病無所逃，知火艾之功，過半于湯藥矣。其鍼法古來以爲深奧，今人卒不可解。《經》云："鍼能殺生人，不能起死人。"若欲錄之，恐傷性命。今並不錄《鍼經》，唯取灸法。其穴墨點者，禁之不宜灸；朱點者灸病爲良。其注于明堂圖人，並可覽之。黄帝《素問》撮孔穴、原經脉、窮萬病之所始。《九卷》《甲乙》及《千金方》、甄權、楊操等諸家灸法，雖未能遠窮其理，且列流注及傍通，終疾病之狀爾。

第四章
宋金元时期的针灸文献

导学

掌握本章针灸文献的作者、成书年代及学术贡献。

熟悉《十四经发挥》和《金兰循经取穴图解》的关系、何若愚与《子午流注针经》的关系。

了解《铜人腧穴针灸图经》三卷本与五卷本的不同。

第一节　《太平圣惠方》

一、概述

《太平圣惠方》是北宋初年的官修医药文献。宋太平兴国三年（978年），尚药奉御王怀隐奉诏与副使王祐、郑奇，医官陈昭遇等4人，以宋太宗所收千余首医方及翰林医官家传应效药方为基础，校勘编类，每部多以《诸病源候论》中相关论述冠其首，而方药次之，于淳化三年（992年）成书100卷。此书凡1 670门，录方16 834首；宋太宗御制序文，题名《太平圣惠方》。

《太平圣惠方》自992年刊行后，于绍兴十七年（1147年）重刊，嗣后明清二代，未闻有重刻者。1958年，人民卫生出版社据现存4种抄本进行互校增补，重以全书形式排印出版，成为目前流行的版本。

本书第99卷为《针经》，论针灸及穴法；第100卷为《明堂》，以论灸法为主。这两卷书在后世也被称作《明堂上下经》。《宋以前医籍考》认为《针经》"系唐人所编"。书中收辑了不少隋唐时期针灸文献，如久已散佚的《针经钞》《山眺针灸经》等。《中国医籍考》认为《明堂》系"唐以前书"，从该卷序言分析，当为节录古《明堂》而成。此卷后来被元代窦桂芳收辑在《针灸四书》中，称为《黄帝明堂灸经》。

二、学术贡献

1. 经络腧穴

（1）明堂图

《太平圣惠方》完整地保留了较早期的明堂图，且构图清晰工整，形象生动。

《针经》中"具列一十二人形，共计二百九十六"。十二之数，为承袭隋唐以来的十二人形图，如《外台秘要·明堂》中的"因十二经而画图人十二身"。不同之处在于，《外台》按经脉脏腑分次；《针经》则宗《千金·明堂三人图》之例，以偃、伏、侧三人图形为纲，每图再衍化为四图，即1～4为偃人图，5～8为伏人图，9～12为侧人图。每图所标列穴位均附文字说明，可称图文对照，穴随图出。所称290穴，是指双侧穴数而言，实际所列穴名为164个。

《明堂》载穴170个，附图36幅，含正面人形图20幅、背面人形图9幅，侧面人形图7幅，均附穴位的定位、主治、灸量等文字说明。此卷尚有《小儿明堂》图正面 6 幅,背面 3 幅,并文字说明,也以图文并茂为特点(参见下篇第十一章第二节图 11-6～图 11-8)。

(2)腧穴理论

《太平圣惠方》补充了不少穴位。《针经》首次记载了眉冲、督俞、气海俞、关元俞、神聪四穴(四神聪)、前关、上昆仑等穴,其中前四穴被《针灸资生经》归入足太阳膀胱经。《明堂》"具列四十五人形"载录了青灵穴,后被《铜人腧穴针灸图经》归入手少阴心经。

《明堂》下卷所辑的《小儿明堂》除载有不少其他文献中未见的奇穴外,还记录了一些未经命名的穴位,如灸惊痫取"顶上旋毛中""耳后青络脉",灸目翳取"第九椎节上",灸风痫取"鼻柱上发际宛宛中",灸疳痢取"尾翠骨上三寸骨陷间"等。这些记载都是腧穴形成初期的描述。

《针经》"陈穴道而谈通",在载述腧穴时,腧穴的主治性能、针灸宜忌、补泻操作、留针时间、灸壮多少、艾炷大小、施灸方法等均按病分列,详尽清晰,为他书所未见。此外,部分腧穴还列有饮食禁忌,如上管(脘)穴下有"忌酒面猪鱼"、中管(脘)穴下有"忌猪鱼生冷酒面毒食生菜醋滑"等。

《针经》约有 42 个穴位记载有活动肢体以取穴的方法,是临床经验的总结。《明堂》中首见以中指第二节内侧横纹之间的距离为一寸的记载,此法经《铜人腧穴针灸图经》等书记载后广为流传,成为现在通行的指寸法。

2. 刺法灸法

《针经》记载了针刺操作时的补泻手法,注意得气与补泻、徐疾与出针的配合。此外,此书还记载了补泻手法的交替运用,如上管(脘)穴可"针入八分,得气先补而后泻之,可为神验。若是风痫热痛,宜可泻之后补",这一记载,应是对《难经·六十九难》"当先补之,然后泻之"刺法的发展。

《针经》卷首转载了《内经》有关锋针的论述,其后加以发挥,载有以三棱针刺血治疗痈肿等病的治法。

《针经》以针为名,却针灸并重。在施用灸法时,不取隋唐时期常见的"炷务大",而是提倡艾炷"不需大",一般只如"雀粪大""小竹筋头大"。此外,此书还对疗程和灸量进行了详细描述,如"日灸七壮,过七七讫,停四五日后,灸七七"等。

《明堂》专论灸法,总结了北宋以前的灸法经验,辑录了不少佚传文献,如黄帝灸中风法、岐伯灸法、华佗疗男子七疝法等;对前代的灸法经验也有不少发挥,如以赤皮葱热敷灸疮十余遍以发灸疮等。

三、原文选读[①]

针经(节选)

承浆一穴,在颐前下唇之下,宛宛中是也。足阳明任脉之會。主療偏風口喎、面腫、消渴、面風口不開、口中生瘡。鍼入三分半,得氣即瀉,瀉盡更留三呼,然後徐徐引氣,而不灸亦佳。日灸七壯,過七七訖,停四五日後,灸七七。若一面灸,恐足陽明脈斷,令風不差,停息後灸,令血脈通宣,其風應時立愈。其艾炷不用大,依小竹筋頭作之,不假大作。其病脈粗細大小,壯加細線,何用大作艾炷而破肉? 即但令當脈灸之,雀糞大艾炷亦能愈疾。又有一途如腹内疝、癥

---

① 本篇原文选自:王怀隐,等.太平圣惠方[M].整理本.北京:人民卫生出版社,1958.

疢癖塊、伏梁氣之徒，唯須大艾炷。

……

攢竹二穴，在兩眉頭，少陷宛宛中。是穴，足太陽脈氣所發。主目晎晎、視物不明、眼中熱痛及眼瞤。鍼入一分，留三呼，瀉三吸，徐徐出之。不宜灸。亦宜細三棱鍼，鍼入三分出血。忌如前法。

……

上管一穴，在巨闕下一寸，去巨骨三寸。是任脈足陽明手太陽之會。主心中熱煩、賁豚、氣脹滿、不能會、霍亂、心痛、不可眠臥、吐利、心風驚悸、不能食、心中悶、發噦、伏梁氣狀如覆杯。鍼入八分、得氣先補而後瀉之，可爲神驗。若是風癇熱痛，宜可瀉之後補，可謂應其病。灸亦良。日灸二七壯，至一百壯止。不差更倍之。忌酒麪豬魚等。

【按语】

由上述承浆、攢竹和上管(脘)的选文可以窥知《针经》论述腧穴的大致体例、特点。

明堂（节选）

人緣有長短肥瘦不同，取穴不準。秦時扁鵲《明堂經》云："取男左女右，手中指若一節爲一寸。"爲緣人有身長手短，有身短手長，取穴不準。唐時孫思邈《明堂經》云："取患人男左女右，手大拇指節橫文爲一寸。"以意消詳，巧拙在人，亦有差互。今取男左女右，手中指第二節，內度兩橫文，相去爲一寸。自依此法與人著灸療病以來，其病多得獲愈。此法有準，今以爲定。

【按语】

本段选文讨论了手指同身寸的标准，首次提出以手中指第二节内侧横纹间的长度作为同身寸一寸。

● 思考题

1.《针经》和《千金方》的灸法理论有何不同？

2. 浏览《针经》的"具列一十二人形"，总结其腧穴排列特点。

附 1

《太平圣惠方·针经》序

夫鍼術玄奧，難究妙門。歷代名工，恒多祖述。蓋指歸有異，機要互陳。或隱秘難明，或言理周盡；或義博而詞簡，或文贍而意疏。背軒后之聖文，失岐伯之高論。致俾學者，莫曉宗源。今則採摭前經，研覆①至理；指先哲之未悟，違②古聖之微言。總覽精英，著經一卷。斯經也，窮理盡性，通幽洞玄。陳穴道而談通，指病源而咸既。用昭未悟，以導迷津。傳示將來，庶期悠遠者爾。

附 2

《太平圣惠方·明堂》序

夫玄黃始判，上下爰分。中和之氣爲人，萬物之間最貴。莫不稟陰陽氣度，作天地英靈。頭像圓穹，足模厚載。五臟法之五嶽，九竅以應九州，四肢體彼四時，六腑配乎六律，瞻視同于

---

① 覆：疑当为"覈"。
② 違：疑当为"達"。

日月,呼吸猶若風雲,氣血以類江河,毛髮比之草木。雖繼體于父母,悉取像于乾坤。貴且若斯,命豈輕也!是以立身之道,濟物居先;保壽之宜,治病爲要。草木有蠲痾之力,鍼灸有劫病之功。欲滌邪由,信茲益矣。夫明堂者,聖人之遺教,黃帝之正經。敘血脈循環,明陰陽俞募;窮流注之玄妙,辨穴道之根元;爲臟腑權衡,作經絡津要。今則採其精粹,去彼繁蕪,皆目睹有憑,手經奇效。書病源以知主療,圖人形貴免參差,並集《小兒明堂》,編錄于次。庶令長幼盡陟安衢,俾使華夷同歸壽域者爾。

第二节 《铜人腧穴针灸图经》

一、概述

《铜人腧穴针灸图经》,原名《新铸铜人腧穴针灸图经》,是北宋官修腧穴学专著。该书总结了晋唐时期以来《甲乙经》等书的经验,是一本承前启后的重要针灸学著作,也是我国现存较早的一本腧穴学专著。

此书作者王惟一,也作"王惟德",籍贯、生平及生卒年代不见于史传。《中国医籍考》称王惟一"历仕仁宗、英宗两朝",则他的生活年代应在 10 世纪末到 11 世纪中;宋代晁公武《郡斋读书志》载王惟一曾任太医局翰林医官、朝散大夫、殿中省尚药奉御、骑都尉等官;而据夏竦《铜人腧穴针灸图经·序》,王惟一"素授禁方,尤工厉石",对方药及针灸都很精通。他奉敕于天圣四年(1026 年)编成《铜人腧穴针灸图经》后,于 1027 年设计并主持铸造铜人针灸孔穴模型二具,随后于 1026 年至 1030 年间刻《铜人腧穴针灸图经》于石。

《铜人腧穴针灸图经》原刊本为 3 卷,金大定丙午(1186 年)经无名氏补注,书商陈氏刊刻为《新刊补注铜人腧穴针灸图经》五卷本。原宋刻本早已散佚,后代又有宋天圣石刻、明正统石刻拓本等三卷刊本。五卷本和三卷本内容大致如表 4-1 所示:

表 4-1 《铜人腧穴针灸图经》内容

五卷本	三卷本	内　　　容
卷一及卷二	卷一	手足经络脉之图像,凡三帧
		十二经循行、病候及注解、经穴及图任督二脉循行及经穴
卷三	卷二	针灸避忌
		头面部各穴,分部分线排列
卷四		背腰胸腹穴,分部分线排列
卷五	卷三*	四肢各穴,按经排列

注:*宋天圣石刻及明石刻三卷本下卷末另附"穴腧都数""修明堂诀式""避针灸诀"。这 3 篇应是宋石刻的组成部分。

本篇主要以人民卫生出版社 1955 年据清宣统年间翻刻的金大定本影印本为据,介绍该书的基本内容和特点。其他内容随文说明。

二、学术贡献

1.经络腧穴

（1）明堂图

《铜人腧穴针灸图经》有"手足经络脉之图像"，为正、侧、背3帧及手足十二经脉分经"诸穴之图"12帧，是我国历史上现存最早的既有整体概念，又有分经概念的经脉腧穴图谱，较之晋唐时期以来的《明堂图》有进一步的提高。

（2）腧穴

1）经穴排列

《新刊补注铜人腧穴针灸图经》卷一、卷二分经论述各条经脉及腧穴。对于每一条正经，该书先列出这条经脉所属腧穴的示意图，其后论述此经循行路线、病候，最后列出该经腧穴的名称、穴数及位置。十二经脉脉次不循营气流注而显杂乱，十二经穴从四肢末端向躯干、头面排列；督、任二脉经穴在十二经脉腧穴之后，没有示意图，仅叙述了二脉循行及所属腧穴的名称、穴数和位置，按由上而下的次序排列。这样的分经排列上承隋代杨上善《黄帝内经明堂类成》的循经考穴，十四经合论又为元代忽泰必列（一作忽公泰）《金兰循经取穴图解》及滑寿等循经考穴派所本。

卷三到卷五基本遵《甲乙经》体例：头面、躯干部经穴按正、伏、侧三人图式，分部位分行由上而下、由内而外排列；四肢部十二经脉按表里关系排列，先手经后足经，各经腧穴从四肢末端向心排列。各穴的载述体例包括名称、别名、位置、归属经脉及交会关系、主治、针灸法等，个别穴位（如百会）还附有验案。

2）取穴法

《铜人腧穴针灸图经》在《灵枢·骨度》的基础上，系统修订了骨度分寸法，增加了《灵枢·骨度》中没有的骨度分寸，如"顶去额长四寸"等。

本书还确定《太平圣惠方·明堂》"手中指第二节内度两横纹相去为一寸"的标准，并指出绳有收缩性，用于折量取穴不准，规定以薄竹片折量取穴，从而对同身寸法及折量辅助工具进行规范。宋代以后取同身寸法多从此说。

3）腧穴归经

王惟一在《甲乙经》所载349穴的基础上，从前代文献中选取5穴归入经穴中，包括青灵、膏肓俞、厥阴俞三个双穴，灵台、腰阳关两个单穴，使穴名总数达354个，总穴数达657个。

遵循《甲乙经》四肢部经穴的归经模式，并参考《素问》王冰注"脉气所发"和"（经脉）之会"的论述，王惟一将上述354个腧穴归于手足十二经脉及任、督二脉，确定了全身经穴为354穴的经穴体系。

4）腧穴主治

王惟一在《太平圣惠方》等著作的基础上，对腧穴主治进行补充，如本神穴补充了"癫疾，呕吐涎沫"，上星穴补充了"痰疟振寒，热病汗不出，目睛痛，不能远视"。原书中的"今附""新附"条下的主治证是王氏所增补，应即夏竦序中提及的"增古今之救验"。如委中："今附：委中者，血郄也。热病汗不出、足热、厥逆、满、膝不得屈伸，取其经血，立愈。"

5）腧穴定位及刺灸方法

王惟一在参阅历代明堂著述的基础上，对存在不同说法的腧穴定位及刺灸方法进行了重新考定。如五处穴，《针灸甲乙经》卷三称不可灸，但此穴不见于卷五"针灸禁忌"中的禁灸穴。对此，王惟一认为可灸 3 壮。

王惟一对腧穴位置、主治症等的整理，为《针灸资生经》《针灸聚英》等所本，并为后世奠定了腧穴学的基础。需要指出的是，王惟一在《铜人腧穴针灸图经》一书中关于腧穴定位、归经及刺灸方法等有前后不一者，如卷一、卷二部分躯干部腧穴归经与卷三、四的"脉气所发"不完全相符。此或为王氏前后所依文献不同所致，对于这类内容当详细分析。

2. 腧穴教具——铜人

为了更直观地学习腧穴分布及经脉归属等，王惟一创制医学模型的先河，设计并铸造了两具针灸铜人。宋天圣石刻及明石刻三卷本下卷末附有"修明堂诀式"，这是对书中正、侧、背三人图中脏腑图形的说明，也是王惟一创制铜人的文献依据。

按夏竦《新铸铜人腧穴针灸图经·序》中描述，铜人"内分脏腑，旁注谿谷，井荥所会，孔穴所安，窍而达中，刻题于侧"。宋代周密《齐东野语》载其舅氏章叔恭曾在襄州针铜人，铜人"全像以精铜为之，腑脏无一不具，其外俞穴，则错金书穴名于旁。凡背面二器相合，则浑然全身"。

夏竦序称铜人可使"观者烂然而有第，疑者涣然而冰释"；《齐东野语》则称铜人用途是"盖旧都用此以试医者，其法外涂黄蜡，中实以水，俾医工以分折寸，按穴试针。中穴则针入而水出，稍差则针不可入矣"。故铜人除可用于腧穴定位教学之外，或还可用以考查医生针刺技能。

三、原文选读[①]

新刊补注铜人腧穴针灸图经·卷之四·
肩髆部左右凡二十六穴（节选）

肩井二穴，在肩上陷，缺盆上大骨前一寸半，以三指按取之，当中指下陷中者是。一名髆井。手足少阳、阳维之會。治五勞七傷，頸項不得回顧，背髆悶，兩手不得向頭，或因撲傷腰髖疼，脚氣上攻。《甲乙經》云"祇可鍼入五分"。此髆井，足陽明之會，乃連入五藏氣，若刺深則令人悶到不識人，即速須三里下氣，先補不寫，須臾平復如故。凡鍼肩井，皆以三里下其氣。若婦人墮胎後手足厥逆，鍼肩井立愈。若灸更勝鍼，可灸七壯。

……

肩髃二穴，在肩端兩骨間陷者宛宛中，舉臂取之。手陽明、蹻脈之會。療偏風半身不遂，熱風癮胗，手臂攣急，捉物不得，挽弓不開，臂細無力，筋骨痠疼。可灸七壯至二七壯，以差爲度。若灸偏風不遂，可七七壯止，不宜多灸，恐手臂細。若風病，筋骨無力久不差，當灸，不畏細也。刺即洩肩臂熱氣。唐庫狄欽若患風痹，手臂不得伸引，諸醫莫能愈，甄權鍼肩髃二穴，令將弓箭向垛射之，如故。

① 本篇原文参考：王惟一.新刊补注铜人腧穴针灸图经[M].影印清宣统刘氏玉海堂本.北京：人民卫生出版社,1955.

【按语】

本段选文介绍了肩井和肩髃的定位、主治及刺灸方法。

肩井穴还引用了《甲乙经》的论述,强调了该穴的针刺深度。文中提到的针刺意外,"闷到不识人",应是晕针所致,故可取足三里穴加以处理。

肩髃穴引用了甄权以肩髃治库狄钦风痹手臂不能伸引一案来说明肩髃的治疗作用。

新刊补注铜人腧穴针灸图经·卷之四· 背腧部中行凡十三穴(节选)

大顀一穴一本作椎,今從頁作顀,餘皆倣此,在第一顀上陷中。手足三陽、督脈之會。療五勞七傷,温瘧痎瘧,氣疰背髆痀急,頸項強不得回顧,風勞食氣。鍼入五分,留三呼,寫五吸。若灸,以年爲壯。《甲乙經》云:"大顀下至尾骶骨二十一顀長三尺。"折量取腧穴。凡度周身孔穴遠近分寸,以男左女右,取中指内文爲一寸,《素問》云"同身寸"是也。又多用繩度量孔穴,繩多出縮,取穴不准,今以薄竹片點量分寸,療病准的。

【按语】

本段选文介绍了大椎的定位、主治及刺灸法;其后还介绍了中指同身寸法,指出绳有伸缩性,不宜用以折量穴位,而应使用薄竹片为工具。

● 思考题

1.《铜人腧穴针灸图经》考证穴法主要集中在哪些方面?

2.肩井穴和肩髃穴的主治有何异同?

附

《铜人腧穴针灸图经》序
夏 竦

臣聞聖人之有天下也,論病以及國,原診以知政。王澤不流,則姦生于下,故辨淑慝以制治;真氣不榮,則疢動于體,故謹醫砭以救民。昔我聖祖之問岐伯也,以爲善言天者,必有驗于人。天之數十有二,人經絡以應之;周天之度,三百六十有五,人氣穴以應之。上下有紀,左右有象,督任有會,腧合有數。窮妙于血脈,參變乎陰陽,始命盡書其言,藏于金蘭之室。洎雷公請問其道,乃坐明堂以授之,後世之言明堂者以此。由是開灸鍼刺之術備焉,神聖工巧之藝生焉。若越人起死,華佗愈躄,王纂驅邪,秋夫療鬼,非有神哉,皆此法也。去聖寖遠,其學難精。雖列在經訣,繪之圖素,而粉墨易糅,豕亥多譌。丸艾而壞肝,投鍼而失胃。平民受弊而莫贖,庸醫承誤而不思。非夫聖人,孰救兹患?洪惟我后,勤哀兆庶;迪帝軒之遺烈,祗文母之慈訓;命百工以脩政令,教大醫以謹方技。深惟鍼艾之法,舊列王官之守,人命所繫,日用尤急,思革其謬,永濟于民。殿中省尚藥奉御王惟一素授禁方,尤工厲石,竭心奉詔,精意參神。定偃側于人形,正分寸于腧募。增古今之救驗,刊日相之破漏。總會諸説,勒成三篇。上又以古經訓詁至精,學者封執多失,傳心豈如會目,著辭不若案形,復令創鑄銅人爲式。内分腑臟,旁注谿谷,井滎所會,孔穴所安,竅而達中,刻題于側。使觀者爛然而有第,疑者渙然而冰釋。在昔未臻,惟帝時憲,乃命侍臣爲之序引,名曰《新鑄銅人腧穴鍼灸圖經》。肇頒四方,景式萬代,將使多瘵咸詔,巨刺靡差。案説蠲痾,若對談于涪水;披圖洞視,如舊飲于上池。保我黎烝,介乎壽考。昔夏后敍六極以辨疾,帝炎問百藥以惠人,固當讓德今辰,歸功聖域者矣。時天聖四年歲次析木秋八月丙申謹上。

第三节 《灸膏肓俞穴法》

一、概述

《灸膏肓俞穴法》是在两宋交替之际,由庄绰编写的、专门研究膏肓俞取法与灸法的著作。庄绰,字季裕,自署清源人(有山西清徐及福建惠安二说),约生于北宋元丰二年(1079 年),约卒于南宋绍兴十九年(1149 年),经历了北宋神宗、哲宗、徽宗、钦宗和南宋高宗五代,曾在澧州、襄阳、顺昌、原州等地供职,历任县尉、郡守、南道都总管同干办公事、建昌军通判、朝奉郎前南道都总管等职。他长期宦游在外,浮沉郡县,见多识广,所担任的又是一些闲散官职,故为其大量的著述提供了充足的写作时间。

1127 年北宋灭亡之际,庄绰在南逃途中感染疟疾,久治不效,后遇得陈了翁家传灸法者为其灸膏肓俞而愈,为"使真人求穴济众之仁益广于天下",庄绰广泛收集资料,编成《灸膏肓俞穴法》一书。该书分 10 篇,主要引用孙思邈《千金方》、王惟一《铜人腧穴针灸图经》、王怀隐《太平圣惠方》中的有关论述,并记载了当时名医石藏用、潘琪等医家及陈了翁、叶元善等人的经验。庄绰结合自身体验、对膏肓穴的定位、取穴、作用、主治病证、灸治方法进行考证,对研究膏肓穴以及针灸治疗痨证有较高参考价值。

《灸膏肓俞穴法》在宋代没有刊行,只有抄本,但已颇有影响。宋代刘昉绍兴二十年(1150 年)编纂的《幼幼新书》卷四十"近世方书"中即已著录,称其"皆前知筠州庄公手集,得之其子监潭州都作院念祖泉伯"。《宋史·艺文志》载有"庄绰《膏肓腧穴灸法》一卷"。1311 年,元代窦桂芳将该书与《黄帝明堂灸经》《子午流注针经》《针经指南》三书合刊,由燕山活济堂刊行,题名为《针灸四书》,此为《灸膏肓俞穴法》最早的刊本,也称为活济堂本。明成化年间亦有刊本,后流入日本。其内容明代以后各针灸名著多有转载。

二、学术贡献

1. 腧穴

膏肓俞一穴名称源于《左传》中晋侯病入膏肓之事,其穴最早为奇穴,见于孙思邈的《千金方》,后王惟一《铜人腧穴针灸图经》中将其归入足太阳膀胱经。

庄绰在《灸膏肓俞穴法》记载了《千金方》和《铜人腧穴针灸图经》有关膏肓俞穴的内容,并记录了各种不同的取穴法,如量同身寸法、正坐伸臂法等,灵活运用同身寸法、体表标志法、简便取穴法诸法定位,为临床根据不同形体、体质、病情而准确定穴提供了参考。这些方法中还包括各医家的多种体位取穴经验,如石藏用的盘膝正坐两臂相交、叶余庆的并足垂手正身直立、潘琪的仰手屈肘等。

庄绰认识到多种不同的取穴法之间会存在差异,故强调必须进行参验,以确定腧穴所在,在多种定穴法中,首推正坐位体表标志法,这一观点对临床取穴有指导意义。

庄绰总结《千金方》《铜人腧穴针灸图经》及多位医家的临床经验,认为膏肓俞可温补阳气,降气除痰,善治羸瘦虚损、梦中失精、上气咳逆、发狂健忘、妇人闭经、足痿不用、疟疾痨瘵等证。

2. 灸法

庄绰膏肓俞施灸的方法为艾炷直接灸,其灸法原则多与《千金方》一致。他强调取穴体位与施灸体位保持一致,膏肓俞穴施灸时艾炷宜大,壮数宜多,灸量按当时医家的经验,可"日灸五十壮,累至数百为佳"。

庄绰根据孙思邈重视施灸后的调护补养之说,从饮食、生活、起居以及相关腧穴辅助施灸等方面详述了膏肓俞穴施灸后的调护,可作为临床参考。

三、原文选读①

正坐伸臂法第二

令患人用墩椅正坐,两足平蹋至地,膝與髀股高下俱平,兩足相並,足趾前齊,盡脱去上體衣服若不盡脱,則衣袖束臂,不能使胛骨相離,取穴不得。若氣怯畏寒,則反著衣,以臂穿袖,令領在胸前頸下,以襟交覆腰間,墨點定穴。灸時更著背心,以帶束近穴處,勿令與坐炷下火相礙。曲脊伸臂,以兩手按膝上,令中指當膝蓋中,兩大指緊相並,指頭與膝蓋骨前齊,微用力直舉。腕中勿令斜屈動搖段彦聰仲謀大夫云:石藏用謂"以左手按右膝,右手按左膝,則胛骨開"。嘗試用其説,則兩手相交,腕有高下,胛骨亦隨之偏側。當止如舊法以左手按左膝爲是。

【按语】

本段选文说明了膏肓俞的正坐伸臂取法。文中引用其他医家的经验对此法进行了详细解释。

灸讫补养法第十

孫真人云:"此穴灸訖,令人陽氣康盛,當消息以自補養,取身體平復。"其補養之道,宜食溫軟羹飯,毋令太飽及飲噉生冷、油膩、粘滑、鵝、豬、魚、蝦、筍、蕨、其他動氣發風之物,並觸冒風寒暑濕,勿以陽氣乍盛輒犯房室。如覺氣壅,可灸臍下氣海、丹田、關元、中極四穴中一穴;又當灸足三里,引火氣以實下。隨病深淺,加以歲月將息,則可保平復。不然,是猶倚一木以支大廈之傾,又發而去之,其終從晉侯之歸,非灸之罪也。

【按语】

本段选文根据孙思邈提出的灸后原则,介绍了膏肓俞灸后的饮食和起居调养,以及气壅的灸治法。

● 思考题

1. 庄绰的学术思想是什么?

2. 庄绰认为施灸后要如何调补?

3. 灸膏肓穴获得疗效的关键是什么?

附

《灸膏肓俞穴法》跋

庄　绰

余自許昌遭金狄之難,憂勞危難,衝冒寒暑,避地東下。丁未八月,抵渭濱,感瘲瘲。既至琴川,爲醫妄治,榮衛衰耗。明年春末,尚苦胕腫腹脹,氣促不能食,而大便利,身重足痿,杖而

① 本篇原文选自:庄绰.西方子明堂灸经 灸膏肓俞穴法[M].李鼎,吴自东,校注.上海:上海中医学院出版社,1989.

後起。得陳了翁家傳，爲灸膏肓俞，自丁亥至癸巳，積三百壯。灸之次日，既胸中氣平，腫脹俱損，利止而食進。甲午巳能肩輿出謁，後再報之，仍得百壯，自是疾證浸減，以至康寧。時親舊間見此殊功，灸者數人，宿疾皆除。孫真人謂："若能用心方便，求得其穴而灸之，無疾不愈。"信不虛也。因考醫經同異，參以諸家之說，及所親試，自量寸以至補養之法，分爲十篇，並繪身指屈伸坐立之像圖于逐篇之後。令覽之者易解而無徒冤之失，亦使真人求穴濟衆之仁益廣于天下也。建炎二年二月十二日。朝奉郎前南道都總管同幹辦公事賜緋魚袋莊綽記。

第四节 《扁鹊心书》

一、概述

《扁鹊心书》，一般认为是南宋医家窦材编写于宋绍兴十六年（1146 年）的综合性医书。窦材，真定（河北正定）人，生卒年不详，曾官武翼郎，开州巡检。据《扁鹊心书》序及"进表"，窦材初学张仲景、王叔和、孙思邈等人，觉所得之法治小病可，治大病则疗效不佳。后遇关中老医，复参以《黄帝内经》，此后医术日精，以三世扁鹊自许。学遵《黄帝内经》，治证以针灸为主，主张"在经俞则用针，起下陷则用灸"，于审证合方，经络灸法颇有心得。

《扁鹊心书》以《黄帝内经》为医学正传，共 3 卷，并附神方 1 卷。上卷论经络、灸法、病理、虚实等；中、下卷论伤寒诸症、外感病、内伤杂症，兼及外、妇、儿科病证；神方卷列 90 余方，阐述其主治及服用法。

《扁鹊心书》成书后应有刊行，但岁久湮没，少见流传。清代胡珏得其本，参论百余条。1765 年，王琦根据胡珏所参《扁鹊心书》而校勘刊行。其后此书又有多种刻本。此外，《扁鹊心书》载有元明时期的医家或医书等内容，说明此书在窦材之后应有过增补。

二、学术贡献

1. 灸法

窦材重视灸法，强调多灸，特别是对于重病。他认为"世俗用灸，不过三五十壮，殊不知去小疾则愈，驻命根则难"。在《扁鹊心书》中，壮数多为数十至一二百壮，而关元等穴可多达五六百壮。

为免除灸治时的痛苦，他创制了睡圣散，以山茄儿花和火麻花阴干等份为末，患者于灸前以茶或酒送服，即昏不知痛。

2. 针灸治疗

《扁鹊心书》强调阳气的重要性，认为"阳精若壮千年寿，阴气加强必毙伤"，故主张"保护阳气为本"，特别是卫护脾肾之阳。

诊断时，窦材注意观察阳气的盛衰，并以此作为判断预后的依据，如"禁戒寒凉"中指出"热病属阳，阳邪易散易治，不死；冷病属阴，阴邪易伏，故令人不觉，久则变为虚寒侵蚀藏府而死"。

在治疗上，窦材常以命关（食窦）温补脾阳，关元温补肾阳。灸治时，窦材强调应早灸、多灸；特别是大病，尤宜早灸。在选穴时，一般每次一穴，多则二到三穴。

窦材还将灸法应用于预防保健，认为灸法为治病诸法之首，即"灼艾第一、丹药第二、附子第三"。他采用关元等穴,并根据年龄不同,提出了用灸的间隔时间和壮数要求,即"人至三十,可三年一灸脐下三百壮;五十可二年一灸脐下三百壮;六十可一年一灸脐下三百壮"。

三、原文选读①

卷上·须识扶阳(节选)

道家以消盡陰翳,煉就純陽,方得轉凡成聖,霞舉飛升。故云:"陽精若壯千年壽,陰氣如強必斃傷。"又云:"陰氣未消終是死,陽精若在必長生。"故爲醫者,要知保扶陽氣爲本。人至晚年陽氣衰,故手足不暖,下元虛憊,動作艱難。蓋人有一息氣在則不死,氣者陽所生也,故陽氣盡必死。人于無病時,常灸關元、氣海、命關、中脘,更服保元丹、保命延壽丹,雖未得長生,亦可保百餘年壽矣。

【按语】

窦材重视阳气的作用,提出以保扶阳气为本,具体方法为在关元等穴施灸,并配合服用丹药。

卷上·住世之法(节选)

故《素問》云:"年四十,陽氣衰,而起居乏;五十體重,耳目不聰明矣;六十陽氣大衰,陰痿,九竅不利,上實下虛,涕泣皆出矣。"夫人之真元乃一身之主宰,真氣壯則人強,真氣虛則人病,真氣脫則人死。保命之法:灼艾第一,丹藥第二,附子第三。人至三十,可三年一灸臍下三百壯;五十,可二年一灸臍下三百壯;六十,可一年一灸臍下三百壯,令人長生不老。余五十時,常灸關元五百壯,即服保命丹、延壽丹,漸至身體輕健,羨進飲食。六十三時,因憂怒,忽見死脈于左手寸部,十九動而一止,乃灸關元、命門各五百壯。五十日後,死脈不復見矣。每年常如此灸,遂得老年康健。乃爲歌曰:"一年辛苦唯三百,灸取關元功力多。健體輕身無病患,彭籛壽算更如何!"

【按语】

本段选文提出了养生可应用艾灸、丹药和附子。这些方法体现了窦材重视阳气的学术思想。在这三个方法中,窦材尤其强调艾灸对于养生的作用,他介绍了随年龄而增减的艾灸养身法,并以自身经验介绍了该法的效用。

卷上·大病宜灸(节选)

醫之治病用灸,如做飯需薪。今人不能治大病,良由不知鍼艾故也。世有百餘種大病,不用灸艾、丹藥,如何救得性命,劫得病回? 如傷寒、疽瘡、勞瘵、中風、腫脹、泄瀉、久痢、喉痹、小兒急慢驚風、痘疹黑陷等證,若灸遲,真氣已脫,雖灸亦無用矣。若能早灸,自然陽氣不絶,性命堅牢。

又,世俗用灸,不過三五十壯,殊不知去小疾則愈,駐命根則難。故《銅人鍼灸圖經》云:"凡大病宜灸臍下五百壯,補接真氣。"即此法也。若去風邪、四肢小疾,不過三、五、七壯而已。

---

① 本篇原文出自:窦材.扁鹊心书[M].李晓露,于振宣,点校.北京:中医古籍出版社,1992.

仲景毁灸法云:"火氣雖微,内攻有力,焦骨傷筋,血難復也。"余觀亙古迄今,何嘗有灸傷筋骨而死者?彼蓋不知灸法之妙故爾。孫思邈早年亦毁灸法,逮晚年方信,乃曰火灸大有奇功。昔曹操患頭風,華佗鍼之,應手而愈。後佗死復發。若于鍼處灸五十壯,永不再發。

或曰:人之皮肉最嫩,五百之壯,豈不焦枯皮肉乎?曰:否。已死之人,灸二三十壯,其肉便焦,無血榮養故也。若真氣未脱之人,自然氣血流行,榮衛環繞,雖灸千壯,何焦爛之有哉?故治病必先別其死生,若真氣已脱,雖灸亦無用矣。唯是膏粱之人,不能忍耐痛楚,當服睡聖散,即昏不知痛。其睡聖散余自用灸膝神效,放心服之,斷不誤人。

【按语】

本段选文指出灸法适应范围广泛,且应早灸、多灸,但也要注意应病而施。文中驳斥张仲景之毁灸法的错谬、叙述孙思邈对灸法态度的转变以及华佗医头风的缺失,以此说明灸法功效。还提出,若不能耐灸法之痛,可服睡圣散。

卷上·五等虚实(节选)

凡看病要審元氣虛實,實者不藥自愈,虛者即當服藥,灸關元穴以固性命。若以溫平藥,亦難取效,淹延時日,漸成大病。

……

將脱者,元氣將脱也,尚有絲毫元氣未盡,唯六脈尚有些小胃氣,命若懸絲,生死立待,此際非尋常藥餌所能救,須灸氣海,丹田、關元各三百壯,固其脾腎。夫脾爲五藏之母,腎爲一身之根。故傷寒必診太谿、衝陽,二脈者,即脾腎根本之脈也。此脈若存則人不死,故尚可灸,內服保元丹、獨骸大丹、保命延壽丹,或可保其性命。

【按语】

"五等虚实"指出虚证除药之外,当在关元等处施灸法治疗,特别是元气将脱时,更应在脐下多灸以补脾肾而取效。

● **思考题**

1. 如何看待《扁鹊心书》中所记载的灸法及其功效?

2.《扁鹊心书》中温补脾肾的思想对于现代疾病诊治有什么启示?

附

《扁鹊心书》序
竇　材

《靈》《素》爲醫家正傳,後世張仲景、王叔和、孫思邈、孫兆、初虞世、朱肱,皆不師《内經》,惟采本草諸書,各以己見自成一家之技,治小疾則可,治大病不效矣。至皇甫士安、巢元方、王冰等,雖學《素問》,而不得方學之傳,亦依前六子方法而行。此書從古至今,未得通行。余業醫四世,皆得此法之力,而人世未深信,故難梓行。余初學醫,盡博六子之書,以爲醫之理盡矣。然調治小疾,百發百中,臨大病百無二三,每恨己術之不精也。後遇關中老醫,叩余所學,笑曰:汝學非是岐黄正派,特小技爾。只能調小疴,俟其自愈,豈能起大病哉!余即從而師之。三年,師以法授我,反復參詳,遂與《内經》合旨,由茲問世,百發百中。再觀六子書,真兒戲耳。但師授固簡而當,意欲梓行,恐有未盡。遂將追隨先師所歷之法,與己四十餘稔之所治驗,集成醫流正道,以救萬世夭枉。後人得此,苟能日夜勤求,自能洞貫其理,以見余言非謬。

至若賢良忠正，孝子仁人，再爲廣布，俾天下後世，上可以救君親，下可以濟斯民。余因恐遭天譴，不敢自私，刊刻流傳，願仁者勿拘成見而屑視之，斯幸矣。宋紹興十六年武翼郎前開州巡檢竇材謹序。

第五节　《针灸资生经》

一、概述

《针灸资生经》是南宋王执中编写的针灸学专著。王执中，字叔权，南宋东嘉（浙江瑞安）人，生卒年不详，是乾道己丑（1169 年）进士，曾官从政郎、峡州教授、澧州（湖南醴县）教授和将作丞。他少年多病，故除举子业外，兼攻医药，其中尤重针灸。

《针灸资生经》采集了南宋以前的针灸文献，包括《千金方》、《素问》王冰注、《太平圣惠方》针灸卷、《铜人腧穴针灸图经》等，并以注文形式补充了王执中本人的学术观点和临证经验，使该书系统完善而又具有较强的指导作用。该书共 7 卷，卷一论腧穴，卷二论针灸方法，卷三至七详论腧穴主治。

《针灸资生经》约成书和初刊于 1180—1195 年间，其后历代均有刊本，如南宋嘉定徐正卿刻本（1220 年），但 14 世纪之前的刊本均已不存，现存最早刻本为元天历三年（1330 年）叶氏广勤堂刻本。

二、学术贡献

1. 腧穴

（1）经穴

《针灸资生经》卷一正文按头胸背腹分部、四肢分经的规律论述腧穴部位及刺灸法，并绘制 36 幅腧穴图；各篇篇名、腧穴排列及基本内容均据《铜人腧穴针灸图经》。该卷还根据《太平圣惠方》针灸卷及《素问》王冰注，以注文或按语的形式对上述腧穴内容进行考证；据《太平圣惠方》，此卷补充了眉冲、督俞、气海俞、关元俞和风市等穴，并将这些穴位附于或归于相应经脉，实际上收载单穴 51 个，双穴 308 个，使经穴数达到 359 个，为明清时期腧穴归经理论的发展奠定了基础。该卷还补充了一些别穴，如当阳、百劳等。

（2）骨度分寸

《针灸资生经》卷一对腹部穴位距腹中线的横寸进行了规定，将腹部第一至第四行腧穴的横向间距均定为一寸半，这一方法对后世医家影响很大，《十四经发挥》《针灸大全》《针灸聚英》《针灸大成》等书均完全或部分采用了这种定位法。

（3）取穴

王执中治病善取"受病处"。如卷四"偏风"，他提出"不必拘旧经病左灸右，病右灸左之说，但按酸疼处灸之"；卷五"足麻痹不仁"，王执中认为可按压环跳、风市、犊鼻等穴，"但按略酸疼.即是受病处.灸之无不效也"；卷七"赤白带"中，他发现按压患者的带脉穴，患者"莫不应手酸疼，予知是正穴也，令归灸之，无有不愈"。

王执中取"酸疼处""受病处""正穴"等"针灸受病处"施治的方法，至今仍指导着现代针灸临床,对增强疗效具有重要意义,这是王氏通过临床实践所得出的经验,源于《黄帝内经》"以痛为腧",也是孙思邈提倡的"阿是穴"法的运用和发展。

2. 刺法灸法

（1）刺法

王执中在不能以灸法施治时,常采用火针浅刺。如在卷四"心痛"记载了在"若灸则遍身不胜灸"的情况下,以"火针微刺之"而取效的医案,卷五"腰痛"记载了禁灸穴以火针浅刺取效的案例。

（2）灸法

王执中擅用灸法,其灸法理论多与《千金方》同。在《针灸资生经》以注文形式列出的临证验案中,用灸法者46例,针刺者8例,这些验案中有不少经验阐发,如灸囟会治脑冷,灸百会治心气,灸中脘治脾疼不可忍、饮食全不进等,对于针灸临床很有借鉴意义。

3. 针灸治疗

（1）因病施法

王执中认为针灸与药相须,治疗时当因病施法。他有多则医案反映了这一思想,如卷四"喘"载"舍弟登山,为雨所搏,一夕气闷几不救……为刺百会不效,按其肺俞,云其疼如锥刺,以火针微刺之即愈",卷七"赤白带"载"有来觅赤白带药者.予并以镇灵丹与之。镇灵丹能活血温中故也,以其神效故书于此,但有孕不可服尔,若灸带脉穴,尤奇于此丹也"。

（2）脾胃论

王执中强调脾胃的重要性,认为脾胃功能的强弱,直接影响身体健康。该书书名"资生",盖取自《易传·象传·坤》"至哉坤元,万物资生",寓土德能生万物之意。书中多处强调脾胃饮食对人体的重要性,如卷三"虚损"认为"人之羸瘦,必其饮食不进者也。饮食不进,则无以生荣卫,荣卫无以生则气因之衰,终于必亡而已""胃者,水谷之腑,人须仰胃气为主也"。

王执中反对以峻补剂补脾胃,认为"服峻补药使脾胃反热,愈不能食",故常用灸法施治。

（3）医未病

王执中记载了以灸法培补脾胃之气和元气的经验,常于气海、丹田、三里、中脘、脾俞等穴施灸。如卷三"虚损"记载"予旧多病,常苦气短,医者教灸气海,气遂不促,自是每发须一、二次灸之,则以气却故也","必欲脾胃之壮,当灸脾胃俞等穴可也","欲全生者,宜灸胃脘"等。其壮数,王执中认为可日灸七壮,至七七壮止,不得过随年数。

王执中也以灸法防治变证。如卷四"中风",他建议有"觉心中愦乱,神思不怡,或手足麻"等"将中藏之候"者,可在风池、大椎等穴"不问风与气,但依次自上及下各灸五壮,日别灸随年壮";对"素有风人""凡遇春秋",这些穴位也可"常灸以泄风气",以防"风中藏"。

三、原文选读①

卷一（节选）

百會,一名三陽五會,在前頂後寸半,頂中央旋毛中,可容豆。灸七壯,止七七。凡灸頭頂

---

① 本篇原文节选自:王执中.针灸资生经[M].影印文渊阁《四库全书》本.北京:中国书店出版社,1987.

不得過七壯,緣頭頂皮薄,灸不宜多。鍼二分,得氣即瀉。唐秦鳴鶴刺微出血,頭痛立愈。《素注》云刺四分。

　　舊傳秦鳴鶴鍼高宗頭風,武后曰:"豈有至尊頭上出血之理?"已而刺之,微出血,頭疼立止。后亟取金帛賜之。是知此穴能治頭風矣。《明堂經》治中風,言語蹇澀,半身不遂,凡灸七處。亦先于百會。北人始生子則灸此穴,蓋防他日驚風也。予舊患心氣,偶睹陰陽書有云:"人身有四穴最急應,四百四病皆能治之。"百會蓋其一也,因灸此穴心氣愈。後閱《灸經》,此穴果主心煩,驚悸,健忘,無心力。自是間或灸之,百病皆主,不特治此數疾而已也一名天滿。

【按语】

　　本节选文是《针灸资生经》中关于百会的论述。首段根据文献论述考订百会的定位及刺灸法,其后为王执中所加按语,举四个病例说明百会的效用,认为百会主治百病。

卷三·虚损(节选)

　　凡飲食不消、心腹膨脹、面色萎黃,世謂之脾腎病者,宜灸中脘。

　　諸葛亮夙興夜寐,罰至二十皆親覽,而所啖食不至數升,司馬仲達知其將死。既而亮卒,仲達追之,楊儀反旗鳴鼓,若將拒焉,仲達乃退,不敢逼。百姓爲之諺曰:"死諸葛走生仲達。"仲達聞之曰:"吾便料生,不便料死故也。"其曰料生,蓋料其事多而食不如前,死之兆也。食不如前,仲達且知諸葛之且死,今人飲食減少,是胃氣將絕,不可久生矣。方且常食堅硬、使愈難剋化,服峻補藥,使脾胃反熱愈不能食,初不知灸中脘等穴以壯脾胃,亦惑之甚也《難經》論四時皆以胃氣爲本,釋者曰:言五臟皆以胃氣爲本,胃者水穀之府,人須仰胃氣爲生也。然則欲全生者,宜灸胃脘。

　　……

　　《小品》云:"四支但去風邪,不宜多灸,七壯至七七壯止,不得過隨年數。"故《銅人》于三里穴止云"灸三壯、鍼五分"而已。《明堂上經》乃云"日灸七壯,止百壯",亦未爲多也。至《千金方》則云"多至五百壯,少至二三百壯",何其多耶? 要之,日灸七壯,或艾炷甚小,可至二七壯,數日灸至七七壯止。灸瘡既乾,則又報灸之,以合乎"若要安,丹田、三里不曾乾"之說可也。必如《千金》之壯數,恐犯《小品》之所戒也。

【按语】

　　本段选自"虚损"中几个病证的治法及其按语。由这些按语可知,王执中重视脾胃,强调以灸法调养脾胃。他考察了不同医家的灸壮经验,提出了较为合理的灸量。

卷六·鼻涕出鼻干鼻嚏(节选)

　　執中母氏久病鼻乾,有冷氣,問諸醫者,醫者亦不曉,但云病去自愈。既而病去,亦不愈也。後因灸絕骨而漸愈。執中亦嘗患此,偶絕骨微疼而着艾,鼻乾亦失去。初不知是灸絕骨之力,後閱《千金方》有此證,始知鼻乾之去,因絕骨也。若鼻涕多,宜灸囟會、前頂。大人小兒之病,初無以異焉耳。

【按语】

　　本段选文为"鼻涕出"之按语,记述了以灸治绝骨治疗鼻干的方法。从文中可知王执中本人并非医生,但有不少实践经验。

卷七·发背(节选)

　　郭户爲予言,鄉里有善治發背癰疽者,皆于瘡上灸之。多至三二百壯,無有不愈。但艾炷小作之,炷小則人不畏灸,灸多則作效矣,蓋得此法也。然亦不必泥此。近有一醫以治外科得名。有人發背瘡大如碗,有數孔,醫亦無藥可治,只以艾遍數在瘡上,灸之久而方疼。則以瘡上皆死肉,故初不覺疼也。旋以藥調治之愈,蓋出于意表也。

【按语】

本段选文为"发背"之按语，论述发背痈疽的灸治方法，提出一般情况下，可以小炷多灸以取效，而病重者不必拘泥常用方法。这一治法显然与现代"热证禁灸"的观点不同。

● **思考题**

1. 王执中对腧穴理论有何贡献？

2. 王执中对灸法做了哪些阐发？

3. 王执中对疾病的治疗方法，与现代有何异同？

附

《针灸资生经》序

徐正卿

《銅人》《明堂》，黃帝、岐伯、鬼臾區留以活天下後世。自隔垣透膚之妙無傳，乃謂是能絕筋脈，傷血肉，至望而畏之。有疾則甘心于庸醫，百藥之俱試，不知病在巔者必灸風池、風府，非桂枝輩所能攻；病在膺者必灸刺魂門，雖枳實輩不能下，遂至于束手無策，豈不哀哉！近世朱肱、龐安常俱爲鍼法，許知可亦謂病當以刺愈。三衢鄒握虎以治法爲歌詩該括行，古聖賢活人之意，賴以復傳。今東嘉王叔權又取三百六十穴，背面巔末，行分類別，以穴對病。凡百氏之説切于理，自己之見得于心者，悉疏于下。鍼灸之書，至是始略備，古聖賢活人之意，至是始無遺憾。傳謂："爲人子者，不可不學醫。"予親年八十，精力強健，非賴此書耶？因俾醫衛世傑訂證不傳見者十有八條，鋟木庚司，以補惠民之闕。時嘉定庚辰（1220 年）孟夏朔，承議郎提舉淮南東路常平茶鹽公事徐正卿序。

第六节 《子午流注针经》

一、概述

《子午流注针经》是现存关于时间针法的最早著作。金代贞元癸酉（1153 年），闫明广得何若愚所作《流注指微针赋》，引用何氏的著作《流注指微论》对其注解，并收集贾氏井荥五输穴歌诀和取穴图，编成《子午流注针经》。其书卷上署"南唐何若愚撰，常山阎明广注"，卷中署"闫明广编次"，可知《子午流注针经》实际的编集者是阎明广，而何若愚是《流注指微针赋》的作者。

何若愚，金代中期人，生卒年不详，生平事迹史无记载。他先撰有《流注指微论》，后摘要写成《流注指微针赋》，成文不晚于 1153 年。他发扬了《黄帝内经》《难经》中有关气血流注、按时盛衰等理论，结合当时盛行的干支象数学说，创立了"子午流注"等法。闫明广的著作较何若愚稍晚，在《子午流注针经》中，他为《流注指微针赋》注释，引用了《流注指微论》的内容，称其为"本论"。

《子午流注针经》原出元窦桂芳编刊于至大辛亥（1311 年）的《针灸四书》本，现仅存残本。其后明成化癸巳年（1473 年）有新刊本，现存于台湾故宫博物院，较前者完整。《普济方》"针灸门"中摘录了该书有关内容。

二、学术贡献

1. 刺法灸法

（1）补生泻成

何若愚在《流注指微针赋》中提出："迎随逆顺，须晓气血而升沉。"这是他根据《灵枢》和《难经》中关于迎随的论述，按十二经脉及其络脉的五行属性，以及《河图》"生成数"理论而提出的一种经络迎随补生泻成深浅补泻法。

在该法中，针刺深度为生成数，补时用生数，泻时用成数；经脉的针刺深度由其五行属性相应的生成数决定，络脉的针刺深度则采用其五行属性我克或克我所对应的河图生成数，阳络用我克数，阴络用克我数。由于生成数理论中，生数为 1 至 5，成数为 6 至 10，故此法为"补生泻成，不过一寸"。简示如表 4 - 2。

何若愚用不同经脉和络脉的针刺深度来说明迎随，使《灵枢》"迎随"的含义更为丰富。

表 4 - 2　经络迎随补生泻成补泻深浅

经　名	刺经深度（分）		刺络深度（分）	
	泻（迎）	补（随）	泻（迎）	补（随）
足太阳（水）	6	1	7	2
手太阳（火）	7	2	9	4
手阳明（金）	9	4	8	3
足阳明（土）	10	5	6	1
手少阳（水）	6	1	7	2
足少阳（木）	8	3	10	5
手太阴（金）	9	4	7	2
足太阴（土）	10	5	8	3
手少阴（火）	7	2	6	1
足少阴（水）	6	1	10	5
手厥阴（火）	7	2	6	1
足厥阴（木）	8	3	9	4

（2）接气通经

《灵枢·五十营》描述了呼吸与气行的关系："人一呼，脉再动，气行三寸；一吸，脉亦再动，气行三寸，呼吸定息，气行六寸。"《灵枢·脉度》中有十二经脉长度的相关记载。据此，何若愚在《流注指微针赋》中提出："接气通经，短长依法。"

闫明广引用《流注指微针赋》对此进行注解，指出此法适用于"偏枯久患荣卫诸疾，多是愈而复作者"，治疗时当"上接而下引，呼吸多少，经脉长短，各有数定之法"，其法见表 4 - 3。

根据这一方法，在治疗瘫痪、麻痹等愈而复作的久病时，运针须达到一定时间（息数）以催运气血，这对临床治疗具有参考意义。

表4-3　接气通经息数表

经脉长度(尺)	息数(×气行寸数)	通经(尺)	过经(寸)
手三阳长5	9(×6)	5.4	4
手三阴长3.5	7(×6)	4.2	7
足三阳长8	14(×6)	8.4	4
足三阴长6.5	12(×6)	7.2	7

（3）其他

在《流注指赋赋》原文及注中，还提出了不少与针刺有关的操作原则，如进出针时的"针入贵速，既入徐进；针出贵缓，急则多伤"，决定针刺浅深的"刺阳经者，可卧针而取；夺血络者，先俾指而柔"，因人因时而刺的"观虚实与肥瘦，辨四时之浅深"，分男女而施转针迎随的"男子左泻右补，女子右泻左补"，以及据脉象而决定留针与否的"男女气脉，行分时合度"等。这些观点对后世医家均有影响。

在灸法方面，何若愚认为"淹疾延患，著艾之由"，闫明广提出"近髓之穴"及"阳证之病"不可用灸。

2. 针灸治疗

《流注指微针赋》及《流注指微论》的主要内容是阐述经络中气血流注和脉气开合等理论，如何若愚在《流注指微针赋》开篇所说，"原夫《指微论》中，赜义成赋；知本时之气开，说经络之流注"。这些论述源于《黄帝内经》的按时刺灸理论，但唐宋时期以后该理论多为人神避忌之说所替代。针灸避忌理论表明隋唐时期，时间因素对针灸效应的不良影响已被充分认识，但此说脱离了经络学说的范围，陷入了烦琐的境地。

何氏继承《黄帝内经》《难经》思想，以六十甲子变化与"五门十变"的理论为基础，创用子午流注针法。他在《流注指微针赋》中提出"阴日血引，值阳气流""甲胆乙肝，丁心壬水"，以及"养子时刻，注穴必须依"等子午流注的理论原则，这对后世子午流注的发展有着较大影响。闫明广编撰《子午流注针经》，即为阐发《流注指微针赋》而作，"子午"代表时间，"流注"指气血流注，"子午流注"后特指以时间条件为主的配穴法。该书载有纳甲法，也称闫氏纳甲法，但由于此书传本极少而流传不广；此书还载有养子时刻注穴法。

三、原文选读①

流注指微针赋

何若愚

疾居榮衛，扶救者鍼。觀虛實與肥瘦，辨四時之淺深。取穴之法，但分陰陽而黯谷；迎隨逆順，須曉氣血而升沉。

---

① 闫明广，窦默.《子午流注针经》《针经指南》合注[M].李鼎，王罗珍，李磊，评注.上海：上海科学技术出版社，1998.

原夫《指微論》中，賾義成賦。知本時之氣開，説經絡之流注。每披文而參其法，篇篇之誓審尋；覆經而察其言，字字之功明諭。疑隱皆知，實虚總附。移疼住痛如有神，鍼下獲安；暴疾沉屙至危篤，刺之勿誤。

詳夫陰日血引，值陽氣流。口温鍼暖，牢濡深求。諸經十二作數，絡脈十五爲周；陰俞六十藏主，陽穴七二腑收。刺陽經者，可臥鍼而取；奪血絡者，先俾指而柔。呼爲迎而吸作補，逆爲鬼而從何憂。淹疾延患，著艾之由。躁煩藥餌而難拯，必取八會；癰腫奇經而畜邪，殲鍼砭瘳。

況乎甲膽乙肝，丁心壬水。生我者號母，我生者名子。春井夏滎乃邪在，秋經冬合乃刺矣。犯禁忌而病復，用日衰而難已。孫絡在于肉分，血行出于支裏。悶昏鍼運，經虚補絡須然；疼實癢虚，瀉子隨母要指。

想夫先賢迅效，無出于鍼；今人愈疾，豈難離于醫。徐文伯瀉孕于苑内，斯由甚速；范九思療咽于江夏，聞見言稀。大抵古今遺跡，後世皆師。王纂鍼魅而立康，獺從被出；秋夫療鬼而獲效，魂免傷悲。

既而感指幽微，用鍼真訣。竊齊于筋骨，皮肉刺要；痛察于久新，腑藏寒熱。接氣通經，短長依法；裏外之絶，贏盈必别。勿刺大勞，使人氣亂而神隳；慎妄呼吸，防他鍼昏而閉血。

又以常尋古義，由有藏機。遇高賢真趣，則超然得悟；逢達人示教，則表我扶危。男女氣脈，行分時合度；養子時刻，注穴必須依。

今詳定療病之儀，神鍼法式。廣搜《難》《素》之秘密文辭，深考諸家之肘函妙臆。故稱盧江流注之指微，以爲後學之規則。

【按语】

《流注指微针赋》是何若愚传世的唯一著作，全赋以"针医诀式流注指微"八字为韵，全面反映了何若愚的针灸学术思想。

● **思考题**

1.《灵枢》的"卫气行"和"逆顺"等篇中的按时刺灸理论有哪些？对子午流注有何影响？

2."补生泻成"经络迎随深浅补泻法有没有临床实践意义，为什么？

附

《子午流注针经》序
闫明广

竊以久習醫業，好讀《難》《素》，辭理精微，妙門隱奧，古今所難而不易也。是以鍼刺之理，尤爲難解。博而寡要，勞而少功，窮而通之，積有萬端之廣。近世指病直刺，不務法者多矣。近有南唐何公，務法上古，撰《指微論》三卷，探經絡之源，順鍼刺之理，明榮衛之清濁，別孔穴之部分，然未廣傳于世。又近于貞元癸酉年間，收何公所作《指微鍼賦》一道，致其首云："皆按《指微論》中之妙理，先賢秘隱之樞機，復增多事，凡百餘門，悉便于討閱者也。"非得《難》《素》不傳之妙，孰能至此哉？廣不度荒拙，隨其意韻，輒申短説，采摭群經，爲之注解。廣今復采《難》《素》遺文，賈氏《井滎六十首法》，布經絡往還，復鍼刺孔穴部分，鈐括圖形，集成一義，目之曰《流注經絡》《井滎圖》《歌訣》，續于《賦》後。非顯不肖之狂迷，啓明何氏之用心，致驗于人也。自慮未備其善，更祈明智，乃懇續焉。常山閏明廣序。

第七节 《备急灸法》

一、概述

南宋宝庆二年(1226 年),闻人耆年撰《备急灸法》。淳祐五年(1245 年),孙炬卿将此书蜀刻本与《骑竹马灸法》《竹阁经验备急药方》一并刊行,仍以《备急灸法》为名,故现在流传的《备急灸法》实际是一部小丛书。

闻人耆年的原刊本已不传,传世本均本于孙炬卿改编的合刊本。

此书中,《备急灸法》记载了 22 种急症的灸治法;《骑竹马灸法》作者不详,是关于痈疽的灸治法;《竹阁经验备急药方》则是孙炬卿收集的经用效验方,主要为药方,另有少量简单的灸法。

二、学术贡献

1. 腧穴

闻人耆年作《备急灸法》是便于普通百姓遇急施救,故书中详载取穴方法。此书目录后先绘"屈指量寸法例",以"手中指中节横文"为一寸;对于难取的穴位,又附以 11 幅示意图。

《骑竹马灸法》记载了一种治疗发背等疾的灸治法。该法的特别之处在于患者在接受治疗时所采用的姿势:两脚离地,骑于一竹杠上,由两人左右扶定,保持身体正直舒展,故称骑竹马灸法。在这一姿势下,施术者可在背部用同身寸法确定施治的 2 个腧穴位置。该法也附有 4 幅取穴示意图。

2. 灸法

闻人耆年认为,治病"惠而不费者,莫如针艾之术。然而针不易传,凡仓卒救人者,惟灼艾为第一",故在《备急灸法》中,对急症均以灸法施治,少数配合以皂角末吹鼻等外治法。

此书所采用的灸法,除妊娠小便不通以神阙隔盐灸治疗外,其余 21 种疾病均采用艾炷直接灸。由于直接灸痛苦较大,书中介绍了先以隔蒜灸施治,待患者能耐痛时再除蒜直接施灸的方法。

至于施灸壮数,从数壮至数千壮不等,通常肉薄处为 3 壮,多数穴位为 7 壮或 7 的倍数。在灸治"诸发"时,壮数可从三五百壮至一二千壮,其标准是灸后所发部位不肿不痛。

骑竹马灸法施灸时,每穴各灸 5 壮或 7 壮,艾炷 3 分,且艾炷需"十分紧实"。该法强调"壮数不可灸多",这与当时其他文献记载的少则三五十壮,多则三五百壮的直接灸治法明显不同。

3. 针灸治疗

闻人耆年《备急灸法》所治 22 种急症,主要为感染性疾病,其次有精神神志异常、意外伤害、急性痛症、产科急症等。据闻人氏所述,治疗这些病证的方法均为"已试之方",取穴以阿是及远道穴为主,每一病证所取不过一二穴,治疗时机则强调宜在病初早治。

《骑竹马灸法》对灸法治疗发背等疾病的灸后反应和调养进行了详细描述,如灸后半日许灸疮内流水甚多,第二日五更有咽喉焦枯等现象,可用乳香绿豆托里散等调治。这些记载对今天的灸法临床实践仍有一定的参考价值。

三、原文选读①

备急灸法·诸发等证（节选）

葛仙翁刻石江陵府紫極宫，治發背、發肩、發鬢、發髭、發肋，及一切惡腫法。以上數種，隨其所發處名之也，其源則一，故灸法亦一本。然數種中，死人速者，發背也。其候多起于背胛間，初如粟米大，或痛或癢，色赤或黄，初不以爲事，日漸加長，腫突滿背，疼痛徹心，數日乃損人，至此則雖盧扁不能治矣。惟治之于初，皆得全生。其餘數種，皆依法早治，百無一死。

凡覺有患，便用大蒜切片如錢厚如無蒜，用淨水和泥捻如錢樣貼之，貼在瘡頭上如瘡初生便有孔，不可覆其孔，先以菉豆大艾炷灸之，勿令傷肌肉。如蒜焦，更換。待痛稍可忍，即漸放炷大，又可忍，便除蒜灸之。數不拘多少，但灸至不痛即住。若住灸後又腫又痛，即仍前灸之，直候不腫不痛即住。每患一個瘡，或灸三百壯、五百壯，至一二千壯方得愈者，亦有灸少而便愈者。若患三五個瘡，並須各各依法灸之，灸後不腫不痛則愈矣。男女同法。

【按语】

本段选文说明了诸发灸法的来源，发背等症的病名、表现及灸治法。此处灸治过程中采用隔蒜灸作为直接灸的预备法，临床或可借鉴。

骑竹马灸法（节选）

治發背、腦疽、腸癰、牙癰、四肢下部一切癰疽、丁瘡、魚臍、鬼箭、瘰疽等；或胷腹不測、風癉腫瘤、緊硬赤腫、惡核瘰癧、發奶之屬。

……

各灸五壯或七壯，艾炷及三分闊，以紙軸艾作炷，十分緊實方可用。壯數不可灸多。不問癰生何處，已破未破，並用此法灸之，無不安愈。

……

依前法一灸七壯了，經半日許，灸瘡内流水甚多，覺火氣游走，周遍一身，蒸蒸而熱。再視正瘡纍腫已消減五六分矣。至第二日五更，艾火盛行，咽喉焦枯，口舌乾燥，小便頗澀，四肢微汗，略覺煩燥，當是艾火流通使然。遂投乳香菉豆托裏散方在後兩匙頭許，專防托毒氣不入心，及國老膏一服方在後。良久，諸證漸漸釋去，視其瘡腫纍已消。第三日果安愈矣。

但灸瘡纍發異常，如蟲行狀，流清水四五日方定，此誠可謂活人良法也。仍服五香連翹湯方在後，此以疏散鬱毒之氣，甚則轉毒散方在後，或凡黄元，以防毒內攻方在後。更在識輕重緩急，分陰分陽而服藥。或膠醋熨散，或膏藥塗貼，如外科常法治之醋熨法在後。

【按语】

本段选文说明了骑竹马灸法的适应证、灸量、灸后反应及相应处理措施。

● **思考题**

《备急灸法》记载的急症治疗灸治法，对现在的临床有无参考意义？

---

① 闻人耆年，孙炬卿.备急灸法[M].影印光绪十六年十瓣同心兰室藏版本.北京：人民卫生出版社，1955.

附1

《备急灸法》原序

聞人耆年

寶慶丙戌正月望,杜一鍼防禦壻檇李聞人耆年述。

古人云:凡爲人子而不讀醫書,是謂不孝。則夫有方論而不傳諸人者,寧不謂之不仁乎?然方書浩博,無慮萬數,自非夙昔究心,未易尋檢。本朝名醫圍練使張渙①著《雞峰普濟方》外,又立《備急》一卷。其方皆單行獨味,緩急有賴者。張公之用心,其可謂切于濟人者矣。僕自幼業醫,凡古人一方一技,悉講求其要。居鄉幾四五十載,雖以此養生,亦以此利人。僕今齒髮衰矣,每念施藥惠人,力不能逮。其間惠而不費者,莫如鍼艾之術。然而鍼不易傳,凡倉卒救人者,惟灼艾爲第一。今將已試之方,編述成集,鋟木以廣其傳。施之無疑,用之有效,返死廻生,妙奪造化。其有稍涉疑難之穴,見諸圖畫,使抱疾遇患者,按策可愈,庶幾少補云。

附2

《备急灸法》孙炬卿序(节选)

孙炬卿

客有攜示蜀本《灸經》與《竹馬灸法》者,備述剋驗。內有鬢疽、丁瘡,乃知咸有灸法,而竹馬一法則諸證無不治。痛哉!痛哉!何嗟及矣。炬卿平時每慮風在頭目,猶謂老人脱有隱疾,可以延壽,幸而頭風已瘳,又孰知危證之竊發,喜未幾而痛固極哉!此所以仰天捶心而嘔血也!世有此方,吾不蚤得而見之,吾母不存而其方則存,其方存而後之人有蚤得而見之者,庶幾乎吾母雖無及而猶及人也。遂與烏辛茶方併刊以傳焉。吾母山陰博古石氏也。淳祐乙巳五月朔孤學鄉貢進士孫炬卿序。

第八节 《针经指南》

一、概述

《针经指南》是金元时期窦默的针灸学文集。窦默(1196—1280),字子声,初名杰,字汉卿,广平郡肥乡县(今属河北)人。他从岳父之命学医,遇名医李浩,授以针法,以针术名于世。后入元出仕,卒后追赠太师,谥文正,故后人多以"窦太师""窦文正公"称之。

窦默有数种针灸著作,如《流注指要赋》《针经标幽赋》《流注八穴》等。他去世后,即有人将其针灸著作编集成册,如元代医家罗天益在《卫生宝鉴》里收集整理了窦默的《流注指要赋》和《补泻法》。1295年,朱良能将他在闽中任职时所获窦氏著作刻印。约元至大辛亥(1311年)至皇庆壬子(1312年),窦桂芳以其所得窦氏著作与朱良能刊本参究订误,重新改编,题名为《针经指南》,收入《针灸四书》刊行。现《针经指南》有宁波天一阁所藏元至大辛亥燕山活济堂残本和台湾故宫博物院所藏明成化癸巳罗氏竹坪书堂刻本等刊本存世。

《针经指南》共收录窦默针灸论著12篇,除上述3种外,尚有《针经直说》《气血问答》《真言

---

① 渙:疑为"锐"字之讹。

补泻手法》等内容。

二、学术贡献

1. 腧穴

奇经八脉的内容早见于《黄帝内经》《难经》,但联系临床的配穴应用很不完备。窦默继承了前人的经验,倡用"交经八穴",即近人所称之"八脉交会穴"。他在"流注八穴序"中说:"交经八穴者,针道之要也,然不知孰氏之所述。但序云,乃少室隐者之所传也……予少时尝得其本于山人宋子华,子华以此术行于河淮间四十余年,起危笃患,随手应者,岂胜数哉?"由此序可知,此法非窦默首创。

交经八穴各穴均有主治证,共计213证。明代《针灸大全》《针灸大成》均载此内容,并扩充了主治证。元明时期的医家将交经八穴与干支配合,发展了逐日按时推算开穴的方法,如灵龟八法等。

2. 刺法

（1）补泻操作

金元时期的针灸医家重视呼吸的作用,强调呼吸与针刺的配合。窦默认为"补泻非必呼吸出内,而在乎手指",他结合《黄帝内经》《难经》理论,将手指操作归纳为"手指补泻十四法",即"动、摇、进、退、搓、盘、弹、撚、循、扪、摄、按、爪、切"。这一观点对后世有较大影响,《针灸大全》《针灸聚英》《针灸问对》《医学入门》等文献均有阐述,但由于各家对针刺手法见仁见智,以致后代文献多有分歧。

（2）得气与候气

针刺必须得气的认识,早见于《黄帝内经》。窦默对此做了较多论述。《标幽赋》描述了得气时施针者的手下感:"轻滑慢而未来,沉涩紧而已至……气之至也,如鱼吞钩饵之浮沉;气未至也,如闲处幽堂之深邃。"还描述了候气、得气与针刺手法的关系,即"(气)既至也,量寒热而留疾;未至也,据虚实而候气"。这些论述,对后世得气理论有很大影响。

三、原文选读①

标　幽　赋

拯救之法,妙用者鍼。察歲時于天道,定形氣于予心。春夏瘦而刺淺,秋冬肥而刺深。不窮經絡陰陽,多逢刺禁;既論臟腑虛實,須向經尋。

原夫起自中焦,水初下漏,太陰爲始,至厥陰而方終;穴出雲門,抵期門而最後。正經十二,別絡走三百餘支;正側偃伏,氣血有六百餘候。手足三陽,手走頭而頭走足;手足三陰,足走腹而胸走手。要識迎隨,須明逆順。況夫陰陽,氣血多少爲最。厥陰、太陽,少氣多血;太陰、少陰,少血多氣;而又氣多血少者,少陽之分;氣盛血多者,陽明之位。

先詳多少之宜,次察應至之氣。輕滑慢而未來,沉澀緊而已至。既至也,量寒熱而留疾;未至也,據虛實而候氣。氣之至也,若魚吞鉤餌之浮沉;氣未至也,似閑處幽堂之深邃。氣速至而速效,氣遲至而不治。

---

①　闫明广,窦默.《子午流注针经》《针经指南》合注[M].李鼎,王罗珍,李磊,评注.上海:上海科学技术出版社,1998.

　　觀夫九鍼之法，毫鍼最微，七星上應，衆穴主持。本形金也，有蠲邪扶正之道；短長水也，有決凝開滯之機。定刺象木，或斜或正；口藏比火，進陽補羸。循機捫而可塞以象土，實應五行而可知。然是一寸六分，包含妙理；雖細楨于毫髮，同貫多歧。可平五臟之寒熱，能調六腑之虛實。拘攣閉塞，遣八邪而去矣。寒熱痛痹，開四關而已之。

　　凡刺者，使本神朝而後入；既刺也，使本神定而氣隨。神不朝而勿刺，神已定而可施。定脚處，取氣血爲主意；下手處，認水木是根基。

　　天地人三才也，涌泉同璇璣、百會；上中下三部也，大包與天樞、地機。陽蹻、陽維並督脈，主肩背腰腿在表之病；陰蹻、陰維、任、衝、帶，去心腹脅肋在裏之疑。二陵、二蹻、二交，似續而交五大；兩間、兩商、兩井，相依而列兩支。

　　足見取穴之法，必有分寸，先審自意，次觀肉分；或伸屈而得之，或平直而安定。在陽部筋骨之側，陷下爲眞；在陰分郄膕之間，動脈相應。取五穴用一穴而必端；取三經用一經而可正。頭部與肩部詳分，督脈與任脈易定。明標與本，論刺深刺淺之經；住痛移疼，取相交相貫之徑。

　　豈不聞臟腑病，而求門、海、俞、募之微；經絡滯，而求原、別、交、會之道。更窮四根、三結，依標本而刺無不痊；但用八法、五門，分主客而鍼無不效。八脈始終連八會，本是紀綱；十二經絡十二原，是爲樞要。一日取六十六穴之法，方見幽微；一時取一十二經之原，始知要妙。

　　原夫補瀉之法，非呼吸而在手指；速效之功，要交正而識本經。交經繆刺，左有病而右畔取；瀉絡遠鍼，頭有病而脚上鍼。巨刺與繆刺各異，微鍼與妙刺相通。觀部分而知經絡之虛實，視浮沉而辨藏腑之寒溫。

　　且夫先令鍼耀，而慮鍼損，次藏口內，而欲鍼溫。目無外視，手如握虎；心無內慕，如待貴人。左手重而多按，欲令氣散；右手輕而徐入，不痛之因。空心恐怯，直立側而多暈；背目沉掐，坐臥平而没昏。

　　推于十干、十變，知孔穴之開闔；論其五行、五臟，察日時之旺衰。伏如橫弩，應若發機。

　　陰交、陽別而定血暈，陰蹻、陰維而下胎衣。痹厥偏枯，迎隨俾經絡接續；漏崩帶下，溫補使氣血依歸。静以久留，停鍼待之。

　　必准者，取照海治喉中之閉塞；端的處，用大鍾治心內之呆痴。大抵疼痛實瀉，癢麻虛補。體重節痛而俞居，心下痞滿而井主。心脹咽痛，鍼太衝而必除；脾冷胃疼，瀉公孫而立愈。胸滿腹痛刺內關，脅疼肋痛鍼飛虎。筋攣骨痛而補魂門，體熱勞嗽而瀉魄户。頭風頭痛，刺申脈與金門；眼癢眼疼，瀉光明于地五。瀉陰郄止盜汗，治小兒骨蒸；刺偏歷利小便，醫大人水蠱。中風環跳而宜刺，虛損天樞而可取。

　　由是午前卯後，太陰生而疾溫；離左酉南，月朔死而速冷。循捫彈努，留吸母而堅長；爪下伸提，疾呼子而噓短。動退空歇，迎奪右而瀉涼；推内進搓，隨濟左而補暖。

　　慎之！大患危疾，色脈不順而莫鍼；寒熱風陰，饑飽醉勞而切忌。望不補而晦不瀉，弦不奪而朔不濟；精其心而窮其法，無灸艾而壞其肌；正其理而求其原，免投鍼而失其位。避灸處而和四肢，四十有九；禁刺處而除六俞，二十有二。

　　抑又聞高皇抱疾未瘥，李氏刺巨闕而後甦；太子暴死爲厥，越人鍼維會而復醒。肩井、曲池，甄權刺臂痛而復射；悬鍾、環跳，華佗刺躄足而立行。秋夫鍼腰俞而鬼免沉疴，王纂鍼交俞而妖精立出。取肝俞與命門，使瞽士視秋毫之末；刺少陽與交別，俾聾夫聽夏蚋之聲。

　　嗟夫！去聖逾遠，此道漸墜。或不得意而散其學，或愆其能而犯禁忌。愚庸志淺，難契于玄言，至道淵深，得之者有幾？偶述斯言，不敢示諸明達者焉，庶幾乎童蒙之心啓。

【按语】

《标幽赋》，原题《针经标幽赋》，该赋全面、系统地阐述了针灸施治的理论原则和具体方法，因其以浅显易诵的语句来表述深奥难懂的内容，故以"标幽"为名。这是一篇影响很大的针灸歌赋，后世的许多医家均将其收录于自己的著作中并加以注释。

《标幽赋》传播很广，明代以后针灸文献多有转载及注解，各版文字常有些许出入。如"阳跷、阳维并督脉……阴跷、阴维、任、冲、带"在《针灸聚英》《针灸大成》中作"阳跷、阳维、并督、带……阴跷、阴维、任、冲脉"，"阴跷、阴维而下胎衣"在《扁鹊神应针灸玉龙经》中作"阴跷、阳维而下胎衣"。阅读时可参考、比较不同版本和注解，取其义长者。

《流注通玄指要赋》题辞

望聞問切，推明得病之源；補瀉迎隨，揭示用鍼之要。予于是學，始迄于今。雖常覃思以研精，竟未鉤玄而賾隱。哦經傳之暇日，承外舅之訓言。云及世紛，孰非兵擾。其人也，神無依而心無定；或病之，精必奪而氣必衰。兼萬國因亂而隔殊，醫物絕商而那得。設方有效，歷市無求；不若砭功，立排疾勢。乃以受教，遂敏求師。前後僅十七年，曉會無一二輩。後避屯于蔡邑，方獲訣于李君。斯人以鍼道救疾也，除疼痛于目前，愈瘵疾于指下。信所謂伏如橫弩，應若發機，萬舉萬全，百發百中者也。加以好生之念，素無竊利之心。嘗謂予曰：天寶不泄于非人，聖道須傳于賢者。僕不自揆，遂伸有求之懇，獲垂無吝之誠。授穴之秘者，四十有三；療疾而弗瘳者，萬千無一。遂銘諸心而著之髓，務拯其困而扶其危。而後除疼痛迅若手拈，破結聚渙如冰釋。夫鍼也者，果神矣哉！然念茲穴俞而或忘，借其聲律則易記。輒裁八韻，賦就一篇。詎敢匿于己私，庶共傳于同志。壬辰（1232 年）重九前二日謹題。

【按语】

窦默早年从李浩学习铜人针法，1232 年，他总结李浩的经验，写成《流注通玄指要赋》，也称《流注指要赋》或《通玄指要赋》，最早载于罗谦甫《卫生宝鉴》，后转录于《针经指南》中。这一题辞介绍了窦默写此赋的经过及目的。

《流注八穴》序

交經八穴者，鍼道之要也。然不知孰氏之所述。但序云：乃少室隱者之所傳也。近代往往用之彌驗。予少時嘗得其本于山人宋子華，子華以此術行于河淮間四十一年，起危篤，患隨手應者，豈勝數哉！予嗜此術，亦何啻伯倫之嗜酒也。第恨斯學之初，心術未償，手法未成，而兵火薦至，家藏圖籍與其本悉亡之，今十五年矣，切求而莫之獲。近日得之于銅台碑字王氏家，其本悉如舊家所藏，但一二字訛，及味之亦無所害矣。予復試此，一一精捷，疾莫不瘳。苟診視之明，俾上下合而攻之，如會王師，擒微奸，捕細盜，雖有不獲者，寡矣。噫！神乎哉，是術也。今得之，亦天之厚予于是也多矣。然予之所嗜，非欲以籍此而私己之為也，蓋欲民生舉無瘍疴疾痛、痼羸殘瘵之苦而為之也。惟學者亦嗜是焉如是，非予所敢知也。時丙午歲（1242 年）重陽有二日，竇漢卿序。

【按语】

流注八穴即八脉交会穴。由此序可知，流注八穴来源于少室隐者，窦默年轻时从山人宋子华处得其抄本，故窦默不是八脉交会穴的首创者。

● **思考题**

窦汉卿的主要学术思想是什么？

附 1

《针经指南》序

朱良能

夫醫者以愈疾爲良，其愈疾之理，莫妙乎鍼。故知鍼者有決病之功，立效之能。且夫學鍼之士，宜審而刺之；莫縱巨膽，妄爲施設，非徒無益，而又害之。要在定孔穴以精于心，是以取神功而應于手。信知除病見于目下，決病在于手中。是以軒岐開端，越人知要，《素問》隱其奧，《難經》彰其妙。況爲鍼者，豈曰小補之哉？人受陰陽以生，足一歲之日有三百六十五，肢節亦分三百六十有五穴，象周天之度也。若稽古，神聖成天之功，立民之命，爰作鍼法。鍼某穴，療某病，手得之，心應之，非天下之至神，孰能與于此？盧扁尚矣！此法罕傳。余先人心友竇先生，以鍼法活人，嘗著《八穴真經》，演之爲《論》、爲《賦》，鉤深索隱，披泄玄蘊。後學之士，得此一卷而熟讀之者，思過半矣。余于壬辰冬，被旨來南，遍歷閩中諸郡，求其所謂鍼法者，皆不獲。舊篋中得先生之遺書，敬用鋟梓，以廣其傳。先生名傑，字漢卿，古洺肥鄉人，官至太師，以醫學傳于世云。時元貞元年，歲次乙未（1295年），良月，成和郎福建等處官醫提舉，燕山朱良能致之序。

附 2

《针灸四书》序

窦桂芳

鍼灸有劫病之功，其言信矣。鍼必明其孔穴，灸必定其尺寸。孔穴明，尺寸定，則膏之上，肓之下，何患乎厥疾之弗瘳歟？在昔孫公真人有曰："爲醫知藥而不知鍼，知鍼而不知灸，不足以爲上醫；必也藥與鍼、灸三者俱通，始可與言醫也矣。"余先君漢卿公，以藥與艾見重于士大夫，如雨岩吳憲，與以借補憲司官醫助教之職；達齋遊憲，親爲書其藥室曰"活濟堂"。至元丙子（1276年）以來，余挾父術游江淮，得遇至人授以鍼法，且以《子午流注鍼經》、竇漢卿《鍼經》、《指南》三書見遺；拜而受之，珍藏玩味，大有進益，且喜其姓、字、醫術與先君同也。因是作而言曰：南北有二漢卿，姓同、字同而爲醫亦同也。北之漢卿，得行道，鍼法精于八穴以愈疾，名顯于世，官至太師；南之漢卿，隱居求志，惟以藥與艾，推而積活人濟世之陰功。由是觀之，則信矣南北氣質之不同，而達則爲相，不達則爲醫，亦其志之出、處有異矣。今將面授鍼法，已驗《指南》之書，朱提舉所刊竇漢卿《鍼經》二本參究訂誤，與遺《子午流注鍼經》，及家世所藏《黃帝明堂灸經》，莊季裕所集《灸膏肓穴法》四者之書，三復校正，一新板行，目是書曰《鍼灸四書》，樂與四方醫士共寶之。凡我同志，留心是書，則藥與鍼、灸三者並通，庶可進而爲上醫之士。亦可無負于孫真人之垂訓歟！謹書以紀此本末云。至大辛亥（1311年）建安後學靜齋竇桂芳序。

第九节 《扁鹊神应针灸玉龙经》

一、概述

《扁鹊神应针灸玉龙经》简称《针灸玉龙经》，是元代医家王国瑞的著作。王国瑞，浙江兰溪人，生卒年不详。其父王开，号镜潭，字元启，据《兰溪县志》载其曾"游大都窦太师之门二十余年,悉传其术以归……子国瑞、孙廷玉、曾孙宗泽,能世其业"。《针灸玉龙经》书中未明确说明这一师承关系,且该书注解窦氏赋文有不少违失原意,故王开和窦汉卿可能并无直接的师承关系,但是此书内容的确受到了窦氏针灸学术思想的影响。

据《针灸玉龙经》中王国瑞之徒周仲良的后序,此书成书当在 1289 年左右,其主体部分为《一百二十穴玉龙歌》及注,且还有《穴法歌》《注解标幽赋》《天星十一穴歌诀》《人神尻神歌诀》《六十六穴治证》《磐石金直刺秘传》《针灸歌》《灸法杂抄切要》和《飞腾八法起例》等内容。该书主要传述或发挥窦默针术,如《流注指要赋》的大部分内容直接为《玉龙歌》采用,《注解标幽赋》是窦默《标幽赋》的最早注本,而《针灸歌》第二首则是由《标幽赋》《流注指要赋》二首改编而成。

本书无刻本,现在流传的版本出于《四库全书》写本。

二、学术贡献

1. 腧穴

《玉龙歌》增补了不少奇穴,除《流注指要赋》中首先提到的髋骨、吕细之外,初次出现的奇穴有印堂、中魁、太阳、内迎香、大骨空、小骨空、二白、胛缝、阑门;"奇穴"这一名称即首见于此书。

《天星十一穴歌诀》总结了人身 11 要穴,包括三里、内庭、曲池、合谷、委中、承山、昆仑、环跳、阳陵、通里、列缺。后徐凤《针灸大全》中转载作《马丹阳天星十二穴并治杂病歌》,托名于金代马丹阳,并于歌中增入太冲一穴。此歌经《针灸聚英》《针灸大成》转载,传播甚广。

对"浑身疼痛疾非常"之病,《玉龙歌》提出以"不定穴"或名"天应穴"治疗,这也是阿是穴理论的运用发展。

2. 刺法

《玉龙歌》注对腧穴针刺深度做了发展,如环跳深达三寸半,肩髃深达二寸半,关元深达二寸等。这些深度都超过了前代的记载,给后人以有益的参考。

《玉龙歌》首次提出了透刺法,有沿皮下浅透和筋骨间横透的不同,如丝竹空和攒竹可沿皮刺,风池可"横针一寸半,入风府"而横透。透刺的深度随不同部位而变,四肢末端穴如二间、少商、少冲、大敦等则多为"针一分,沿皮向后三分",而复溜可"沿皮向骨下一寸半",中都是"沿皮向上一寸"。这些透刺法均给后人以启示。

3. 针灸治疗

《玉龙歌》文后有"穴法歌、穴法相应三十七穴",可看作《玉龙歌》的结语,它提出了 37 对配穴,多数是一穴应一穴,也有一穴应二穴。这种组合有利于临床选用,这是对窦氏用穴经验的发展。《针灸玉龙经》中的应穴实际已不止 37 组,因《玉龙歌》中把有类似作用的腧穴编在同一首歌中,也有应穴的意义,如地仓与颊车同用于口眼喎斜、神庭与印堂同用于头风眼花等。某些歌为单穴主治,但注中说明应穴,如痴呆症取神门,注中说明应后溪等。除上述就近配合外,《针灸玉龙经》还有前后配合和远近配合,前后配合如承浆与风府用于头项强痛、天枢与脾俞用于脾泄,远近组合如人中与委中用于腰脊强痛、肩井与支沟用于臂痛等。

书中还载有飞腾八法,该法将八脉交会穴配合八卦,按日时干支推演数字变化,按时针刺八脉交会穴。飞腾八法首见于此书,与《针灸大全》所载不同。

4. 针灸文献

《针灸玉龙经》汇集了窦汉卿针灸理论,可在一定程度上补充《针经指南》的缺漏,对研究窦氏学术思想有着重要作用。

《磐石金直刺秘传》是金元时期的针方专书,《针灸玉龙经》收载了其中的一部分内容。

三、原文选读[①]

一百二十六玉龙歌(节选)

扁鵲授我《玉龍歌》,玉龍一試痊沉疴。玉龍之歌世罕得,研精心手無差訛。吾今歌此玉龍訣,玉龍一百二十六。行鍼殊絶妙無比,但恐時人自差別。補瀉分明指下施,金鍼一刺顯良醫。僵者立伸患者起,從此名馳湖海知。

曲池補,人中瀉;風池補,絶骨瀉。

中風

中風不語最難醫,頂門髮際亦堪施。百會穴中明補瀉,即時蘇醒免災危。

頂門:即囟會穴,上星後一寸。禁不可刺,灸七壯,鍼瀉之。

百會:頂中央旋毛中。取眉間印堂至髮際折中是穴。鍼一分許。中風先補後瀉,多補少瀉,灸七壯,無補。

口眼喎斜

中風口眼致喎斜,須療地倉連頰車。喎左瀉右依師語,喎右瀉左莫教差。

地倉:在口傍直縫帶路下。鍼一分。

頰車:在耳後墜下三分。沿皮向下透地倉一寸半,灸二七壯。

頭風

頭風嘔吐眼昏花,穴在神庭刺不差。子女驚風皆可治,印堂刺入艾來加。

神庭:在鼻直上,入髮際五分。鍼三寸,先補後瀉,瀉多補少。

印堂:在兩眉間宛宛中。鍼一分,沿皮先透左攢竹,補瀉後轉歸元穴;退右攢竹,依上補瀉。可灸七壯。小兒驚風灸七壯,大哭者爲效,不哭者難治。隨症急慢補瀉,急者慢補,慢者急瀉。通神之穴也。

偏正頭風

頭風偏正最難醫,絲竹金鍼亦可施。更要沿皮透率谷,一鍼兩穴世間稀。

絲竹:在眉後,入髮際陷中。沿皮向後透。

率谷,在耳尖上一寸。鍼三分,灸七壯,開口刺。痛則瀉,眩暈則補。

頭風痰飲

宜瀉風池穴。

偏正頭風有兩般,風池穴内瀉因痰。若還此病非痰飲,合谷之中仔細看。

風池:在耳後顳顬骨筋下,入髮際。橫鍼一寸半入風府,先補後瀉。可灸七壯、二七壯。

合谷:一名虎口,在手大指次指歧骨縫中,脈應手。直刺入一寸半。看虛實補瀉。

頭項強痛

項強兼頭四顧難,牙疼併作不能寬。先向承漿明補瀉,後鍼風府即時安。

---

① 本篇原文選自:王国瑞,陈会,刘瑾.《针灸玉龙经》《神应经》合注[M].李鼎,王罗珍,评注校勘.上海:上海科学技术出版社,1995.

承漿：在唇下宛宛中。直鍼三分，可灸七壯，瀉之。

風府：在項後入髮際一寸，兩筋間。言語則起，不言語則陷下處是穴。鍼三分，不可深，深則令人啞嗽。

牙疼 附嘔吐

牙疼陣陣痛相煎，鍼灸還須覓二間。翻嘔不禁兼吐食，中魁奇穴試看看。

二間：在手大指次指骨縫中。鍼一分，沿皮向後三分；灸七壯，看虛實補瀉。

中魁：在中指第二節尖。灸二七壯，瀉之；禁鍼。

······

身痛

渾身疼痛疾非常，不定穴中宜細詳。有筋有骨須淺刺，灼艾臨時要度量。

不定穴：又名天應穴，但疼痛便鍼，鍼則臥，鍼出血無妨，可少灸。

······

穴法歌 穴法相應三十七穴

穴法淺深隨指中，砭焫尤加顯妙功。勸君若治諸般病，何不專心記《玉龍》。聖人授此《玉龍歌》，瀉補分明切莫差。祖師定穴通神妙，说與良醫慎重加。

承漿應風府，風池應合谷，迎香應上星，翳風應合谷，聽會應合谷，瘂門應人中，攢竹應太陽，太陰應合谷睛明、内迎香應合谷，人中應委中，腎俞應委中，髖骨應風市，足三里应膏肓，肩井應足三里，陽陵泉應支溝，崑崙應命門，崑崙應行間，申脈應合谷，太衝應崑崙，髖骨應曲池，肩井應支溝，尺澤應曲池，肩髃應髖骨，間使應百勞，關衝應支溝，中渚應人中，少衝應上星，後谿應百勞，神門應後谿，通里應心俞，百勞應肺俞，膏肓應足三里，風門應列缺，照海應崑崙，鳩尾應神門，中極應白環俞，天樞應脾俞。

【按语】

《玉龙歌》的内容编排大致按序言、头风头痛、五官病、上肢病、腹部病、下肢病、少腹两阴病和其他疾病（最后七首）的次序编排，其后的《穴法歌穴法相应三十七穴》可看作《玉龙歌》的结语。本段选摘了序言、头面部疾病、身痛及结语部分，基本体现了《玉龙歌》的风格和特点。

《玉龙歌》在元明时期有不同传本。除《针灸玉龙经》外，《针方六集》《针灸大成》都有转载，但文字有所差别。《针灸聚英》《针方六集》《针灸大成》还载有《玉龙赋》，这是将《玉龙歌》重新整理而缩写的歌赋。

● **思考题**

《扁鹊神应针灸玉龙经》的学术渊源和学术特点是什么？

附1

《扁鹊神应针灸玉龙经》后序
周仲良

《玉龍經》者，婺源王先生所傳鍼灸之書也。其所以托名"扁鵲"者，重其道而神其書也。名曰"玉龍"者，蓋以"玉"爲天地之精，"龍"之神變極靈，此書之妙用亦猶是也。愚自蚤歲蒙親授以來，遊藝于七閩兩浙之間者幾四十年，遇病輒醫，醫必見效。信此書之道，猶玉之孚尹旁達，光焰愈久而不磨；龍之行天，施澤之無窮，變化愈神而人莫得而測也。由是拜手述其所以指用，識于卷之末云。天曆二年（1329年），歲在己巳，武林後學周仲良書于錦山躋壽堂。

附2
《四库全书总目提要·卷一百四·子部十四·医家类二》(节选)①
永瑢、纪昀

《扁鵲神應鍼灸玉龍經》一卷浙江范懋柱家天一閣藏本，元王國端撰。國端，婺源人。其書專論鍼灸之法。首爲《一百二十穴玉龍歌》八十五首，次爲《注解標幽賦》一篇，次爲《天星十一穴歌訣》十二首，次爲《人神尻神太乙九宮歌訣》，次爲《六十六穴治証》，次爲《子午流注心要秘訣》，次爲《日時配合六法圖》，次爲《盤石金直刺秘傳》，次又附以《鍼灸歌》及《雜錄切要》。後有天曆二年國端弟子周仲良序，稱"托名扁鵲者，重其道而神之"。其中名目頗涉鄙俚，文義亦多淺近，不出方技家之鄙習。而專門之學，具有授受，剖析簡要，循覽易明，非精于斯事者亦不能言之切當若是也。

第十节 《十四经发挥》

一、概述

《十四经发挥》是元代医家滑寿于 1341 年编成的经络腧穴学著作。滑寿(约 1304—1386)，字伯仁，晚号撄宁生，祖籍许州襄城(今河南襄城)人，元初迁居仪真(今属江苏)，后定居余姚(今属浙江)，但自称许昌人。他早年从京口人王居中学医，著《读素问钞》等，后又从东平高洞阳学针法，其后将元代忽泰必列(一作忽公泰)的《金兰循经取穴图解》充实、改编而成《十四经发挥》。

《十四经发挥》共 3 卷，卷上为"手足阴阳流注篇"，统论十二经脉循行的流注方向、经脉的功能及经气的循行；卷中为"十四经脉气所发篇"，详述十四经循行路线及其病候；卷下为"奇经八脉篇"，论述奇经八脉的循行并循脉考穴。卷上的正文和卷中的十四经正文与《金兰循经取穴图解》相同，滑寿增加了注解、歌诀等内容；卷下内容则引自《圣济总录·奇经八脉》。

《十四经发挥》成书不久后即刊行，但原刊本早佚，国内现存最早刊本为明万历间吴琯汇刻的 24 种《薛氏医案》本。

二、学术贡献

1. 经络腧穴

(1)明堂图

《十四经发挥》上篇有俯、仰人尺寸图，但或为后人附入。中篇十四经每经一图，是滑寿在经络图上重新标穴，以穴连线，并有重要经络循行部位的提示，是一种标示腧穴、经络的综合图。

(2)十四经及腧穴

元代之前的经络学说，一般以十二正经为主。《十四经发挥》认为，督、任二脉既有经又有穴，有别于其他奇经，应与十二正经相提并论。该书的主要特点，是以十二经脉的流注先后为序注明有关穴位，同时把有专穴的任、督二经附于十二经后，总称十四经。

---

① 本篇原文选自：纪昀.四库全书总目提要[M].石家庄：河北人民出版社，2000.

中篇各经之前有一首歌诀。全书共载穴 354 个,与《铜人腧穴针灸图经》相同。该书按循经列穴的方法,逐一考订十四经穴,将 354 个腧穴分归于十四经中,将腧穴的归经、排列次序与经络循行方向和路线紧密联系,如足少阳胆经的头部循行路线较简单,《灵枢·经脉》原文为"起于目锐眦,上抵头角,下耳后",但其所属穴位却包括从瞳子髎到风池的 20 个经穴。滑氏认为穴位在此路线上的分布应分三折:从瞳子髎折至完骨,再向前折至阳白,再向后折至风池。这一方式对后世针灸腧穴著作有深远的影响,现代的腧穴著作完全接受了《十四经发挥》的腧穴归经方法。

（3）经络定义

《十四经发挥》区别了经与脉的概念,认为"经者,以血气流行经常不息者而言",而"脉者,以血理分衺行体者言也",并将络脉定义为"本经之旁支,而别出联络于十二经者也",即把经脉的一些交通支都说成是络脉,所谓"络脉传注,周流不息"。

2. 针灸文献

《十四经发挥》采用了《金兰循经取穴图解》的内容。《金兰循经取穴图解》原于 1303 年刊行,自滑氏注《十四经发挥》后,"人始嫌其简略"而渐散佚,至无传本。《圣济总录》卷帙浩繁,不易浏览,《十四经发挥》对奇经八脉内容的摘录,扩大了奇经八脉理论的影响。

三、原文选读①

凡　　例

十二經所列次第,並以流注之序爲之先後,附以任督二奇者,以其有專穴也。總之爲十四經云。

……

奇經八脈,雖不若十二經之有常道,亦非若諸絡脈之微妙也。任督二脈之直行者,既已列之十四經,其陰陽維蹻、衝、帶六脈,則別具編末,以備參考。

【按语】

滑寿在凡例部分说明了把任、督二奇经和十二经一起论述的原因,是因为这两条奇经有专穴。其余六条奇经则在该书下篇论述。

手足阴阳流注篇

謂之經者,以血氣流行,經常不息者而言。謂之脈者,以血理分衺行體者而言也。

……

絡脈者:本經之旁支,而別出以聯絡于十二經者也。本經之脈:由絡脈而交他經。他經之交,亦由是焉。

……

經脈之流行不息者,所以運行血氣,流通陰陽,以榮養于人身者也。不言絡脈者,舉經以賅之。

---

① 本篇原文选自:滑寿.十四经发挥[M]//黄龙祥.针灸名著集成.北京:华夏出版社,1996.

【按语】

本段选文选自《十四经发挥》卷上,分别为滑寿对经、脉、络脉的定义,及对经脉和络脉生理功能的论述。

十四经脉气所发篇

手太陰肺經穴歌

手太陰肺十一穴,中府、雲門、天府列;俠白、尺澤、孔最存,列缺、經渠、太淵涉;魚際、少商如韭葉。

……

足少陽經,起目銳眦之瞳子髎,于是循聽會、客主人,上抵頭角。循頷厭,下懸顱、懸釐,由懸釐外循耳上髮際,至曲鬢,率谷。由率谷外折,下耳後,循天衝、浮白、竅陰、完骨。又自完骨外折,上過角孫,循本神,過曲差,下至陽白,會睛明。復從睛明上行,循臨泣、目窗、正營、承靈、腦空、風池云。

【按语】

在《十四经发挥》卷中,滑寿为十四经的各经所属穴编写了经穴歌。同时,根据《灵枢·经脉》所述经脉循行,将经脉路线与腧穴紧密结合。对这一观点,后世医家不尽赞同,但该方式已被现代腧穴学著作采用。

● **思考题**

1. 简述滑氏"十四经"概念,其理论依据是什么?

2. 十二经气血流注与十四经气血流注有什么异同? 试阐明其内在的联系。

3. 请说明循经取穴与分部取穴各自的特点,临床如何应用?

附

《十四经发挥》自序

滑 寿

人爲血氣之屬,飲食起居,節宣①微爽,不能無疾。疾之感人,或内或外,或小或大,爲是動,爲所以生病②,咸不出五臟六腑,手足陰陽。聖智者興,思有以治之,于是而入者,于是而出之也。上古治病,湯液醪醴爲甚少,其有疾,率取夫空穴經隧之所統繫,視夫邪之所中,爲陰,爲陽,而灸刺之,以驅去其所苦。觀《内經》所載服餌之法纔一二,爲灸者四三,其他則明鍼刺,無慮十八九。鍼之功,其大矣。厥後方藥之說肆行,鍼道遂寢不講,灸法亦僅而獲存。鍼道微而經絡爲之不明;經絡不明,則不知邪之所在。求法之動中機會,必捷如響,亦難矣。若昔軒轅氏、岐伯氏斤斤問答,明經絡之始末,相孔穴之分寸,探幽摘邃,布在方册。亦欲使天下之爲治者,視天下之疾,有以究其七情六淫之所自,及有以察夫某爲某經之陷下也;某爲某經之虛若實,可補瀉也;某爲某經之表裏,可汗可下也。鍼之,灸之,藥之,餌之,無施不可,俾免夫顰蹙呻吟,抑巳備矣。遠古之書,淵乎深哉! 于初學或未易也。及以《靈樞經·本輸》,《素問·骨空》等論,袞而集之,得經十二;任督脈之行腹背者二,其隧穴之周于身者,六百五十有七。考其陰

---

① 宣:当为"宜"字之讹。
② 所以生病:当为"所生病"之讹。

陽之所以往來,推其骨空之所以駐會,圖章訓釋,綴以韻語,釐爲三卷;目之曰《十四經發揮》,庶幾乎發前人之萬一,且以示初學者,于是而出入之嚮方也。烏乎！考圖以窮其源,因文以求其義,尚不庾前人之心。後之君子,察其勤而正其不逮,是所望也。至正初元閏月六日,許昌滑壽自序。

第五章
明代的针灸文献

导学

掌握本章针灸文献的作者、成书年代及学术贡献。
熟悉《针灸大全》《针灸聚英》《针灸大成》等著作对前代针灸文献的总结作用。
了解席弘学派的传承、杨继洲与《针灸大成》的关系。

第一节 《神应经》

一、概述

《神应经》是明代刘瑾改编其师陈会《广爱书》而成的针灸学著作,成书于1425年。陈会,字善同,号宏纲,江西丰城横江里人,他传徒24人,其中刘瑾最为出色。这一系是席弘学派的传人。席弘,字弘远,别号梓桑君,"先世世为明堂之官"。1127年两宋交替之际,赵构南渡长江,席弘"随龙南渡,遂家临川之席坊",其后"世以针灸相传"。席氏第十世席信卿于传子之外,又传于陈会。

《神应经》为刘瑾奉明太祖第十七子宁王朱权之命而作,朱权为此书作序,称陈会"徒二十四人,独刘瑾得其指下之秘,故能继宏纲之术而无坠也",他"命医士刘瑾重校其师宏纲先生所传《广爱书》十卷,予止取其穴之切于用者为一卷,更其名曰《神应经》。内五百四十八证,计二百一十一穴。又择刘瑾之经验者六十证,计一百四十五穴,纂为一册,目曰《神应秘要》"。席弘学派由宋至明,历300余年,传承11代,至陈会广收门徒,又经朱权的大力推崇,在明代有巨大影响。这一派的正式著述从陈会始,除朱权序中所提著作外,刘瑾还提及陈会曾选编《广爱书》为《广爱书括》,但此四书只有《神应经》保存下来。在元代和明代的其他著作中,也能见到反映席弘学派思想的著述,如针灸歌赋中有朱权《乾坤生意》中的《长桑君天星秘诀歌》、徐凤《针灸大全》中的《席弘赋》《金针赋》、高武《针灸聚英》中的《补泻雪心歌》《天元太乙歌》等,均与席弘学派有关。又如李梴《医学入门》记载了与《席弘赋》类似的内容,又扩充了补泻法,称"乃庐陵欧阳之后所授,与今时师不同"。所称"庐陵欧阳",名字不详,从其学术观点看,可能也属于席弘一派的传人。

洪熙元年(1425年),朱权为初刊《神应经》写序,但现初刊本已不存,唯余一明刊残本。但本书初刊本早期传至日本,明成化九年(1473年),日本僧人良心传至朝鲜,次年,朝鲜据以刊。今所传者,为日本正保二年(1645年)据朝鲜重刊本再版刊本。

二、学术贡献

1. 经络腧穴

《神应经》的"百穴法歌"记载111穴,以歌诀形式分十四经论述了各穴的归经和定位。在

"穴法图"部分,有1幅头面躯干诸穴图和12幅十二经四肢腧穴图,随图论述214穴的定位和刺灸法。这是席弘一派主要用穴,与官修针灸著作和历代经典的记载有所不同,多根据临床实际而选穴,较为精简。

2. 刺法灸法

《神应经》的"补泻手法"介绍了刺灸手法。席弘学派特别注重针刺手法,转针区分左转和右转,区别人体部位左右而施行捻转补泻,即"补泻之法,体之左有左补泻之法;右有右补泻之法"。在应用补泻手法时,还结合催气手法和呼吸、开阖等补泻方法。在施行补法时,认为应先泻后补。

书中对针灸同时施用提出异议,认为除"惟腹上用针,随灸数壮,以固其穴"外,"其穴灸者不可复针,针者不可复灸"。

3. 针灸治疗

《神应经》的主体内容为诸症及配穴,包括诸风、伤寒、痰喘咳嗽、诸般积聚、腹痛胀满、心脾胃、心邪癫狂、霍乱、疟疾、肿胀(附红瘅、黄疸)、汗、痹厥、肠痔大便、阴疝小便、头面、咽喉、耳目、鼻口、胸背胁、手足腰腋、妇人、小儿、疮毒和杂病等,共548条。

三、原文选读[①]

补 泻 手 法

臣瑾曰:夫"鍼灸有劫病之功"者,在于手法而已。倘穴不得其真,功固奏矣;穴得真矣,補瀉不得其道,亦徒然矣。宏綱先生有曰:世俗所謂補瀉之法,補者以大指向外,瀉者以大指向內,此謬之甚矣。世醫之所謂瀉,鍼法之所謂補也;其補者,鍼法之所謂瀉也。孰不知補瀉之法,體之左有左補瀉之法,右有右補瀉之法,隨氣血所行而治之。不合其理,孰爲其治?又曰:《素問》內言"鍼而不灸,灸而不鍼",庸醫鍼而復灸,灸而復鍼。後之醫者,不明軒岐之道,鍼而復灸,灸而復鍼者有之。孰不知書中所言某穴在某處,或鍼幾分,灸幾壯。此言若用鍼當用幾分;若用灸當灸幾壯,謂其穴灸者不可復鍼,鍼者不可復灸。今之醫者,凡灸,必先灸三壯乃用鍼,復複灸數壯,謂之"透火艾"之說。是不識書中之意,不明軒岐之旨,深可慨也。傳曰:"愚而好自用",良有以也。昔宏綱先生亦常言,惟腹上用鍼,隨灸數壯,以固其穴,亦可,他處忌之,不可以一例用之。此醫家權變之說也,不可不知。

瀉訣直說

臣瑾曰:昔宏綱先生授曰:取穴既正,左手大指掐其穴,右手置鍼于穴上,令患人咳嗽一聲,隨咳納鍼,至分寸。候數穴鍼畢,停少時,用右手大指及食指持鍼,細細動搖、進退搓捻其鍼,如手顫之狀,謂之催氣。約行五六次,覺鍼下氣緊,却用瀉法。如鍼左邊,用右手大指食指持鍼,以大指向前,食指向後,以鍼頭輕提往左轉。如有數鍼,俱依此法。俱轉畢,仍用右手大指食指持鍼,却用食指連搓三下謂之"飛",仍輕提往左轉,略退鍼半分許,謂之"三飛一退"。依此法行至五六次,覺鍼下沉緊,是氣至極矣,再輕提往左轉一二次。如鍼右邊,以左手大指食指持鍼,以大指向前、食指向後,依前法連搓三下,輕提鍼頭向右轉,是鍼右邊瀉法。欲出鍼時,令

① 本篇原文选自:王国瑞,陈会,刘瑾.《针灸玉龙经》《神应经》合注[M].李鼎,王罗珍,评注校勘.上海:上海科学技术出版社,1995.

病人咳一聲,隨咳出鍼,此謂之瀉法也。

補訣直説

臣瑾曰:昔宏綱先生授曰:凡人有疾,皆邪氣所湊,雖病人瘦弱,不可專行補法。《經》曰:"邪之所湊,其氣必虚",如患赤目等疾,明見其爲邪熱所致,可專行瀉法。其餘諸疾,只宜平補平瀉。須先瀉後補,謂之先瀉其邪,後補真氣。此乃先生不傳之秘訣也。如人有疾,依前法鍼,用手法催氣、取氣,瀉之既畢,卻行補法。令病人吸氣一口,隨吸轉鍼。如鍼左邊,捻鍼頭轉向右邊,以我之右手大指食指持鍼,以食指向前,大指向後,仍捻鍼深入一二分,使真氣深入肌肉之分。如鍼右邊,捻鍼頭轉向左邊,以我之左手大指食指持鍼,以食指向前,大指向後,仍捻鍼深入一二分。如有數穴,依此法行之。既畢,停少時,卻用手指于鍼頭上輕彈三下,如此三次。仍用我之左手大指食指持鍼,以大指連搓三下謂之"飛",將鍼深進一二分,以鍼頭轉向左邊,謂之"一進三飛"。依此法行至五六次,覺鍼下沉緊,或鍼下氣熱,是氣至足矣。令病人吸氣一口,隨吸出鍼,急以手按其穴,此謂之補法也。

【按语】

本段选文反映了席弘一派对针刺手法的认识,说明了补泻的操作方法。该派补泻手法的主要特点是区别人体左右部位,分别以左右手向不同方向捻针,同时配合飞法、呼吸补泻和开阖补泻法。在施行补法时,其基本原则为先泻后补。

陈会认为除腹部外,其余各部腧穴当遵循《素问》"针而不灸,灸而不针"的原则,但《素问》并无此语。

● 思考题

1.《神应经》的学术渊源是什么?

2. 席弘学派有哪些代表人物和著作?

附

《神应经》序

朱 权

唐虞之紀官,非剞子不能以明其制;羲軒之制樂,非師襄則無以審其音。是以聖人師之。醫道之學,吾未能也,故有"吾不如老農"之嘆。然人之有身,血氣所醉,嗜欲所泪,寒暑所搏,萬慮所攻,鮮有不至于疾者,非至人曷能安之?是以聖人因之而制,砭焫之方出焉。昔在太朴之世,未有藥物,獨用砭焫之道,活生民于掌握,此醫道之大者也。予喜其無藥物哎咀之勞,而能回生于指下,可謂易矣。乃求其術于醫者,久而得之者十有餘家,獨宏綱乃遇信卿席真人所授之術,故其補瀉、折量之法,其口訣、指下之妙,與世醫之所不同。出于人者,見于此也。其徒二十四人,獨劉瑾得其指下之秘,故能繼宏綱之術而無墜也。予謂干將雖神,使之補履,莫若一錐之能;良藥雖眾,至于劫病,莫若一鍼之捷。藥以氣味而達之,故其宣利經絡也遲;鍼以剚劂而取之,故其疏通血脈也速。況加以冰臺,灼以神燧,助其真陽,逐其陰邪,而元氣充矣。奚何病之有哉!若人遇夜,或在路,倘有微恙,藥不可得也,惟砭焫之術,可以應倉卒之用。士之于世,欲治生者,不可不知。予故愛而學之。乃命醫士劉瑾,重校其師宏綱所傳《廣愛書》十卷,予止取其穴之切于用者爲一卷,更其名曰《神應經》。内五百四十八證,計二百一十一穴。又擇其劉瑾之經驗者六十四證,計一百四十五穴,纂爲一册,目曰《神應秘要》,而以此心推之于眾庶,不負宏綱"廣愛"之仁也。此書世所未有,用傳于世,今命刊行,以紀于首章云。時在洪熙乙巳四月二十一日書。

第二节　《针灸大全》

一、概述

《针灸大全》,原名《徐氏针灸》,又名《针灸捷要》《针灸捷法大全》,是明代最早的汇集类针灸学专书。作者徐凤,字廷瑞,于成化至正德年间(1465—1521)编成此书。

《针灸大全》共 6 卷,包括针灸歌赋、周身折量法、八法流注、《金针赋》和子午流注针法,以及灸法等;其中由徐凤编撰或注解者,仅有"标幽赋"注、"周身折量法"和"子午流注逐日按时定穴诀"等内容,其余各篇均集录自各家医书。

《针灸大全》现存有多种刻本。

二、学术贡献

1. 刺法灸法

《针灸大全》所载的《金针赋》概括了元明时期南北方针灸流派的针法内容,包括席弘一派所倡导的区别男女、上下左右的针法,金代何若愚的"通经接气"法,以及窦默"手指补泻"的"下针十四法"和得气理论等。

该赋继承《黄帝内经》《难经》思想,在吸取前人经验的基础上,较全面地总结了明代以前的针刺手法和理论,将各种方法进行组合运用,提出了诸多复式手法如治病八法、飞经走气四法和三才补泻等。

2. 针灸治疗

《针灸大全》所载的子午流针注法较为完备。书中载有《子午流注逐日按时定穴诀》,是徐凤在闫明广纳甲法的基础上修改而成,后世纳甲法多依此歌,称为"徐凤纳甲法"。

《针灸大全》载录《八法逐日干支歌》《八法临时干支歌》,提出了"灵龟八法"。此法结合九宫八卦,逐日按时开穴,它与《玉龙经》的飞腾八法有相通之处,但较为复杂。

《针灸大全》还载有"飞腾八法",也以流注八穴为基础,按时辰的天干纳卦开穴。该法与《玉龙经》中的飞腾八法名称相同,但具体方法不同。

3. 针灸文献

《针灸大全》收集了历代针灸文献,包括孙思邈、王惟一、窦默、席弘等针灸医家的经验和学说。书中有众多明代以前医家的名篇,如《四总穴歌》《马丹阳天星十二穴并治杂病歌》《席弘赋》《通玄指要赋》《标幽赋》等。这些内容后来被《针灸聚英》《针灸大成》等书转引,对明代以后的针灸学有较大影响。

徐凤按《甲乙经》头面躯干分区、四肢分经的排列法,以歌括的方式总结取穴法,便于腧穴理论的推广与流传。

徐凤注解《标幽赋》的水平较高,其后杨继洲重注此赋时,主要采用了徐氏注文。

三、原文选读①

梓岐风谷飞经撮要金针赋

觀夫鍼道,捷法最奇,須要明于補瀉,方可起于傾危。先分病之上下,次定穴之高低。頭有病而足取之,左有病而右取之。男子之氣,早在上而晚在下,取之必明其理;女子之氣,早在下而晚在上,用之必識其時。午前爲早屬陽,午後爲晚屬陰,男女上下,憑腰分之。手足三陽,手走頭而頭走足;手足三陰,足走腹而胸走手。陰升陽降,出入之機。逆之者爲瀉爲迎,順之者爲補爲隨。春夏刺淺者以瘦,秋冬刺深者以肥。更觀原氣之厚薄,淺深之刺尤宜。

原夫補瀉之法,妙在呼吸手指。男子者,大指進前左轉,呼之爲補,退後右轉,吸之爲瀉,提鍼爲熱,插鍼爲寒;女子者,大指退後右轉,吸之爲補,進前左轉,呼之爲瀉;插鍼爲熱,提鍼爲寒。左與右有異,胸與背不同,午前者如此,午後者反之。

是故爪而切之,下鍼之法;搖而退之,出鍼之法;動而進之,催鍼之法;循而攝之,行氣之法。搓而去病,彈則補虛,肚腹盤旋,捫爲穴閉。沉重豆許曰按,輕浮豆許曰提。一十四法,鍼要所備。補者一退三飛,真氣自歸;瀉者一飛三退,邪氣自避。補自補其不足,瀉則瀉其有餘。有餘者爲腫爲痛,曰實;不足者爲癢爲麻,曰虛。氣速效速,氣遲效遲。死生富貴,鍼下皆知。賤者硬而貴者脆,生者澀而死者虛。候之不至,必死無疑。

且夫下鍼之法,先須爪按,重而切之;次令咳嗽一聲,隨咳下鍼。凡補者呼氣,初鍼刺至皮內,乃曰天才;少停進鍼,刺入肉內,是曰人才;又停進鍼,刺至筋骨之間,名曰地才。此爲極處,就當補之。再停良久,却須退鍼至人之分,待氣沉緊,倒鍼朝病,進退往來,飛經走氣,盡在其中矣。凡瀉者吸氣,初鍼至天,少停進鍼,直至于地,得氣之瀉,再停良久,却須退鍼,復至于人,待氣沉緊,倒鍼朝病,法同前矣。其或暈鍼者,神氣虛也,以鍼補之,以袖掩之,口鼻氣回,熱湯與之,略停少頃,依前再施。

及夫調氣之法,下鍼至地之後,復人之分,欲氣上行,將鍼右撚;欲氣下行,將鍼左撚;欲補先呼後吸,欲瀉先吸後呼。氣不至者,以手循攝,以爪切掐,以鍼搖動,進撚搓彈,直待氣至。以龍虎升騰之法,按之在前,使氣在後,按之在後,使氣在前,運氣走至疼痛之所。以納氣之法,扶鍼直插,復向下納,使氣不回。若關節阻澀,氣不過者,以龍、虎、龜、鳳通經接氣,大段之法,驅而運之,仍以循攝爪切,無不應矣,此通仙之妙。

況夫出鍼之法,病勢既退,鍼氣微鬆;病未退者,鍼氣如根,推之不動,轉之不移,此爲邪氣吸拔其鍼,乃真氣未至,不可出之,出之者病即復,再須補瀉,停以待之,直候微鬆,方可出鍼豆許,搖而停之。補者吸之去疾,其穴急捫;瀉者呼之去徐,其穴不閉。欲令腠密,然後吸氣。故曰:下鍼貴遲,太急傷血;出鍼貴緩,太急傷氣。已上總要,于斯盡矣。

考夫治病之法有八:一曰燒火山,治頑麻冷痹,先淺後深,凡九陽而三進三退,慢提緊按,熱至,緊閉插鍼,除寒之有準。二曰透天涼,治肌熱骨蒸,先深後淺,用六陰而三出三入,緊提慢按,寒至,徐徐舉鍼,退熱之可憑。皆細細搓之,去病準繩。三曰陽中隱陰,先寒後熱,淺而深,以九六之法,則先補後瀉也。四曰陰中隱陽,先熱後寒,深而淺。以六九之方,則先瀉後補也。補者直須熱至,瀉者務待寒侵,猶如搓線,慢慢轉鍼,蓋法在淺則用淺,法在深則用深,二者不可

---

① 本篇原文選自:徐凤.针灸大全[M].北京:人民卫生出版社,1958.

兼而紊之也。五曰子午搗臼,水蠱膈氣,落穴之後,調氣均勻,鍼行上下,九入六出,左右轉之,十遭自平。六曰進氣之訣,腰背肘膝痛,渾身走注疼,刺九分,行九補,臥鍼五七吸,待氣上下,亦可龍虎交戰,左撚九而右撚六,是亦住痛之鍼。七曰留氣之訣,疝瘕癥痕,刺七分,用純陽,然後乃直插鍼,氣來深刺,提鍼再停。八曰抽添之訣,癱瘓瘡癩,取其要穴,使九陽得氣,提按搜尋,大要運氣周遍,扶鍼直插,復向下納,回陽倒陰,指下玄微,胸中活法,一有未應,反復再施。

若夫過關過節,催運氣血,以飛經走氣,其法有四:一曰青龍擺尾,如扶船舵,不進不退,一左一右,慢慢撥動。二曰白虎搖頭,似手搖鈴,退方進圓,兼之左右,搖而振之。三曰蒼龜探穴,如入土之象,一退三進,鑽剔四方。四曰赤鳳迎源,展翅之儀,入鍼至地,提鍼至天,候鍼自搖,復進其元,上下左右,四圍飛旋,病在上吸而退之,病在下呼而進之。

至夫久患偏枯,通經接氣之法,已有定息寸數。手足三陽,上九而下十四,過經四寸;手足三陰,上七而下十二,過經五寸。在乎搖動出納,呼吸同法,驅運氣血,頃刻周流,上下通接,可使寒者暖而熱者涼,痛者止而脹者消。若開渠之決水,立時見功,何傾危之不起哉!

雖曰病有三因,皆從氣血;鍼分八法,不離陰陽。蓋經絡晝夜之循環,呼吸往來之不息,和則身體康健,否則疾病竟生。譬如天下國家地方,山海田園,江河谿谷,值歲時風雨均調,則水道疏利,民安物阜。其或一方一所,風雨不均,遭以旱潦,使水道涌竭不通,災傷遂至。人之氣血受病三因,亦猶方所之于旱潦也。蓋鍼砭所以通經脈,均氣血,鐲邪扶正,故曰"捷法最奇"者哉!

嗟夫!軒岐古遠,盧扁久亡,此道幽深,非一言而可盡,斯文細密,在久習而能通。豈世上之常辭,庸流之泛術,得之者若科之及第,而悦于心;用之者如射之發中,而進于目。述自先聖,傳之後學,用鍼之士,有志于斯,果能洞造玄微,而盡其精妙,則世之伏枕之疴,有緣者遇鍼,其病皆隨手而愈矣。

【按語】

《金針賦》是针灸史上影响很大的一篇针刺手法专著,现代针灸书籍所载的针刺手法多源于此赋。该赋在继承发展前代席弘、何若愚、窦默等人的刺法经验之外,还提出了三才补泻、调气法、治病八法、飞经走气四法等复式手法。

● **思考题**

1.《金针赋》对前代医家的针法经验有何发展?

2. 如何评价《金针赋》中的治病八法、飞经走气四法等复式手法?

附1

《金针赋》按

徐　凤

此《金鍼賦》乃先師秘傳之要法,得之者每每私藏而不以示人,必待價之金乃可得也。予今以活人爲心,更不珍藏,載于卷中,與同志之士共知。學者慎勿輕視。若能熟讀詳味,久當見之,則用鍼之法盡于此矣。

附2

《金针赋》序

大明洪武庚辰仲春,余學鍼法。初學于洞玄先生孟仲倪公;明年公歿過維陽,又學于東隱先生九思彭公,深得二先生發明竇太師鍼道之書,梓岐風谷飛經走氣補瀉之法。遊江湖間,以之參問他師,皆不過能談其概,及求精微之妙,百不一二,間有知者,亦莫盡知其奧。余于是甚悅于心,則知世所得者鮮矣,固深胸臆,寶而重之。數年間,用而百發百中,無不奏效。永樂己丑,惜余遭誣,徙居于民樂耕鋤之內,故退寓西河,立其堂曰"資深",其號曰"泉石",心以避守自娛,過者皆曰此讀書耕者之所也。凡有疾者求治,不用于鍼,多用于灸。自是梓岐風谷之法荒廢,而名不聞。非不以濟人之心為心,蓋不欲取譽于時矣。今也余年向暮,髭鬢皆霜,恐之失傳,眷眷在念。正統己未春末,養疾之眼,閱其所傳鍼法之書,繁而無統,于是撮其簡要。不愧疏庸,編集成文,名曰《金鍼賦》。金乃世之寶也,非富貴不能得之,豈貧賤所能有也,名其"金",稱其貴也,貴能劫疾于頃刻之間,故以"觀夫"發端,而"嗟夫"結之,則深歎美其法而有收效之捷異耳。篇中首論頭病取足、左端取右、男女早晚之氣、手足經絡順逆之理;次論補瀉下鍼、調氣出鍼之法;末論治病驅運氣血,通接至微之妙,而又叮嚀勉其學者,務必以盡精誠,則可以起沉疴之疾。言雖直,其義詳明,尤其貫穿次第有序,使後之學者易為記誦,其傳不泯。俟他日有竇漢卿復出,而攻之熟,造之深,得于心而應手,顯用光大,必念乎今之刪繁撮簡成文者誰歟?是亦遺言于後也,必學者敬之哉!時正統四年(1439 年)己未歲八月既望謹識。

第三节 《针灸聚英》

一、概述

《针灸聚英》是明代医家高武的著作。此书于嘉靖己丑(1529 年),继高武的另一本著作《针灸节要》之后成书,两书均刊行于嘉靖丁酉(1537 年)。《针灸节要》,又有《素难节要》,或《针灸素难要旨》等刊本,凡 3 卷,专论《灵枢》《素问》《难经》中有关的针灸内容;《针灸聚英》,凡 4 卷,汇集了《灵枢》《素问》《难经》之后、明代以前 30 多种医学著作中的针灸内容,包括经络腧穴、病证取穴治法、刺灸法和针灸歌赋,并有评议发挥。两书相互发明针灸之道,溯源穷流,对针灸学术颇有影响。

高武,号梅孤子,明代四明人,生卒年不详,大致生活于弘治、正德及嘉靖年间,当 16 世纪初期。《鄞县志》载其"负奇,好读书。凡天文、律吕、兵法、骑射,无不娴习"。嘉靖时高武中武举,官场不得志而南归,专攻医学,尤精针术。曾铸铜人三具,男、妇、童子各一,"以试其穴,推之人身,其验不爽毫发"。

高武原将《针灸节要》和《针灸聚英》作为一部书的两个部分编纂,初刻本为《针灸节要聚英》合刻七卷本。日本于 1640 年曾将《针灸聚英》分 8 卷刊行,书名改为《针灸聚英发挥》。

二、学术贡献

1. 经络腧穴

(1) 明堂图

《针灸聚英·卷一》先列"五脏六腑之图",正、侧、背铜人图,仰、伏尺寸图和指寸图,共 7 幅,配合文字,论述五脏六腑、手足阴阳流注、骨度分寸和同身寸。其后论述十二正经及其经穴,除心包经和三焦经仅有经穴图一幅外,其余各经有脏腑图和经穴图各一幅;督、任二脉及经穴也各配有经穴图。这些图形与文字配合,使经脉循行和腧穴定位更为直观。

(2)经络

《针灸聚英》对一些经络理论进行了阐释,如认为"任与督,一源而二歧,督则由会阴而行背,任则由会阴而行腹";胃之大络虚里与宗气有关,"不在诸络之列"等。对十二正经,《针灸聚英》在各经之前详论相关脏腑的生理病理。

(3)腧穴

《针灸聚英》收载的腧穴数、腧穴的排列次序等均同《十四经发挥》。腧穴主治综合了《千金要方·孔穴主对法》《针灸资生经》《济生拔萃》等书的主治证,所载内容较以前的腧穴主治增加很多。

对于前人记载的取穴方法和取穴经验,高武进行了验证,对各法合理性加以辨析。如骑竹马法,高武按古法取穴,穴点位于督脉的至阳、筋缩之外,太阳经的膈俞、肝俞之内,非正穴,故怀疑为后人传讹。又如四花穴,高武认为原先的简便取穴法是"古人恐人不识点穴",其穴"当必有合于五脏俞也",故通过实践,确定了膈俞、胆俞为四花穴。

此外,高武还对井穴、原穴、背俞穴等腧穴理论进行了分析。

2. 刺法灸法

《针灸聚英》提出"针灸药皆医家分内事",当"因病而施"。宋元时期,针灸学得到了很大的发展,至明初,针刺补泻手法越来越多。《针灸聚英》收录了当时流行的各类刺法及灸法。对这些内容,高武认为"不溯其原,则昧夫古人立法之善""不穷其流,则不知后世变法之弊",故对当时针灸理论的发展,多以《黄帝内经》《难经》为尺度来衡量并加以评论。

(1)刺法

高武认为呼吸补泻的正确操作是"医工持针,等候病人之呼吸而用针",而当时"令病人吹气一口,吸气一口"的方法,是以呼吸候针,非鼻中呼吸,"谬之甚也"。对于人身左右补泻不同,他认为"捻针已非《素问》意矣,而人身左右不同,谬之甚也"。窦汉卿针刺十四法中,高武认为可以肯定的是进、退、动、摇、弹、扪、摄、循、切、按、爪、盘等十二法,而"搓、捻非《素问》法也"。《金针赋》的治病八法和飞经走气法等复式手法,高武均认为是"巧立名色""求针之明,为针之晦"。对于三才法,高武认为即《素问》浅深法。

对于针刺深浅及留针时间,高武认为"肌肉有浅深,病去有迟速",故不必泥于书上所载刺法。

对于当时流行的念咒法和人神之说,高武持否定态度。但对念咒法,高武也提出了它有积极的一面,可使针工"一心在针"。

(2)灸法

《针灸聚英》记载了温针之法,"其法针于穴,以香白芷作圆饼,套针上,以艾蒸温之"。认为此法仅适用于"山野贫贱之人,经络受风寒致病者",有时见效,也只是温针通气而已。按此法与现代温针灸相近。

(3)刺灸意外

《针灸聚英》重视针刺意外的处理,记录了晕针、折针和针灸伤等针刺意外的处理方法,特别强调为预防折针,应在针前检视针具。

3. 针灸治疗

《针灸聚英》卷二专立"东垣针法"一节,介绍了李东垣的针刺经验。如刺络放血疗法,历代医家多用于各种实热火证,李东垣在此基础上,还将该法应用于某些虚证、寒证。

《黄帝内经》提出"逆(迎)而夺之""追(随)而济之",历代医家对此各有发挥,用子母补泻、针向、针刺浅深等来解释迎随。高武在《针灸聚英·附辨》中以经气的流注时辰来释"迎随"。他说:"迎者,适其气方来,如寅时气来注于肺,卯时气去注大肠,此时肺、大肠气方盛而夺泻之也。随者随其气方去,如卯时气去大肠:辰时气去注于胃、肺与大肠此时正虚而补之也。"即以经脉气血在人体内行进的方向为前提,再结合流注时辰来分辨迎随补泻。高武据此提出了"十二经病井荥输经合补虚泻实",用以治疗《灵枢·经脉》的是动病和所生病。"纳子法"即在此基础上发展而来。

对于纳甲法,高武认为"今日某日,某时其穴开,凡百病皆针灸此开穴"是错误的。他认为使用该法应着眼于病,以病取穴,按时寻穴,即"使人知某病宜针灸某经某穴,当用某日某时,其穴开时方可针之"。

4. 针灸文献

《针灸聚英》汇集了当时流行的各类针灸歌赋,所录歌赋多标明出处。对于同一歌赋见于不同著作者,多本于较早的著作。该书引录文献十分丰富,所引医书有些现已失传,而部分医书版本较现行本为早。如《针灸聚英》最早载录《玉龙赋》《肘后歌》《百证赋》和《补泻雪心歌》等,所载《拦江赋》出自现已失传的明代针灸家凌云书稿,"天元太乙歌"引自《神应经》但不见于现行本等,因此具有很高的文献价值。

《针灸聚英》列出了《子午经》《铜人针灸图》《明堂针灸图》《存真图》《金兰循经》等近20本"集用书目",对各书的卷数、作者、内容等做了简略介绍,对后世的针灸文献研究亦有参考价值。

三、原文选读①

百　证　赋

百證俞穴,再三用心。顖會連于玉枕,頭風療以金鍼。懸顱、頷厭之中,偏頭痛止;強間、豐隆之際,頭痛難禁。原夫面腫虛浮,須仗水溝、前頂;耳聾氣閉,全憑聽會、翳風。面上蟲行有驗,迎香可取;耳中蟬噪有聲,聽會堪攻。目眩兮,支正、飛揚;目黃兮,陽綱、膽俞。攀睛攻少澤、肝俞之所,淚出刺臨泣、頭維之處。目中漠漠,即尋攢竹、三間;目覺䀮䀮,急取養老、天柱。觀其雀目肝氣,睛明、行間而細推;審他項強傷寒,溫溜、期門而主之。廉泉、中衝,舌下腫疼堪取;天府、合谷,鼻中衄血宜追。耳門、絲竹空,住牙疼于頃刻;頰車、地倉穴,正口喎于片時。喉痛兮,液門、魚際去療;轉筋兮,金門、丘墟來醫。陽谷、俠谿,頷腫口噤並治;少商、曲澤,血虛口渴同施。通天去鼻內無聞之苦,復溜祛舌乾口燥之悲。瘂門、關衝,舌緩不語而要緊;天鼎、間使,失音嚅嚅而休遲。太衝瀉唇喎以速愈,承漿瀉牙疼而即移。項強多惡風,束骨相連于天柱;熱病汗不出,大都更接于經渠。

且如兩臂頑麻,少海就傍于三里;半身不遂,陽陵遠達于曲池。建里、內關,掃盡胸中之苦悶;聽宮、脾俞,祛殘心下之悲淒。久知脅肋疼痛,氣戶、華蓋有靈;腹內腸鳴,下脘、陷谷能平。胸脅支滿何療,章門、不容細尋。膈疼飲蓄難禁,膻中、巨闕便鍼。胸滿更加噎塞,中府、意舍所行;胸膈停留瘀血,腎俞、巨髎宜徵。胸滿項強,神藏、璇璣已試;背連腰痛,白環、委中曾經。脊强兮水道、筋缩，目眩兮颧髎、大迎。痉病非颅息而不愈，脐风须然谷而易醒。委阳、天池，腋肿鍼而速散；后谿、环跳，腿疼刺而即轻。梦魇不宁，厉兑相谐于隐白；发狂奔走，上脘同起于神门。惊悸怔忡，取阳交、解谿勿误；反张悲哭，仗天冲、大横须精。癫疾必身柱、本神之令，发热仗少冲、曲池之津。岁热时行，陶道复求肺俞理；风痫常发，神道还须心俞宁。

　　湿寒湿热下髎定，厥寒厥热涌泉清。寒慄恶寒，二间疏通阴郄暗；烦心呕吐，幽门开彻玉堂明。行间、涌泉，主消渴之肾竭；阴陵、水分，去水肿之脐盈。痨瘵传尸，趋魄户、膏肓之路；中邪霍乱，寻阴谷、三里之程。治疸消黄，谐后谿、劳宫而看；倦言嗜卧，往通里、大钟而明。咳嗽连声，肺俞须迎天突穴；小便赤涩，兑端独泻太阳经。刺长强于承山，善主肠风新下血；鍼三阴于气海，专司白浊久遗精。且如肓俞、横骨，泻五淋之久积；阴郄、后谿，治盗汗之多出。脾虚穀以不消，脾俞、膀胱俞觅；胃冷食而难化，魂门、胃俞堪责。鼻痔必取龈交，瘰疬须求浮白。大敦、照海，患寒疝而善蠲；五里、臂臑，生瘰疬而能治。至阴、屏翳，疗痒疾之疼多；肩髃、阳谿，消瘾风之热极。

　　抑又论妇人经事改常，自有地机、血海；女子少气漏血，不无交信、合阳。带下产崩，冲门、气冲宜审；月潮违限，天枢、水泉细详。肩井乳痈而极效，商丘痔瘤而最良。脱肛趋百会、尾翠之所，无子搜阴交、石关之乡。中脘主乎积痢，外丘收乎大肠。寒疟兮商阳、太谿验，疬癖兮冲门、血海强。

　　夫医乃人之司命，非志士而莫为；鍼乃理之渊微，须至人之指教。先究其病源，后攻其穴道，随手见功，应鍼取效。方知玄里之玄，始达妙中之妙。此篇不尽，略举其要。

【按语】

《百证赋》首载于《针灸聚英》，作者无考。该赋阐述了临床上常见病证的针灸取穴，系从头面五官、颈项、躯干、四肢全身，自上而下按顾序编写。

肘　后　歌

　　头面之疾鍼至阴，腿脚有疾风府寻，心胸有病少府泻，脐腹有病曲泉鍼。肩背诸疾中渚下，腰膝强痛交信凭，胁肋腿痛后谿妙，股膝肿起泻太冲。阴核发来如升大，百会妙穴真可骇。顶心头痛眼不开，涌泉下鍼定安泰。鹤膝肿劳难移步，尺泽能舒筋骨疼，更有一穴曲池妙，根寻源流可调停；其患若要便安愈，加以风府可用鍼。更有手臂拘挛急，尺泽刺深去不仁，腰背若患挛急风，曲池一寸五分攻。五痔原因热血作，承山须下病无踪，哮喘发来寝不得，丰隆刺入三分深。狂言盗汗如见鬼，惺惺间使便下鍼。骨寒髓冷火来烧，灵道妙穴分明记。疟疾寒热真可畏，须知虚实可用意；间使宜透支沟中，大椎七壮合圣治；连日频频发不休，金门刺深七分是。疟疾三日得一发，先寒后热无他语，寒多热少取复溜，热多寒少用间使。或患伤寒热未收，牙关风壅药难投，项强反张目直视，金鍼用意列缺求。伤寒四肢厥逆冷，脉气无时仔细看，神奇妙穴真有二，复溜半寸顺骨行。四肢回还脉气浮，须晓阴阳倒换求，寒则须补绝骨是，热则绝骨泻无忧；脉若浮洪当泻解，沉细之时补便瘳。百合伤寒最难医，妙法神鍼用意推，口噤眼合药不下，合谷一鍼效甚奇。狐惑伤寒满口疮，须下黄连犀角汤。虫在脏腑食肌肉，须要神鍼刺地仓。伤寒腹痛虫寻食，吐蚘乌梅可难攻，十日九日必定死，中脘回还胃气通。伤寒痞气结胸中，两目昏黄汗不通，涌泉妙穴三分许，速使周身汗自通。伤寒痞结脅积痛，宜用期门见深功，当汗不汗合谷泻，自汗发黄复溜凭。飞虎一穴通痞气，祛风引气使安宁。刚柔二痉最乖张，口噤眼合面红粗，热血流入心肺腑，须要金鍼刺少商。中满如何去得根，阴包如刺效如神，不论老幼依法用，须教患者便抬身。打扑伤损破伤风，先于痛处下鍼攻，后向承山立作效，甄权留下意无穷。腰腿疼痛十年春,應鍼不了便惺惺,大都引氣探根本,服藥尋方枉費金。腳膝經年痛不休,內外踝邊用意求,穴號崑崙並呂細,應時消散即時瘳。風痹痿厥如何治? 大杼、曲泉真是妙,兩足兩脅滿難伸,飛虎神鍼七分到,腰軟如何去得根,神妙委中立見效。

【按语】

《肘后歌》首载于《针灸聚英》,作者不详。该歌叙述了常见病证的循经取穴、近刺、远道刺等处方配穴的规律,强调了五腧、八会、募穴等类穴的特定治疗作用。

● **思考题**

1. 简述高武的主要针灸学术思想。

2. 高武对元明时期发展的针刺补泻法有何评判? 对现代针刺手法应用有何启示?

3. 高武尊崇《黄帝内经》《难经》,以《黄帝内经》《难经》为标准评述各家之说及各类手法。这一观点是否合理?

附

《针灸聚英》引

高 武

扁鵲有言:"疾在腠理,熨焫之所及;在血脈,鍼石之所及;其在腸胃,酒醪之所及。"是鍼灸藥三者得兼,而後可與言醫。可與言醫者,斯《周官》之十全者也。襄武謬以活人之術止于藥,故棄鍼與灸莫之講,每遇傷寒熱入血室、閃挫諸疾,非藥餌所能愈,而必俟夫刺者,則束手無策,自愧技窮。因悟治病猶對壘,攻守奇正,量敵而應者,將之良也;鍼灸藥因病而施者,醫之良也。思得師指而艱其人。求之遠近,以鍼鳴者,各出編集《標幽》《玉龍》《肘後》《流注》《神應》等書,其于撚鍼補瀉,尚庶越人"從衛取氣,從榮置氣"之說。復取《素》《難》而研精之,旁究諸家,又知《素》《難》爲醫之鼻祖,猶《易》爲揲蓍求卦之原。諸家醫流,如以錢擲甲子起卦,勾陳、玄武、螣蛇、龍虎斷吉凶,似《易》而亂《易》也,後世鍼灸亦若是爾。嗚呼! 不溯其原,則昧乎古人立法之善,故嘗集《節要》一書矣;不窮其流,則不知後世變法之弊,此《聚英》之所以纂也。安故狃近者,猶曰"易窮則變,變則通,通則久。"是以《詩》變而《騷》,君子取之。郡縣者,封建之變;租庸者,井田之變,後人因之,固足以經國治世,奚怪于鍼灸之變法哉? 奚是古非今爲哉? 豈知封建井田變,而卒莫如周之延祚八百;鍼灸變,而卒莫如古之能收功十全。如使弊法而可因,則彼放蕩踰閑者,可以爲禮,以之安上治民;妖淫愁怨者,可以爲樂,以之移風易俗哉? 夫《易》謂"窮"斯變、通、久,《素》《難》者,垂之萬世而無弊,不可謂窮,不容于變而自通且久也。周子謂:不復古禮,不變今樂,而欲至治者遠;然則不學古醫,不變今俗,而欲收十全之功者,未之有也。兹續編諸家而折衷以《素》《難》之旨,夫然後前人之法,今時之弊,司命者知所去取矣。時嘉靖己丑(1529 年),夏六月六日,四明梅孤子高武識。

第四节 《针灸问对》

一、概述

《针灸问对》是针灸学史上第一部全面评议刺灸法的专著,成书于 1530 年,原名《针灸问答》；1532年刊刻时，更名为《针灸问对》。作者汪机（1463—1539），字省之，号石山居士，祁门朴墅（今安徽祁门）人。他的针灸学术思想主要体现在本书中。

《针灸问对》以问答形式阐述了针灸学的基本问题，议题颇为广泛，包括经络、腧穴、刺灸法、针灸治疗、禁忌以及对前人论述之评论等。全书分3卷，共84问。

《针灸问对》与汪机的其他著作被其门生辑编为《汪石山医书八种》，流传颇广。

二、学术贡献

1. 刺法灸法

（1）刺法

汪机继承了朱震亨"针法浑是泻而无补"和虞搏"其针虽有补泻法，予恐但有泻而无补焉"的观点，认为针有泻而无补。对于《黄帝内经》中的针刺补泻，汪机认为均是指泻法而言，所谓补法不过是张从正祛邪即所以扶正，去旧即所以生新之意。

元明时期针刺手法有很大的发展，补泻手法盛行，汪机认为其中"合理者少，悖理者多，错杂紊乱，繁冗重复"，故对当时的刺法理论和具体手法，汪机多持否定态度，如：① 当时一些针灸歌赋中以顺经、逆经、提按、捻转、呼吸等释迎随。汪机认为提按、捻转、呼吸等只可以言补泻，而不可以释迎随之意。② 汪机根据《金针赋》的论述注解针刺十四法，却认为它们与古代刺法不同，这些刺法种类繁多，但"字虽异而法实同，言虽殊而意则复。观其设心，无非夸多衒能，巧施手势，以骇人视听"。③ 三才纳针法分几次进，出针分几次退，汪机认为与《黄帝内经》中徐疾补泻之意大不相合，指出应当察肉分之厚薄，酌量针刺，方可合宜。④《金针赋》还提出了治病八法、飞经走气四法等综合补泻手法，汪机认为这些手法多是"巧立名色，聋瞽人耳目"，不过是"将提按徐疾左捻右捻六法，交错而用之耳"。⑤ 对于补泻分早晚、男女、左右、气血上下而不同，汪机亦表示异议。

关于腧穴的针刺深度和留针时间，汪机认为应该以气至为要，而不能以呼之多少为候。汪机还认为针灸不可兼施，"不知其说者，既针复灸，既灸复针，为害不浅"。

（2）灸法

汪机引用明代虞搏在《医学正传》中提出的观点，认为灸法能用于虚、实、寒、热各证。在外科用于疮疡痈疽未溃时，可以拔引郁毒、行散滞气，使毒易泄；已溃能补接阳气、祛散寒邪，使疮口易合。灸法主要适宜于阳气陷下、脉沉迟、脉证俱见在外、冬月阴寒大旺、阳明陷入阴水之中诸证，而不宜用于脉浮、阳气散于肌表等证以及夏月、头部及眼部。

对于"无病而灸，以防生病"的观点，汪机表示异议，认为灸火坏人经络，阻碍血气运行，"或有急症，欲通其气，则无及矣"，故"邪客经络，为其所苦，灸之不得已也，无病而灸，何益于事？"

在灸量上，汪机认为"当视其穴俞肉之厚薄，病之轻重，而为灸之"。

2. 针灸治疗

（1）诊察

汪机指出治病无定穴，要"审经与络、分血与气、病随经所在、穴随经而取"，不可执中无权，拘以某穴主某病之说。

汪机提出了气分病、血分病的鉴别诊断和治疗方法；还强调了切脉和察色的重要性，指出"切脉观色、医之大要""后之针士，必先以诊视为务"。

（2）治疗

汪机分析了当时"嗽病多灸肺俞、风门"的治法，批评那种不论有痰而嗽，无痰而咳，概于三伏中灸肺俞、风门的治法。他认为咳嗽系痰火俱作而发，当辨其痰火两者孰急，唯痰多者可灸肺俞、风门，亦"不过三壮五壮，以泻其热气而已"，不可多灸，过多则灼伤肺金；三伏之中更不宜灸。

（3）配穴

汪机评论了何若愚的子午流注针法，认为"此皆臆说，《素》《难》不载，不惟悖其经旨，而所说亦自相矛盾者多矣""乱经旨也大矣，岂可为法于天下，可传于后世哉？"他分析了《子午流注针经》的两种子午流注法，认为纳甲法一日开取十二穴与养子时刻注穴法一日开取六十六穴两法互不相合，不如删纳甲，存养子，但其实"二说俱与《素》《难》不合，无用其法"。

汪机还批评了速求巧捷，只取八脉交会穴的方法。他认为"经络不可不知，孔穴不可不认。不知经络，无以知血气往来；不知穴，无以知邪气所在。知而用，用而的，病乃可安"。

3. 其他

汪机推崇《黄帝内经》《难经》的学术思想，他本于《黄帝内经》《难经》经旨，对针灸学理论进行了阐发评议。《针灸问对》共84问，完全引录《黄帝内经》《难经》及其注文的有46问，叙述了针灸施治的原则、方法、宜忌等各个方面；在其他各问中，或对经文作阐发，或本于经旨批评诸家之说。

三、原文选读①

卷之上（节选一）

或曰：病有在氣分者，在血分者，不知鍼家亦分氣與血否？

曰：氣分血分之病，鍼家亦所當知。病在氣分，遊行不定；病在血分，沉著不移。以積塊言之，腹中或上或下，或有或無者，是氣分也；或在兩脅，或在心下，或在臍上下左右，一定不移，以漸而長者，是血分也。以病風言之，或左足移于右足，或右手移于左手，移動不常者，氣分也；或常在左足，或偏在右手，著而不走者，血分也，凡病莫不皆然。須知在氣分者，上有病下取之，下有病上取之，在左取右，在右取左。在血分者，隨其血之所在，應病取之。苟或血病寫氣，氣病寫血，是謂誅伐無過，咎將誰歸？

【按语】

本问答论述了气分病血分病的辨别方法及治疗原则。

卷之上（节选二）

或曰：諸家言某穴主某病，其説亦可從乎？

曰：治病無定穴也。邪客于人，與正周流上下，或在氣分，或在血分，無有定止。故喻用鍼正如用兵，彼動則此應，或出以奇，或守以正，無有定制。醫者不究病因，不察傳變，惟守某穴主某病之説，執中無權，按譜施治，譬之狂潦泛溢，欲塞下流而獲安者，亦偶然耳。

---

① 本篇原文选自：汪机.针灸问对[M].上海：上海科学技术出版社，1959.

夫病變無窮,灸刺之法亦無窮:或在上,下取之;或在下,上取之;或正取之;或直取之。審經與絡,分血與氣,病隨經所在,穴隨經而取,庶得隨機應變之理,豈可執以某穴主某病哉?

或曰:此固然矣! 但學者望洋無下手處。

曰:譬猶匠者,教人以規矩取方圓也。規矩之法在師,方圓之法則在子弟。夫聖人之于鍼,非經絡孔穴,無以教後學;後學非經絡孔穴,無以傳之師。苟不知通變,徒執孔穴,所謂按圖索驥,安能盡其法哉? 故曰:粗守形,上守神;粗守關,上守機;機之動,不離其空中。此之謂也。

【按语】

本段选文提出治病无定穴,应该根据病情随机应变。

卷之上(节选三)

或曰:八穴治病,多有效者。何如?

曰:人身正經十二,奇經有八,大絡十五,小絡三百餘,皆所以行氣血也。聖人取穴,三百六十有六,按歲之三百六十六日也。後人以爲未盡,更取奇穴,是猶置閏月也。故經絡不可不知,孔穴不可不認。不知經絡,無以知血氣往來;不知孔穴,無以知邪氣所在。知而用,用而的,病乃可安。

今之用八穴者,絡穴六,經穴二,餘絡餘經,置而不用,速求巧捷,遂悖聖經。又有六十六穴,拘于日時開闔,用之猶未周備,而況拘于八穴者乎? 蓋八穴病在氣分,則有可劫之功;若在血分,徒損元氣,病何由安? 正是血病而寫氣也。邪在血分,則直求病之所在而取之可也。今人泥而不用,良可笑耶!

【按语】

本问答提出治疗要了解经络和腧穴,因为“不知经络,无以知血气往来;不知孔穴,无以知邪气所在”。而应用八脉交会穴的灵龟八法及应用六十六穴的子午流注针法都有欠缺,因此不能拘泥于这些治法。

卷之中(节选四)

或曰:鍼家亦察色否?

經曰:視目之五色,以知五藏;決死生,視其血脈;察其色,以知其寒熱痹。故目赤色,病在心;白在肺;青在肝;黃在脾;黑在腎;黃色不可名,病在胸中。診血脈者,多赤多熱;多青多痛;多黑爲久痹;多赤多黑多青皆見者,寒熱身痛;而色微黃,齒垢黃,爪甲上黃,黃疸也。診目痛,赤脈從上下者,太陽病;從下上者,陽明病;從外走内者,少陽病。耳間青脈起者,掣痛。

機按:切脈觀色,醫之大要。今之鍼士,置而弗論,此刺法所以不古。若而,愈疾亦十無一二也。故集次《靈樞》察色數條於此。後之學者,擴而充之,庶幾如經所謂能合色脈,可以萬全者矣。

【按语】

本问答总结了《灵枢》中有关察色的原则,并强调“切脉观色,医之大要”。可参考《针灸问对》中关于“针家亦诊脉否”之问答。

卷之中(节选一)

或曰:今鍼家有十四法,又有青龍擺尾、白虎搖頭、蒼龜探穴、赤鳳迎源、龍虎交戰、龍虎升腾、子午擣白、燒山火、透天涼、陽中隱陰、陰中隱陽、抽添法、調氣、進氣、納氣、留氣。種種諸法，亦可師歟否歟？

曰：此法多出《金鍼賦》。觀其自序可謂得之難，寶之至。考其鍼法，合理者少，悖理者多，錯雜紊亂，繁冗重復。今敢條陳，以俟明哲。

【按语】

本问答批评了出自《金针赋》的多种手法。汪机在卷之中收录了十四法、飞经走气四法、治病八法等，并附评议，可参考。

卷之中（节选二）

或曰：諸家鍼書載某穴鍼幾分、留幾呼、灸幾壯，出于《經》歟否歟？

曰：于《經》不載，多出于俗傳也。《經》曰："病有浮沉，刺有淺深，淺深不得，反爲大賊。過之則内傷，不及則生外壅。"古人治法，惟視病之浮沉，而爲刺之淺深，豈以定穴分寸爲拘載？

又謂某穴宜留幾呼，悖理尤甚。《經》曰："刺實須其虛者，留鍼，陰氣隆至，鍼下寒，乃去鍼也，經氣已至，慎守勿失。"又曰："刺之而氣不至，無問其數，刺之而氣至，乃去之，勿復鍼。鍼各有所宜，各不同形，各任其所爲。刺之要，氣至而有效，效之信，若風之吹雲，明乎若見蒼天。"又曰："氣血之未應鍼，則伏如橫弩之安静；其應鍼也，則起如機發之迅疾。"然其氣血流注，豈留呼而可爲准定耶？

又曰"静以久留，以氣至爲故"，不以息之多數而便去鍼。是古人用鍼，惟以氣至爲期，而不以呼之多少爲候。若依留呼之説，氣至則可，氣若不至，亦依呼數而去鍼，徒使破皮損肉，有何益于病哉？故曰：凡刺之害，中而不去則精泄，不中而去則致氣。精泄則病甚而恇，致氣則生爲癰疽是也。

又謂某穴宜灸幾壯，亦非至言。惟當視其穴俞肉之厚薄、病之輕重，而爲灸之多少、大小則可耳，不必守其成規。

所言某穴鍼幾分、灸幾壯，謂病宜鍼、某穴則宜入幾分，病宜灸、則宜灸幾壯，鍼則不灸，灸則不鍼也。不知其説者，既鍼復灸，既灸復鍼，爲害不淺。

【按语】

这一问答指出针刺穴位的深度、留针时间或灸疗壮数不能拘泥于医书，需根据具体腧穴、病情浅深和针刺要求而灵活变化。

从本问答可知，汪机认为"针则不灸，灸则不针"，针灸不能兼施。

卷之中（节选三）

或曰：賦言男子氣早在上、晚在下，女子氣早在下、晚在上；午前爲早，午後爲晚；從腰已上爲上，從腰已下爲下；男子早鍼氣乃上行，晚鍼氣乃下行；女子早鍼氣乃下行，晚鍼氣乃上行。其説亦有據乎？

經曰：榮氣行于脈中，周身五十度，無分晝夜，至平旦與衛氣會于手太陰；衛氣行于脈外，晝行陽二十五度，夜行陰二十五度，至平旦與榮氣會于手太陰。

機按：衛氣之行。但分晝夜，未聞分上下也。男女藏腑經絡、氣血往來，未嘗不同也。今賦所言如是，似涉無稽之談，安可爲法于人哉？

【按语】

本问答驳斥了当时流行的气血运行在男女早晚各不相同的说法。

卷之中（节选四）

或曰：丹溪言鍼法，渾是寫而無補，何謂也？

經曰：陽不足者，溫之以氣；陰不足者，補之以味。鍼乃砭石所制。既無氣。又無味，破皮損肉，發竅于身，氣皆從竅出矣，何得爲補？經曰：氣血陰陽俱不足，勿取以鍼，和以甘藥是也。又曰：寫必用方，補必用員。蓋謂以氣方盛，以月方滿，以日方溫，以身方定，以息方吸而內鍼，復候其吸而轉鍼，乃復候其方呼而徐引鍼，故曰寫必用方，其氣而行焉。補必用員者，員者，行也；行者。移也。宣其不行之氣，令其行也；移其未復之脈，使之復也。夫寫，固寫其盛也；于補亦云宣不行之氣，移未復之脈，曰宣曰移，非寫而何？且考《素問》九鍼之用，無非寫法。丹溪之言，豈無所本哉？經中須有補法，即張子所謂祛邪實所以扶正，去舊實所以生新之意也。

帝曰：補寫奈何？岐伯曰：此攻邪也。疾出以去盛血，而復其真氣，故云補也。虞氏曰：鍼刺雖有補寫之法，余恐但有寫而無補焉。謂寫者，迎而奪之，以鍼迎其經脈之來氣而出之，固可以寫實也；謂補者，隨而濟之，以鍼隨其經脈之去氣而留之，未必能補也。不然，《內經》何以曰形氣不足，病氣不足，此陰陽皆不足也，不可刺之。刺之重竭其氣，老者絶滅，壯者不復矣。若此等語，皆有寫無補之謂也。

【按语】

本问答分析了朱震亨"针法浑是泻而无补"的观点并引用虞搏在《医学正传》中的论证，认为补法只不过是张从正祛邪所以扶正、去旧所以生新之意。

卷之下（节选一）

或曰：嗽病多灸肺俞、風門何如？

曰：肺主氣，屬金，行秋之令，喜清而惡熱，受火所制，爲華蓋。居四藏之端。飲食入胃，熱氣上蒸，兼之六部有傷，痰火俱作，發而爲咳、爲嗽。其痰多者，顯是脾之濕濁隨火上升爲嗽；其痰少者，肺火抑鬱，不得宣通爲咳。咳形屬火，痰形屬濕。風門、肺俞二穴，《明堂》《銅人》皆云治嗽。今人見有痰而嗽，無痰而咳，一概于三伏中灸之，不計壯數。二穴切近華蓋，而咳與嗽本因火乘其金，茲復加以艾火燔灼，金欲不傷，得乎？況三伏者，火旺金衰，故謂之伏。平時且不可灸，而況于三伏乎！夫治嗽當看痰與火孰急。無痰者，火旺金衰，十死七八，寫火補金，間或可生。痰多者，濕盛也，降火下痰，其嗽自愈。縱灸肺俞、風門，不過三壯、五壯，寫其熱氣而已，固不宜多灸。三伏之中，更不宜灸也。

【按语】

本段问答认为不宜通过灸肺俞、风门治疗无痰之咳。对于痰多之嗽，如要施灸，三五壮即可，但该法不宜在三伏施用。

卷之下（节选二）

或曰：人言無病而灸，以防生病，何如？

曰：人之有病，如國之有盜，須用兵誅，其兵出于不得已也。鍼灸治病，亦不得已而用之。人言無病而灸，如破船添釘。又言"若要安，膏肓、三里不要乾"，此世俗之通論，予獨以爲不然。夫一穴受灸，則一處肌肉爲之堅硬，果如船之有釘，血氣到此則澀滯不能行矣。昔有病跛者，邪在足少陽分，自外踝以上，循經灸者數穴。一醫爲鍼臨泣，將欲接氣過其病所，才至灸癥，止而不行,始知灸火之壞人經絡也。或有急證,欲通其氣,則無及矣。邪客經絡,爲其所苦,灸之不得已也。無病而灸。何益于事?

【按语】

汪机反对预防保健灸,认为经过瘢痕灸,人体经络筋肉会有改变,进而影响血气运行。

卷之下(节选三)

或曰:灸有補寫乎?

經曰:以火補者,無吹其火,須自滅也;以火寫者,疾吹其火,傳其艾,須其火滅也。虞氏曰:灸法不問虛實寒熱,悉令灸之,亦有補寫乎? 曰:虛者灸之,使火氣以助元氣也;實者灸之,使實邪隨火氣而發散也;寒者灸之,使其氣復溫也;熱者灸之,引鬱熱之氣外發,火就燥之義也。

【按语】

汪机在分析灸法补泻法时,引用虞搏《医学正传》的观点,认为灸法适用于寒热、虚实各证。

● **思考题**

1.《针灸问对》《针灸聚英》的针灸学术思想有何异同?

2. 如何评价汪机对当时刺灸法的评判?

附

《针灸问对》序

汪 机

客有過余者,坐間語及鍼灸,盛稱姑蘇之凌漢章、六合之李千户者,皆能馳名兩京,延譽數郡,舍此他無聞焉。余曰:休歙有商于彼者,亦嘗從之遊而授其業矣,因得聞其詳焉。語凌則曰:"熟于穴法,凡所點穴,不必揣按,雖隔衣鍼,亦每中其穴也。"語李則曰:"用意精專,凡所用穴,必須折量,以墨點記,方敢始下鍼也。"余嘗論之:"凌則尚乎簡略,李則尚乎謹密。取穴之法,簡略者終不及謹密者的確也。但《素》《難》所論鍼灸,必須察脈以審其病之在經、在絡;又須候氣以察其邪之已至、未來。不知二家之術,亦皆本于《素》《難》否乎?"客曰:"皆非吾之所知也。"余因有感,乃取《靈樞》《素》《難》及諸家鍼灸之書,窮搜博覽,遇有論及鍼灸者,日逐筆錄,積之盈篋,不忍廢棄。因復序次其説,設爲問難以著明之。遂用裝潢成帙,名曰《鍼灸問對》,以便老景之檢閱焉,庶或亦有補于鍼灸之萬一也。後之精于此者,尚惟改而正之,幸甚! 嘉靖庚寅(1530 年)冬長至日祁門朴墅汪機省之序。

第五节 《医学入门》

一、概述

《医学入门》是明代一部颇具影响的医学入门书。作者李梴,号健斋,江西南丰人,《针灸大成》中称之为"南丰李氏"。他在编著过程中,以刘纯《医经小学》为蓝本,吸收大量前代医学著作的内容,成书 8 卷,包括历代医家传略、诊断、针灸、本草及内、外、妇、儿各科证治及急救方等。全书采用歌诀形式,辅以注文说明,不仅汇集了各家学说,而且阐明了自己的见解。

《医学入门》卷一介绍了经络、穴法、迎随和灸法等内容。其中《杂病穴法》对刺法及治疗多有阐发,对捻转补泻的发挥不切实用,而灸后调养及脐部等法对临床均有参考意义。

本书初刊于明万历三年(1575 年),其后国内外有 30 余种刊本。

二、学术贡献

1. 刺法灸法

李梴结合迎随、捻转、呼吸等法阐发针刺补泻,操作时分别男女、早晚、部位及阴阳经,其补泻法"乃庐陵欧阳之后所授,与今时师不同"。所称"庐陵欧阳",名字不详;从其学术观点看,可能属席弘一派的传人。

李梴还提出了刺合谷、内关、三阴交针刺以汗吐下的方法。

在《医学入门》"杂病穴法"注中,李梴提出"阳陵三里烧针尾",并注"用艾粟米大于针尾上烧三五炷"。此法当为现在的温针灸。

2. 针灸治疗

李梴强调随经取穴,且治病用穴宜精简,认为"百病一针为率,多则四针,满身针者可恶"。治疗杂病时,他兼顾针刺补泻手法与腧穴部位,提出"上补下泻"的原则,对一组处方中的不同穴位,分别施以补或泻的手法。

在时间针法上,李梴提出"宁守子午,而舍尔灵龟",进一步发展徐凤纳甲法,提出了一种一时开多穴的方法。

李梴认为"药之不及,针之不到,必须灸之",但施灸要重视调养。《医学入门》载有"炼脐法",采用脐部施灸或药物外敷的方法却病、延年或促孕,后世临床也有应用。

3. 针灸文献

本书卷一"针灸"主要采自作者所受五家针法及徐凤《针灸大全》等书。其中"杂病穴法"详于针法,不少内容不见于其他医书,具有较高的文献价值;另有部分内容与其他医书所载不同,应为不同传本,如《拦江赋》《补泻雪心歌》,即与通行的《针灸聚英》所载有所不同,因此颇有参考价值。

此后成书的《针灸大成》引录了本书的大量文字。

三、原文选读①

卷之一·针灸·杂病穴法(节选)

鍼家以起風癆癱瘓爲主,雖傷寒内傷,亦皆視爲雜病。《靈樞》雜症論某病取某經,而不言穴者,正欲人隨經取用。大概上部病,多取手陽明經,中部足太陰,下部足厥陰,前膺足陽明,後背足太陽。因各經之病,而取各經之穴者,最爲要訣。百病一鍼爲率,多則四鍼,滿身鍼者可惡。

雜病隨症選雜穴,仍兼原合與八法。經絡原會別論詳,藏腑俞募當謹始。根結標本理玄

---

① 本篇原文选自:李梴.医学入门[M].田代华,金丽,何水,点校.天津:天津科学技术出版社,1999.

微，四關三部識其處。

傷寒一日刺風府，陰陽分經次第取。汗吐下法非有他，合谷內關陰交杵。

汗鍼合谷。入鍼二分，帶補行九九之數，搓數十次，男左搓，女右搓，得汗方行瀉法，汗止身溫，方可出鍼。如汗不止，鍼陰市，補合谷。

吐鍼內關。入鍼三分，先補六次，瀉三次，行子午搗白法三次，多提氣上行，又推戰一次，病人多呼幾次，即吐。如吐不止，補九陽數，調勻呼吸三十六度，吐止徐徐出鍼，急捫其穴；如吐不止，補足三里。

下鍼三陰交。入鍼三分，男左女右，以鍼盤旋右轉，行六陰之數畢，用口鼻閉氣，吞鼓腹中，將瀉，插一下，其人即瀉，鼻吸手瀉三十六遍，方開口鼻之氣，插鍼即瀉。如瀉不止，鍼合谷，升九陽數。

凡汗吐下，仍分陰陽補瀉，就流注穴行之，尤妙。

一切風寒暑濕邪，頭疼發熱外關起。頭面耳目口鼻病，曲池合谷爲之主。偏正頭疼左右鍼，列缺太淵不用補。頭風目眩項捩強，申脈金門手三里。赤眼迎香出血奇，臨泣太衝合谷侶。耳聾臨泣與金門，合谷鍼後聽人語。鼻塞鼻痔及鼻淵，合谷太衝隨手努。口噤喎斜流涎多，地倉頰車仍可舉。口舌生瘡舌下竅，三棱刺血非粗鹵。舌裂出血尋內關，太衝陰交走上部。舌上生苔合谷當，手三里治舌風舞。牙風面腫頰車神，合谷臨泣瀉不數。二陵二蹻與二交，頭項手足互相與。兩井兩商二三間，手上諸風得其所。手指連肩相引疼，合谷太衝能救苦。手三里治肩連臍，脊間心後稱中渚。冷嗽只宜補合谷，三陰交瀉即時住。霍亂中脘可入深，三里內庭瀉幾許。心痛翻胃刺勞宮，寒者少澤細手指。心痛手戰少海求，若要除根陰市睹，太淵列缺穴相連，能袪氣痛刺兩乳。脅痛只須陽陵泉，腹痛公孫內關爾。瘧疾《素問》分各經，危氏刺指舌紅紫。

痢疾合谷三里宜，甚者必須兼中膂。心胸痞滿陰陵泉，鍼到承山飲食美。泄瀉肚腹諸般疾，三里內庭功無比。水腫水分與復溜，脹滿中脘三里揣。

腰痛環跳委中神，若連背痛崑崙武。腰連腿疼腕骨升，三里降下隨拜跪。腰連脚痛怎生醫，環跳行間與風市。脚膝諸痛羨行間，三里申脈金門侈。脚若轉筋眼發花，然谷承山法自古。兩足難移先懸鍾，條口後鍼能步履。兩足痿麻補太谿，僕參內庭盤跟楚。

脚連脅腋痛難當，環跳陽陵泉內杵。冷風濕痹鍼環跳，陽陵三里燒鍼尾。七疝大敦與太衝，五淋血海通男婦。大便虛秘補支溝，瀉足三里效可擬。熱秘氣秘先長強，大敦陽陵堪調護。小便不通陰陵泉，三里瀉下溺如注。

內傷食積鍼三里，璇璣相應塊亦消。脾病氣血先合谷，後刺三陰鍼用燒。一切內傷內關穴，痰火積塊退煩潮。吐血尺澤功無比，衄血上星與禾髎。喘急列缺足三里，嘔噎陰交不可饒。勞宮能治五般癇，更刺涌泉疾若挑。神門專治心癡呆，人中間使袪癲妖。屍厥百會一穴美，更鍼隱白效昭昭。

婦人通經瀉合谷，三里至陰催孕妊。死胎陰交不可緩，胞衣照海內關尋。小兒驚風少商穴，人中涌泉瀉莫深。癰疽初起審其穴，只刺陽經不刺陰。

傷寒流注分手足，太衝內庭可浮沉。熟此筌蹄手要活，得後方可度金鍼。又有一言真秘訣，上補下瀉值千金。

【按語】

《雜病穴法》在《針灸大成》中載作"雜病穴法歌"。李梴在歌訣正文之外，詳加注解，以闡明醫理，或說明操作方法，包括穴位的補瀉等。本段選文僅選取了針刺"汗吐下"法的注文。

卷之一・针灸・子午八法・迎随(节选)

迎者,迎其氣之方盛而奪之,爲瀉;隨者,隨其氣之方虛而濟之,爲補。

……

《圖注難經》云:手三陽從手至頭,手三陽經穴皆起于手也。鍼芒從外往上爲隨,鍼芒從内往下爲迎。足三陽從頭至足,足三陽經穴皆起于頭也。鍼芒從内往下爲隨,鍼芒從外往上爲迎。足三陰從足至腹,足三陰經穴皆起于足也。鍼芒從外往上爲隨,鍼芒從内往下爲迎。手三陰從胸至手,手三陰經穴皆起于胸也。鍼芒從内往下爲隨,鍼芒從外往上爲迎。

大要以子午爲主。左爲陽,從子至午左行陽絡爲補。右爲陰,從午至子右行陰絡爲瀉。陽主進,陰主退故也。手爲陽,左手爲純陽。足爲陰,右足爲純陰。左手陽經,爲陽中之陽;左手陰經,爲陽中之陰;右手陽經,爲陰中之陽;右手陰經,爲陰中之陰。右足陰經,爲陰中之陰;右足陽經,爲陰中之陽;左足陰經,爲陽中之陰;左足陽經,爲陰中之陽。

今細分之,病者左手陽經,以醫者右手大指進前,鹽指退後,呼之爲隨;午後又以大指退後爲隨,每與午前相反。所謂進前,即經之從外;退後,即經之從内。退後呼之爲迎。

病者左手陰經,以醫者右手大指退後吸之爲隨,進前呼之爲迎。

病者右手陽經,以醫者右手大指退後吸之爲隨,進前呼之爲迎。

病患右手陰經,以醫者右手大指進前呼之爲隨,退後吸之爲迎。

病者右足陽經,以醫者右手大指進前呼之爲隨,退後吸之爲迎。

病者右足陰經,以醫者右手大指退後吸之爲隨,進前呼之爲迎。

病者左足陽經,以醫者右手大指退後吸之爲隨,進前呼之爲迎。

病者左足陰經,以醫者右手大指進前呼之爲隨;退後吸之爲迎。

男子午前皆然,午後與女人反之。

……

補瀉一段,乃盧陵歐陽之後所授,與今時師不同。但考《素問》,不曰鍼法,而曰鍼道,言鍼當順氣血往來之道也。又曰:凡刺者,必別陰陽。再考《難經圖注》及徐氏云"左與右不同,胸與背有異",然後知其源流有自。蓋左爲陽,爲升,爲呼,爲出,爲提,爲午前,爲男子之背;右爲陰,爲降,爲吸,爲入,爲插,爲午後,爲男子之腹。所以女子反此者,女屬陰,男屬陽,女子背陰腹陽,男子背陽腹陰,天地男女陰陽之妙自然如此。

【按语】

迎随,概指补泻手法。李梴在"迎随"一节中阐述了多种补泻手法,其中以左右捻转补泻最为复杂。

《灵枢・官能》有"微旋而徐推之""切而转之"的论述,即以轻微的前后转动为补法,较大的转动为泻法。宋代以后转针区分左右向,元代窦汉卿《针经指南》中有明确的叙述,实际应用以席弘学派更早,主要包括:转针区分左转和右转,以左转为补、右转为泻;在理论上,左右转针可以与子午、顺逆、升降、龙虎、呼吸、阴阳等概念相结合。

《医学入门》将席弘一派的学说具体化:除区分上下午外,还要分左右侧、上下肢、阴阳经,是最为烦琐的捻转补泻法。

左右捻转补泻法有合理之处,但后来的发展愈分愈繁,不切实用。

卷之一・针灸・调养法(节选)

凡灸,預卻熱物,服滋腎藥;及灸,選其要穴,不可太多,恐氣血難當。灸氣海煉臍,不可臥灸。素火盛者雖單灸氣海，亦必灸三里瀉火。灸後未發，不宜熱藥；已發，不宜涼藥。

常須調護脾胃，俟其自發，不必外用酒蔥熨等法。發時或作寒熱如瘧，亦不可妄服藥餌。落靥後，用竹膜紙貼三五日，次用所貼藥，以麻油水粉煎膏貼之。膿多者一日一易，膿少者兩日一易，使膿出多而疾除也。務宜撙節飲食，戒生冷、油膩、魚蝦、筍蕨，量食牛肉、小雞。長肉時方可量用鰍鱔、水雞、豬肚、老鴨之類。謹避四氣七情六欲，持以歲月必復。

【按语】

本段选文对灸法的调养进行了说明。

卷之一·针灸·炼脐法（节选）

上爲末，另用白麵作條，圈于臍上，將前藥一料分爲三分，內取一分，先填麝香末五分入臍眼內；又將前藥一分，入麵圈內，按藥令緊，中插數孔，外用槐皮一片蓋于藥上，艾火灸之，無時損易，壯其熱氣，或自上而下，自下而上，一身熱透。患人必倦沉如醉，灸至五六十壯，遍身大汗，上至泥丸宮，下至涌泉穴。如此，則骨髓風寒暑濕，五勞七傷盡皆拔除。苟不汗則病未愈，再于三五日後又灸，灸至汗出爲度。學者雖用小心灸至百二十壯，則疾必痊。灸時要慎風寒，戒油膩生冷，保養一月以後，愈加精神健旺。若婦人灸臍，去麝，加韶腦一錢。扁鵲明此二十味浮沉升降，君臣佐使，使其所治勞嗽之疾，無不痊癒，不惟勞疾。凡一年四季各熏一次，元氣堅固，百病不生。及久嗽久喘，吐血寒勞，遺精白濁，陽事不舉，下元極弱，精神失常，痰膈等疾，婦人赤白帶下，久無生育，子宮極冷，凡用此灸，則百病頓除，益氣延年。

【按语】

本段选文说明了脐疗的具体方法。

● **思考题**

1. 阅读比较《标幽赋》《席弘赋》《补泻雪心歌》《金针赋》和《医学入门·卷之一·针灸》等篇中关于捻转补泻的论述。

2. 李梴《医学入门》对捻转补泻的发挥能否应用于临床？为什么？

附

《医学入门·卷之首·集例》
李 梴

因病陟醫，苦無統要入門。叔和《脈訣》、東垣《藥性》、《編注病機》、《醫①方捷徑》、《醫學權輿》，非不善也，然皆各自成帙，有所不便；《傷寒論》《活人書》《百問歌》，非不美也，然非幼讀不能成誦；《醫經小學》法全辭略，真可以入門也；而《局方》又有所未備，且意太簡古，學者亦難了悟。是以小瘥，將前數書合併成帙，中分內外。內集詳于運氣、經絡、鍼灸、脈、藥，外集詳于溫暑、傷寒、內傷、雜病、方論。醫能知此內外門戶，而後可以設法治病，不致徇象執方，夭枉人命，故題之曰《醫學入門》。

......

經絡，修《明堂仰人伏人圖歌》，而注以《內經》寸數、穴法、主治，與《銅人鍼灸經》及徐氏、莊氏皆同。

---

① 医：原文误作"西"。

……

灸必依古。鍼學曾受五家手法,取其合于《素》《難》及徐氏、何氏錄之,以備急用。

第六节　《针灸大成》

一、概述

《针灸大成》是明代靳贤在杨继洲《卫生针灸玄机秘要》基础上补辑重编而成的针灸学专著。杨继洲(约1522—1620),又名济时,或云名济时,字继洲,浙江衢州人。其祖父曾任太医,家多有古本医籍。杨继洲幼攻举子业,因科场不顺而弃儒从医。他师承家学,于嘉靖年间经过考试,被选为侍医,后又任太医院医官等职,行医40余年,临诊经验丰富,尤精于针灸,曾汇集前人针灸精华,结合其家传经验编写《卫生针灸玄机秘要》一书。

山西监察御史赵文炳于明万历年间患痿痹,由杨继洲治愈。赵文炳委派靳贤在《卫生针灸玄机秘要》基础上,广采群书,编成《针灸大成》。此书凡10卷:首卷摘录《黄帝内经》《难经》中有关针灸论述;卷二、卷三主要载录歌赋,其中"胜玉歌"为杨氏自撰,卷三末载有四篇"策",乃杨氏之考卷;卷四、卷五主要为刺法和时间针法;卷六、卷七主要为腧穴;卷八主要取材于《神应经》,抄录其中腧穴及针灸证治内容;卷九首列治症总要,继之为东垣针法、名医治法和各家灸法,卷末附有杨氏的31个医案;卷十为小儿按摩,载录《保婴神术》,亦即四明陈氏的《小儿按摩经》;其后为补遗。

《针灸大成》现存版本较多,自明万历辛丑(1601年)赵文炳刻本刊行至清末300余年间,先后重刊、重印近30次,且前5次均为官府刊印,如清顺治丁酉(1657年)李桂月重修本、乾隆丁巳(1737年)章廷珪刻本等。

二、学术贡献

1. 刺法

(1) 十二字分次第手法、下手八法

卷四"三衢杨氏补泻"中有"十二字分次第手法"和"下手八法",这是杨氏对《黄帝内经》《难经》针刺手法、《针经指南》手指补泻十四法及家传经验的总结。"十二字分次第手法"即爪切、指持、口温、进针、指循、爪摄、针退、指搓、指捻、指留、针摇及指拔,形成了一套比较完整的针刺术式,除"口温"法外,其余诸法迄今仍有实用价值。清代的医学教科书《医宗金鉴·刺灸心法要诀》中的《行针次第手法歌》,即参考了《十二字分次第手法歌》。"下手八法",为揣、爪、搓、弹、摇、扪、循、捻,包括了双手的操作。

(2) 徐疾补泻

《灵枢·九针十二原》提出"徐而疾则实,疾而徐则虚",对此《灵枢·小针解》释为"徐内而疾出"和"疾内而徐出",而《素问·针解》释为"徐出针而疾按之"和"疾出针而徐按之",两者不尽相同。杨氏对此做了解释,认为"徐疾"有两解,"一解作缓急之义,一解作久速之义",即一指进出针的快慢,一指留针时间的久暂。这一解释调和了《灵枢·小针解》《素问·针解》的注解差异,完善了徐疾补泻的操作程序。

（3）刺有大小

在卷四"经络迎随设为答"中，杨继洲提出"刺有大小"，将补泻法分为平补平泻和大补大泻。平补平泻是"阳下之曰补，阴上之曰泻"，即提针引阴气上为泻，插针引阳气下为补，用于"阴阳不平"，目的在于使"内外之气调"。大补大泻针对"阴阳俱有盛衰而设"，该法在施术部位分层施行补泻手法，以"使经气内外相通，上下相接，盛气乃衰"。

"刺有大小"理论为杨氏首创。相对"大补大泻"，杨氏所说的"平补平泻"实际上是轻刺激的"小补小泻"，与近代所说不补不泻的"平补平泻"不同。

2. 针灸治疗

（1）针药并重

杨氏精于针灸术，但治疗时针灸药兼施，他在卷三"诸家得失策"中指出治病"不容一律，药与针灸不可缺一"，因为"疾在肠胃，非药饵不能以济；在血脉，非针刺不能以及；在腠理，非熨焫不能以达"。

（2）奇穴的运用

杨氏在治疗时，灵活选用经穴或奇穴，不拘泥于定法。在卷三"穴有奇正策"，他指出"变通随乎症，不随乎法；定穴主乎心，不主乎奇正之陈迹"。他总结实践经验，采用了膝眼、食仓、太阳、印堂、大骨空、小骨空、金津、玉液和中魁等奇穴，配合经穴施治。

（3）处方

《针灸大成》为部分病证拟定了两组处方，如卷九"治症总要"中的中暑、中风、迎风冷泪等症，常有"前穴不效，复刺后穴"之说。这种主方和备用方并举的处方不见于其他著作，反映了杨氏丰富的临床实践经验。

3. 针灸文献

《针灸大成》以杨氏《卫生针灸玄机秘要》为基础，又采辑了《医经小学》《神应经》《乾坤生意》《针灸捷要》《医学入门》《针灸聚英》《古今医统》等书籍中的大量针灸文献，这为针灸学文献的保存、校勘提供了丰富的资料。

三、原文选读①

卷三·策·诸家得失策

问：人之一身，猶之天地。天地之氣，不能以恒順，而必待于範圍之功；人身之氣，不能以恒平，而必待于調攝之技。故其致病也，既有不同；而其治之，亦不容一律。故藥與鍼灸，不可缺一者也。然鍼灸之技，昔之專門者，固各有方書，若《素問》《鍼灸圖》《千金方》《外臺秘要》，與夫補瀉灸刺諸法，以示來世矣。其果何者而爲之原歟？亦豈無得失去取于其間歟？諸生以是名家者，請詳言之。

對曰：天地之道，陰陽而已矣；夫人之身，亦陰陽而已矣。陰陽者，造化之樞紐，人類之根柢也。惟陰陽得其理則氣和，氣和則形亦以之和矣。如其拂而戾焉，則贊助調攝之功自不容已矣。否則，在造化不能爲天地立心，而化工以之而息；在夫人不能爲生民立命，而何以臻壽考無疆之休哉？此固聖人贊化育之一端也，而可以醫家者流而小之耶？

愚嘗觀之《易》曰"大哉乾元！萬物資始""至哉坤元！萬物資生"。是一元之氣流行于天地之間，一闔一辟，往來不窮，行而爲陰陽，布而爲五行，流而爲四時，而萬物之以化生。此則天地顯仁藏用之常，固無庸以贊助爲也。然陰陽之理也，不能以無愆，而雨暘寒暑，不能以時若，則範圍之功，不能無待于聖人也。故《易》曰："后以裁成天地之道，輔相天地之宜，以左右民。"此其所以人無夭札，物無疵厲，而以之收立命之功矣。

然而吾人同得天地之理以爲理，同得天地之氣以爲氣，則其元氣流行于一身之間，無異于一元之氣流行于天地之間也。夫何喜怒哀樂、心思嗜欲之汩于中，寒暑風雨、溫涼燥濕之侵于外，于是有疾在腠理者焉，有疾在血脈者焉，有疾在腸胃者焉。然而疾在腸胃，非藥餌不能以濟；在血脈，非鍼刺不能以及；在腠理，非熨焫不能以達。是鍼、灸、藥者，醫家之不可缺一者也。夫何諸家之術惟以藥，而于鍼、灸而併而棄之，斯何以保其元氣，以收聖人壽民之仁心哉？

然是鍼與灸也，亦未易言也。孟子曰："離婁之明，不以規矩，不能成方圓；師曠之聰，不以六律，不能正五音。"若古之方書，固離婁之規矩，師曠之六律也。故不溯其原，則無以得古人立法之意；不窮其流，則何以知後世變法之弊？今以古之方書言之，有《素問》《難經》焉，有《靈樞》《銅人圖》焉，有《千金方》，有《外臺秘要》焉，有《金蘭循經》，有《鍼灸雜集》焉。然《靈樞》之圖，或議其太繁而雜；于《金蘭循經》，或嫌其太簡而略；于《千金方》，或詆其不盡傷寒之數；于《外臺秘要》，或議其爲醫之蔽；于《鍼灸雜集》，或論其未盡鍼灸之妙。溯而言之，則惟《素》《難》爲最要。蓋《素》《難》者，醫家之鼻祖，濟生之心法，垂之萬世而無弊者也。

夫既由《素》《難》以溯其原，又由諸家以窮其流。探脈絡，索榮衛，診表裏。虛則補之，實則瀉之，熱則凉之，寒則溫之。或通其氣血，或維其真元。以律天時，則春夏刺淺，秋冬刺深也；以襲水土，則濕致高原，熱處風涼也；以取諸人，肥則刺深，瘠則刺淺也。又由是而施之以動、搖、進、退、搓、彈、攝、按之法，示之以喜、怒、憂、懼、思、勞、醉、飽之忌，窮之以井、榮、俞、經、合之源，究之以主客、標本之道、迎隨、開闔之機。夫然後陰陽和，五氣順，榮衛固，脈絡綏，而凡腠理血脈，四體百骸，一氣流行，而無壅滯痿痺之患矣。不猶聖人之裁成輔相，而一元之氣周流于天地之間乎？

先儒曰："吾之心正，則天地之心亦正；吾之氣順，則天氣之氣亦順。"此固贊化育之極功也，而愚于醫之灸刺也亦云。

【按语】

本篇为杨氏的试卷，主要评论了历代针灸书籍的得失，同时提出针灸药三者，医家不可缺一。

卷四·经络迎随设为答杨氏（节选）

问：疾徐之理。

答曰：此乃持鍼出入之法也。故《經》言：刺虛實者，"徐而疾則實，疾而徐則虛"。然此經有兩解：所謂徐而疾者，一作徐內而疾出，一作徐出鍼而疾按之；所謂疾而徐者，一作疾內而徐出，一作疾出鍼而徐按之兩說皆通。蓋疾徐二字，一解作緩急之義，一解作久速之義。若夫不虛不實，出鍼入鍼之法，則亦不疾不徐，配乎其中可也。

······

問：刺有大小。

答曰：有平補平瀉，謂其陰陽不平而後平也。陽下之曰補，陰上之曰瀉，但得内外之氣調則已。有大補大瀉，惟其陰陽俱有盛衰，内鍼于天地部内，俱補俱瀉，必使經氣内外相通，上下相接，盛氣乃衰，此名"調陰换陽"，一名"接氣通經"，一名"從本引末"。審按其道以予之，徐往徐來以去之，其實一義也。

【按语】

本段节选了"经络迎随设为问答"的两节选文。前一篇说明了杨氏对《黄帝内经》徐疾补泻法的理解，后一篇为杨氏的"刺有大小"理论。

卷九·医案杨氏（节选）

乙卯歲，至建寧，滕柯山母患于臂不舉，背惡寒而體倦困，雖盛暑喜穿綿襖。諸醫俱作虛冷治之。于診其脈沉滑，此痰在經絡也。予鍼肺俞、曲池、三里穴，是日即覺身輕手舉，寒亦不畏，綿襖不復著矣。後投除濕化痰之劑，至今康健，諸疾不發。若作虛寒，愈補而痰愈結，可不慎歟！

戊午春，鴻臚呂小山，患結核臂在核，大如柿，不紅不痛，醫云是腫毒。予曰："此是痰結核于皮裹膜外，非藥可愈。"後鍼手曲池，行六陰數，更灸二七壯，以通其經氣，不數日已平妥矣。若作腫毒，用以托裏之劑，豈不傷脾胃清純性之氣耶？

……

戊辰歲，給事楊後山公祖乃郎，患疳疾，藥日服而人日瘦。同科鄭湘溪公，迎予治之。予曰："此子形羸，雖是疳疾，而腹内有積塊，附于脾胃之旁。若徒治其疳，而不治其塊，是不求其本，而揣其末矣。治之之法，宜先取章門灸鍼，消散積塊，後次第理治脾胃，是小人已除，而群子得行其道于天下矣。"果如其言，而鍼塊中，灸章門，再以蟾蜍丸藥兼用之，形體漸盛，疳疾俱瘥。

【按语】

《针灸大成》载杨氏医案 30 余则，此处节选 3 篇。从这些医案可以了解杨氏治病求本、针灸药兼施的治疗风格。

● **思考题**

1. 试分析《针经指南》"手指补泻十四法"与《金针赋》"下针十四法"以及《针灸大成》"十二字分次第手法""下手八法"的异同。

2. 如何理解"刺有大小"？

附1

刻《针灸大成》序

赵文炳

醫關民命，其道尚矣。顧古之名醫，率先鍼砭，而黄岐問難，于此科爲獨詳。精其術者，立起沉疴，見效捷于藥餌。邇來鍼法絕傳，殊爲可惜！余承乏三晉，值時多事，群小負嵎，萬姓倒懸，目擊民艱，弗克匡濟，由是怨鬱于中，遂成痿痹之疾。醫人接踵，日試丸劑，莫能奏功，乃于都門延名鍼楊繼洲者，至則三鍼而愈，隨出家傳《秘要》以觀，乃知術之有所本也。將付之梓人，猶以諸家未備，復廣求群書，若《神應經》《古今醫統》《乾坤生意》《醫學入門》《醫經小學》《鍼灸節要》《鍼灸聚英》《鍼灸捷要》《小兒按摩》，凡有關于鍼灸者，悉採集之。更考《素問》《難經》以爲宗主，鍼法綱目，備載之矣。且令能匠于太醫院肖刻銅人像，詳著其穴，並刻畫圖，令學者便覽而易知焉。余有憂于時事,愧無寸補,恨蚤年不攻是業,反能濟人利物也。因刻是書,傳播宇內,必有仁人君子,誦而習之,精其術以壽其民者。是爲序。時萬曆辛丑(1601 年)桂月吉旦,巡按山西監察御史燕趙含章趙文炳書。

附2

《卫生针灸玄机秘要》叙

王国光

嘗聞醫道通于儒,而其功與相等垺,得非以儒者運心極而劑量之,能使天下和平,與醫之起瘰興府,躋天下于仁壽,其事與功均也。然儒者未能窮經反約,則施且必悖,終無補于治功。而醫家治六氣之淫,辨五方之感,察百病之因,其說具在載籍,無慮數拾百種。專業是者,未能窮而反之,得其說于會通,吾未見其功之能相也。竊嘗譬之執方待病者,刑名之餘緒也;導引不藥者,黄老之遺謀也。而均之弗足以收和平之功,正惟其庚于儒耳。三衢楊子繼洲,幼業舉子,博學績文,一再厄于有司,遂棄其業業醫,醫固其世家也。祖父官太醫,授有真秘,纂修集驗醫方進呈,上命鋟行天下。且多蓄貯古醫家抄籍,楊子取而讀之,積有歲年,寒暑不輟,倬然有悟。復應諸家書弗會于一,乃參合指歸,匯同考異,手自編摩,凡鍼藥調攝之法,分圖析類,爲天、地、人卷,題曰:《玄機秘要》。誠稽此而醫道指掌矣。世宗朝命大宗伯試異選,侍内廷,功績懋著,而人以疾病疣瘡造者,應手奏效,聲名籍甚。會在朝,善楊子,究其自,出是編,諸公嘉之,爲壽諸梓,以惠後學,請序于余。余素知楊子去儒業業醫,今果能以醫道侔相功,益信儒道之通于醫也。是編出,而醫道其指南焉。神明在人,壽域咸躋,諸公之仁溥矣,遠矣! 是爲序。賜進士第太子太保吏部尚書濩澤疏菴王國光書。

第六章
清代的针灸文献

 导学
掌握本章针灸文献的作者、成书年代及学术贡献。
熟悉《医宗金鉴》以歌诀总结针灸学知识的编写特点。
了解《医宗金鉴》的著作类型及其与针灸学的关系。

第一节 《医宗金鉴》

一、概述

《医宗金鉴》是清代官修医学丛书。太医院吴谦、刘裕铎等于乾隆四年(1739年)开始编撰，乾隆七年(1742年)书成刊行，后世多以吴谦主编署名。该书是在历代医著基础上校改、节录、编辑而成，共90卷，15门，含仲景全书及注释、名医方论、诊断、临床各科、针灸和运气等内容。

本书第79～86卷为《刺灸心法要诀》：第79～85卷为经络、腧穴部；第86卷为针灸证治及刺灸法部。《刺灸心法要诀》参考了《类经图翼》《针灸大成》等清代以前针灸学著作，将针灸学的基本知识编成歌诀，并附以注文和图，便于诵读记忆。此书对于腧穴主治功用的总结尤为突出。此外，第61～76卷的《外科心法要诀》也有部分针灸学内容。

《医宗金鉴》实际上是官修的医学教材，其中《刺灸心法要诀》对针灸知识的教育和普及起到积极的推动作用，是体现清代针灸发展特色的代表性著作。《医宗金鉴》有多种版本传世。

二、学术贡献

1. 腧穴

(1)明堂图

《刺灸心法要诀》中同时绘制了经脉循行图和经穴图。前者主要展示经脉在体内、体表的循行路线和分支，并标记联系部分和腧穴；而后者主要展示经脉循行的有穴通路及其上分布的腧穴。此书首次分别经络图与经穴图，强调了两者的不同，为后人正确理解两者的关系提供了启示。

本书不仅绘制了十二经脉图，还首次编绘了奇经八脉图，对后世经脉图的绘制有借鉴价值。

(2)特定穴

《刺灸心法要诀》重视特定穴的临床应用。如该书将每一经的原穴与络穴配合，结合原络穴主治，编成"十二经表里原络歌"，突出了原络配穴的临床应用。书中转载刘纯《医经小学》中"经脉交会八穴"的"八脉交会八穴歌"，对其详加注解；另又将八穴的主治逐一编成歌诀，并加注阐释，使八脉交会穴理论进一步完善。

（3）腧穴主治

《刺灸心法要诀》卷八十五按头部、胸腹部、背部、手、足部的顺序,编撰了144个常用穴的主治歌诀。这些歌诀简明扼要,重点突出,比较全面地论述了腧穴的主治。此外,部分穴位的主治有所补充,如"合谷主治破伤风,痹痛筋急针止疼,兼治头上诸般病,水肿难产小儿惊""列缺主治嗽寒痰,偏正头痛治自痊,男子五淋阴中痛,尿血精出灸便安",所述的一些主治内容在其他文献中少有记载。

2. 刺法灸法

元明时期的医家根据《黄帝内经》的论述提出了"针有泻而无补"之说,《刺灸心法要诀》对此也有论述。"九针式图并九针主治法歌"中提出:"九针之用,凡所取者,皆言有余之实邪,则针之不宜于治虚也,从可知矣。"但同时认为,"毫针者,因取法于毫毛,故名之也。主刺邪客经络而为痛痹,邪气轻浅者也。凡正气不足之人,用此针刺之,静以徐往,渐散其邪,微以久留,缓养正气,则寒邪痛痹浮浅之在络者,皆可平也"。

对于毫针操作,"行针次第手法歌"完整地描述了操作过程,论述了从取穴、持针直至拔针等12个操作步骤,确定了针刺的标准化程序。

在灸法方面,《外科心法要诀》以铜钱、核桃壳等作为灸具,是器械灸的进一步发展。

3. 针灸治疗

《刺灸心法要诀》末卷记载了难产、胎衣不下、中恶等急症的救治方法,多用奇穴救治,所用奇穴共14个。

书中载有一些较有特色的治疗方法,如疯犬咬伤采用罐法和灸法结合,即在咬伤处"急急用大嘴砂酒壶一个,内盛干烧酒,烫极热,去酒以酒壶嘴向咬处,如拔火罐样,吸尽恶血为度,击破自落,上用艾炷灸之,永不再发";另外如灸腋气(腋臭)法为剃毛涂膏后艾烧,灸蛇蝎蜈蚣蜘蛛咬伤用隔蒜灸伤处等。

三、原文选读[①]

卷七十九(节选)

十二经表里原络总歌

藏府有病均宜刺,原络表裏相隨看。肺原太淵大偏歷,大肺合谷列缺端。脾原太白胃豐隆,胃脾衝陽公孫間。心原神門小支正,小心腕骨通里邊。腎原太谿膀飛揚,膀腎京骨大鍾班。三焦陽池包內關,包原大陵焦外關。膽原丘墟肝蠡溝,肝膽太衝光明閑。

注:凡藏府有病,均可以刺之,即《難經》云"五藏六府有病,皆取其原"者是也。蓋各經有所主之病,必隨其各經表裏,先主後客並刺之,主者原穴也,客者絡穴也。如手太陰肺經病,可刺本經裏之原穴,即太淵穴也,復刺大腸表之絡穴,即偏歷穴也;手陽明大腸經病,可刺本經表之原穴,即合谷穴也,復刺肺經裏之絡穴,即列缺穴也……

肺经表里原络穴主治歌

肺經原絡應刺病,胸脹溏瀉小便頻。洒禽寒熱咳喘短,木痛皮膚肩缺盆。

大肠经表里原络穴主治歌

大腸原絡應刺病,大大指次次指不用肩臂疼。氣滿皮膚木不仁,面頰腮腫耳聾鳴。

---

① 本篇原文选自:吴谦,等.御纂医宗金鉴[M].第3版.北京:人民卫生出版社,1998.

脾经表里原络穴主治歌

脾經原絡應刺病,重倦面黃舌強疼。腹滿時痛吐或瀉,善饑不食脾病明。

胃经表里原络穴主治歌

胃經原絡應刺病,項膺股䏐足跗疼。狂妄高歌棄衣走,惡聞煙火木音驚。

心经表里原络穴主治歌

心經原絡應刺病,消渴背腹引腰疼。眩仆咳吐下瀉氣,熱煩好笑善忘驚。

小肠经表里原络穴主治歌

小腸原絡應刺病,顴頷耳腫苦寒熱。肩臑肘臂內外廉,痛不能轉腰似折。

肾经表里原络穴主治歌

腎經原絡應刺病,大小腹痛大便難。臍下氣逆脊背痛,唾血渴熱兩足寒。

膀胱经表里原络穴主治歌

膀胱原絡應刺病,目脱淚出頭項疼。臍突大小腹脹痛,按之尿難溲血膿。

三焦经表里原络穴主治歌

三焦原絡應刺病,小指次指如廢同。目眦耳後喉腫痛,自汗肩臑內外疼。

心包经表里原络穴主治歌

心包原絡應刺病,面紅目赤笑不休。心中動熱掌中熱,胸腋臂手痛中求。

胆经表里原络穴主治歌

膽經原絡應刺病,口苦胸脅痛不寧。髀膝外踝諸節痛,太息馬刀俠瘤癭。

肝经表里原络穴主治歌

肝經原絡應刺病,頭痛頰腫脅疝疼。婦人少腹胞中痛,便難溲淋怒色青。

【按语】

《刺灸心法要诀》载有"十二经表里原络总歌"一首和各经表里原络穴主治歌各一首。每首歌诀均有注解。对于各条经脉的表里原络穴,相关主治歌诀前还绘有表里原络穴图。

总歌注解中说明了五脏六腑病的原络配穴法:"必随其各经表里,先主后客并刺之,主者原穴也,客者络穴也。"各经歌诀则扼要阐述原络配穴的主治。

八脉交会八穴歌

公孫衝脈胃心胸,內關陰維下總同。臨泣膽經連帶脈,陽維目銳外關逢。後谿督脈內眦頸,申脈陽蹻絡亦通。列缺任脈行肺系,陰蹻照海膈咽喉。

冲脉公孙穴主治歌

九種心疼病不寧,結胸翻胃食難停。酒食積聚腸鳴見,水食氣疾膈臍疼。腹痛脅脹胸膈滿,瘧疾腸風大便紅。胎衣不下血迷心,急刺公孫穴自靈。

阴维内关穴主治歌

中滿心胸多痞脹,腸鳴瀉泄及脱肛。食難下膈傷于酒,積塊堅硬橫脅旁。婦女脅疼並心痛,裏急腹痛勢難當。傷寒不解結胸病,瘧疾內關可獨當。

带脉临泣穴主治歌

中風手足舉動難,麻痛發熱筋拘攣。頭風腫痛連腮項,眼赤而疼合頭眩。齒痛耳聾咽腫證,遊風瘙癢筋牽纏。腿疼脅脹肋肢痛,鍼入臨泣病可痊。

阳维外关穴主治歌

肢節腫疼與膝冷,四肢不遂合頭風。背胯内外筋骨痛,頭項眉棱病不寧。手足熱麻夜盜汗,破傷跟腫目睛紅。傷寒自汗烘烘熱,惟有外關鍼極靈。

督脉后溪穴主治歌

手足拘攣戰掉眩,中風不語並癲癇。頭疼眼腫連連淚,背腰腿膝痛綿綿。項强傷寒病不解,牙齒腮腫喉病難。手足麻木破傷風,盜汗後谿穴先砭。

阳跷申脉主治歌

腰背脊强足踝風,惡風自汗或頭疼。手足麻攣臂間冷,雷頭赤目眉棱痛。吹乳耳聾鼻衄血,癲癇肢節苦煩疼。遍身腫滿汗淋漓,申脈先鍼有奇功。

任脉列缺主治歌

痔瘡肛腫泄痢纏,吐紅溺血嗽咳痰。牙痛喉腫小便澀,心胸腹疼噎咽難。産後發强不能語,腰痛血疾臍腹寒。死胎不下上攻膈,列缺一刺病乃痊。

阴跷照海穴主治歌

喉閉淋澀與胸腫,膀胱氣痛並腸鳴。食黄酒積臍腹痛,嘔瀉胃翻及乳癰。便燥難産血昏迷,積塊腸風下便紅。膈中不快梅核氣,格主照海鍼有靈。

【按语】

《刺灸心法要诀》转载刘纯《医经小学》中的"经脉交会八穴",改名为"八脉交会八穴歌",并补充了八穴的分穴主治歌,各歌均有注解。对每一八脉交会穴,书中还附有图示,如"阳维外关穴图""阴跷照海穴图"等。

● **思考题**

1.阅读《刺灸心法要诀》卷八十五,分析该卷腧穴排列方式,总结其主治规律。

2.《刺灸心法要诀》如何总结八脉交会穴的临床应用?

第二节 《针灸易学》

一、概述

《针灸易学》由清代医家李守先编写于嘉庆三年(1798年)。李守先,字善述,河南长葛茶亭(今属河南许昌)人。他少时曾学习针灸6年,但一直到年过五旬后,因当时疟疾流行才钻研针术。在有所心得后,他"将古法著之于前,愚见列之于后",著成此书。因"浅而易知,显而易明",故名《针灸易学》。本书图文对照,易读易学,是清末简明、通俗的针灸学著作的代表。

本书共分2卷,卷上为针灸源流、手法和认症定穴,卷下为寻穴。道光二十七年(1847年)刊印时,李守先子清吉、孙万山等人对此书进行校正,李守先徒王庭烜等人为此书绘制插图47幅。

《针灸易学》版本较多,除上述1847年的道光刻本外,还有嘉庆三年初刻本,但此本或系在道光本基础上的作伪本。此两本均为二卷本。民国时期翻印者为三卷本,除原有二卷外,又有"七十二翻图"一卷,载以"翻"字命名的各种临床杂证及相关针灸治法。这一部分内容应为后人所加,故不在本节讨论之列。

二、学术贡献

1. 针灸治疗

《针灸易学》"习医须知"中列"横看竖推表",该表归纳了方位、脏腑、五行等之间的相生相克关系,分辨五脏虚实而采用不同经脉的五输穴进行治疗。

2. 其他

李守先认为手法、认症、取穴是学习针灸的三要素,提出学习针灸,需"首学手法,次学认症,而以寻穴为末务",他认为"明于穴而手法不明,终身不医一疾";对于"明于手法而因症寻穴,难者多,而显而易知者亦不少矣",可先学习"显而易知"的腧穴,如十二井、五募、八会等,从而"得一二穴,从此以尺量之,以类推之,由浅入深,因此知彼"。这一思路,对今天的针灸实践教学仍有指导意义。

三、原文选读①

卷上·手法

手法歌

三陰三陽氣血分,凝滯全憑用金鍼。左指點穴知真所,右手持鍼須静心,補要久留虚不虚,瀉要去疾實不侵。轉左陰中能生陽,旋右陽中可生陰。發明《素》《難》真玄妙,景仰岐黄秘訣深。誠欲勞心勞力學,必往愈明愈哲尋。譬如閉户造車輛,出門合轍值千金。企望志士細推此,機秘千載有知音。

論持針

將穴認真,醫以左手大指甲,或以次指甲掐定,用力重掐,病人覺麻木走氣,或動脈應手,即得穴也。右手大指、次指持鍼刺之。觀鍼如不光明,插地十餘下自明。新鍼先以口温而後刺,刺過幾人,成熟鍼也,不必温。

論定神

當刺時,醫言勿驚,虚點幾鍼,病家不懼而後刺之。醫家氣象從容,目無旁視,心無別營,手如握虎,勢若擒龍,用鍼自無不妙。

論退針

先疼至不疼時宜退鍼,先不疼至疼時宜退鍼,即先緊至不緊時出鍼,先不緊至緊時出鍼之謂也。

【按语】

李守先重视手法,卷上列举了针刺各环节的要点,阐明了刺法的基本原则和方法。部分方法如"论持针"中的修针法和口温法等,反映了古代医家的一些操作方式。但随着医学技术的进步,这些方法已被淘汰。

● **思考题**

1. 李守先关于针刺时左右手配合的主张是什么?

2. 手法、认症和取穴在针灸学习中的合理顺序是什么?

---

① 本篇原文选自:李守先.针灸易学[M].董晋宝,点校.北京:人民卫生出版社,1990.

附

《针灸易学》自序

李守先

鍼灸之法尚矣,惟聖于醫者能得其全。下此而能因易入難,推所已知及所未知,當其應手,亦可有功于世,比于哲匠無二效也。近有習之數年,不能用一二鍼、醫一二病者,蓋其書古奧難窺。一入認穴,繁而且碎,句不可讀,讀不可記,指歸要領,求之無從。兼怵其暈鍼之說,手法不明,往往中止。業以難廢,此惟不由其序之過也。先少學鍼灸六年,未嘗一日少懈,特無名師口授,總不信心,以爲非吾能事也。至乾隆五十一年,先已五十一歲。時瘧疾十人而九,擇其少壯醫之,治三效一。更日治,五效三。由此復究其書而無不效矣。計二十二日,獲效四百三十七人。後學治雜症,有效有不效,用鍼多則内有約略,且更考核諸先生之書,醫十得三者有矣,醫十得五、得七者有矣。此亦因易入難,推所已知而及所未知者也。至于深遠詳細,吾未有得,惟聖者能之耳。茲將古法著之于前,愚見列之于後,淺而易知,顯而易明,名曰《鍼灸易學》,以爲後之君子便覽之資云爾!

附書一則

先少學鍼灸,或止之曰穴難,不知難不在穴,在手法耳。明于穴而手法不明,終身不醫一疾。明于手法而因症尋穴,難者多而顯,而易知者亦不少矣。如十二井,易知也;五募、八會、五俞,易知也;八脈主穴,易知也。得一二穴,從此以尺量之,以類推之,由淺入深,因此知彼,而醫亦成矣。先習此,首學手法,次學認症,而以尋穴爲末務,蓋所難不在此也。大清嘉慶戊午(1798 年),李守先善述氏識。

第三节　《针灸逢源》

一、概述

《针灸逢源》是清代医家李学川成书于嘉庆二十年(1815 年)的综合性针灸学著作。李学川(约 1753—1841),字三源,别号邓尉山人,江苏吴县人,擅针术。他有感于当时医生"独事方药,视针灸为小技而忽诸",故"较《灵》《素》《甲乙》经穴之异同、参伤寒杂病方书之辨论"而编成是书。欲通方药、针灸两家而使医者能左右逢源,因此名曰《针灸逢源》。

《针灸逢源》共 6 卷:卷一为《灵枢》经文,卷二为《素问》经文,两卷共摘引《黄帝内经》原文及名家注疏百余节,以阐述针灸要旨;卷三为历代针灸学专著及诸家针灸医论之精要,阐明针灸医道;卷四专论经穴考正,校正铜人经穴之讹误,并续补经外奇穴之阙漏;卷五列述了 40 多种病证的针灸治疗取穴,以及小儿诊法和推拿法;卷六为对临床各科病证进行病因、病机分析,并附有部分汤药处方辅助针灸治疗。

《针灸逢源》于清嘉庆二十二年(1817 年)初刻,其后又有两种清刻本。

二、学术贡献

1. 腧穴

《针灸逢源》卷四收集了历代针灸医籍中所载的十四经经穴,并进行考证,如此书将原《针灸大成》中足阳明胃经不容至滑肉门左右十二穴"去中三寸"的错误定位更正为去中二寸。在此基础上,确定了 361 个经穴。这一归经规范一直为后世医家所遵循,我国国家标准《经穴部位》(GB12346—90)及《腧穴名称与定位》(GB/T12346—2006)即本于此。

2. 针灸治疗

李学川强调治病应针药并举,他认为:"知汤液而不知针灸,是知人有脏腑而不知有经络毛腠也;知针灸而不知汤液,是知人有经络毛腠而不知有脏腑也。"此书多处体现了这种思想,如卷五"中风"中"中经"一症,除须"各随其经络针灸之"外,还强调要"用药补血养筋"方能奏效。卷六中所载的一些病证也附药方以助针灸之治。

三、原文选读①

症治要穴歌集古增新共二十八首

傷寒過經猶未解,須向期門穴上鍼。忽然氣喘攻胸膈,三里瀉多須用心。

無汗傷寒瀉復溜,汗多合谷亦宜求瀉。若還六脈皆微細,鍼下補多脈易浮。

時行邪瘧最難禁,有汗譩譆與俠谿。腰痛太谿血郄妙,衝陽厲兌太衝齊。

瘧疾間使大椎良,後谿合谷與膏肓。更加三里懸鍾穴,瘧發脾寒即便康。

中暑人中百會搜,陽明合谷內庭求。熱傷肺氣膈胸滿,列缺氣海中極收。

中風合谷大腸原,八脈之中申脈援。三里肩井並環跳,委中風市陽陵泉。

口噤先須申脈詳陽蹻脈與后谿相應,頰車合谷與承漿。喎斜添入地倉穴宜鍼透頰車,不效翳風聽會良。

癱瘓陽谿並曲池,肩髃合谷外中渚。行間申脈崑崙穴,三里陽陵風市推。

五癇百會內關通陰維脈,與公孫應稽,鬼腿曲池穴神門與後谿。鳩尾心俞刺灸得,上星通里愈痴迷。

哮喘先教中脘尋,肺俞天突中府臨。氣海三里俱稱妙,列缺鍼之病不侵。

癆瘵傳尸灸四花,膏肓肺俞實堪誇。大椎穴並三椎骨身柱穴,鬼眼功多用勿差。

蠱脹應知照海靈照海通陰蹻脈,與列缺應,行間氣海與三陰。水溝三里內庭穩,分水多鍼病轉深。

九種心痛及脾疼,曲澤大陵三里尋。上中脘與衝陽穴,內關公孫主客鍼。

腹中疔痛刺衝陽,三里胃俞太白良。支溝章門去閉結,內關氣海商丘當。

大陵穴治發瘧凶,列缺委中天府鬆。百會百勞十宣妙,何愁瘧病結心胸。

後谿穴刺治頭風,百會風池絲竹空。合谷上星足三里,化痰利氣中脘通。

外障先鍼小骨空,睛明合谷太陽中。後谿主穴休忘却,攢竹風池盡可通。

鼻窒迎香尋列缺尋列缺通任脈,與照海應,上星風府太淵鍼。若言舌腫廉泉妙,玉液金津傍舌心左金津右玉液,在舌下兩旁紫紋上鍼出血。

牙疼頰車外關稱,合谷太谿然谷應。聤耳翳風並耳門,暴聾聽會竅陰增耳生瘡出膿水曰聤耳。

臂痛少澤與外關,肩髃合谷曲池間。握物拘攣曲澤當,中渚腕骨少海兼。

四肢浮腫陰陵泉,合谷中都中渚先。行間內庭曲池穴,三陰交與液門連。

腿疼環跳及委中,臨泣陽陵泉可通。最好大鍾並京骨,支溝陽輔病堪攻。

穿跟風痛刺商丘,丘墟解谿三里求。申脈行間崑崙穴,照海臨泣病堪休。

---

① 本篇原文選自:李学川.针灸逢源[M].影印清同治十年重刻本.上海:上海科学技术出版社,1987.

膝風太白與豐隆，膝眼梁丘鍼可通。並有膝關足三里，陰陽陵泉及委中。

腰痛委中髎穴宜，崑崙束骨白環隨。太谿原穴飛揚絡，申脈如鍼病即除。

七疝奔豚首大敦，章門照海要討論。歸來然谷太衝穴，氣海關元與闌門。

婦人帶下經不調，氣海白環赤白帶下可刺之中極燒。腎俞關元並照海，間使穴共三陰交。

婦人臨產若艱難，一瀉三陰交即安。合谷獨陰在足第二指下橫紋中挨次取，勝教方術服仙丹。

【按语】

本歌诀是李学川收集前代治法并结合自己经验编写而成，体现了他的用穴特点，即针灸处方以十四经穴为主，特别重视特定穴。

● **思考题**

1. 比较《症治要穴歌》《百证赋》和《肘后歌》的用穴特点。

2.《针灸逢源》361 个经穴数如何演变而来？

附 1

《针灸逢源》序

席 亮

歲乙亥春三月，余掩關養疴。鄧尉山人李君三源過訪，出其所纂《鍼灸逢源》一書相質正。余曰："聾者不可與別宮徵，瞽者不可與辨黑白。余雖嘗涉獵岐黃書，于方劑略識一二，而于鍼灸則懵然無所知，安敢強作解人哉？"李君曰："不然，夫道，一而已。自《周禮》有疾醫、瘍醫之分，而醫之內外始判。然吾觀古者以湯液治內、以鍼灸治外，理本同條而共貫，事實相濟以有成。《靈》《素》詳鍼灸而略湯液，非毗外也；長沙以後詳湯液而略鍼灸，非毗內也。時世之淳澆、民生之強弱使然也。人身內而臟腑外而經絡毛腠，不過一氣一血相爲流貫。故病有內有外，有由外及內，有由內達外，循環無端，息息相通。知湯液而不知鍼灸，是知人有臟腑而不知有經絡毛腠也；知鍼灸而不知湯液，是知人有經絡毛腠而不知有臟腑也。病雖萬變，人祇一身，醫者必離而二之可乎哉？且醫而不知鍼灸，將不知臟腑經絡之相爲表裏乎？不知臟腑經絡之相爲表裏，則脈絡之交會起止、氣血之生死出入又烏從而測之？冒昧以施其技，不幾如思明者之掩其目，思聰者之填其耳乎？余之爲此書，非欲于前賢著作外拔趙幟而立赤幟也，意在通內外兩家之筏，而使之左右逢源、會歸一致，不至如斷港絕潢者之適乎此而不適乎彼也。子其爲我校讎而存之。"余深韙其言，晨窗展卷反覆商榷，條分縷析、發凡起例。始則探源《靈》《素》，繼則薈萃群言，正經穴之謬訛，補注疏之闕略。本《銅人》《聚英》《資生》《神應》鍼灸之法而廣其義，于長沙、河間、東垣、景岳審證之書，因端竟委、綱舉目張。不特習鍼科者可因證以考穴、按穴以施治，先洞悉乎致病之由，而後巧施其鍼灸之術，即習方書者亦可藉是以佐湯液之所不逮，而上合乎《靈》《素》，以暨長沙、東垣內外相資、鍼藥並用之旨。其有裨于醫術者，豈淺鮮哉？余故樂得而序之。時嘉慶丁丑歲（1817 年）春二月虞陽同學弟席亮麗農氏拜撰

附 2

《针灸逢源》续刻灵素序

李学川

昔者黃帝同岐伯、少俞等六臣互相討論，開醫學之源，傳《靈樞》《素問》，即《內經》也。《靈

枢》所论者,营卫血气之道路,经脉藏府之贯通,天地四时之变化,音律风野之区分,先立九铖以备病所由治也。《素问》所论者,阴阳寒暑之推迁,饮食居处之得失,五运生制之胜复,六气时序之逆,顺察其脉色以明病所由生也。然考其治病,铖灸最详。自仲景圣著《伤寒方论》,铖灸亦有不可阙者,如刺风池、风府、期门,灸少阴、厥阴之类。嗣后名家踵起,方书益盛而铖灸亦兼及焉。今医独事方药,视铖灸为小技而忽诸,则《灵》《素》书虽存而知刺法者鲜矣。学川不揣孤陋,较《灵》《素》《甲乙》经穴之异同,参伤寒杂病方书之辨论,编为《铖灸逢源》六卷。所集《灵》《素》,特揭《经脉》《刺法》诸篇以补医林传诵所阙。其《藏象》《脉要》《疾病》诸论,无铖灸者置之弗录,盖欲以别集合而读之也。第学者检钞不便,兹复采录《灵》《素》四十余篇并载集中,大要与汪认庵《类纂》略同,而注稍详。今并授诸剞劂,略述原委于卷端,重望世之高明诲余不逮云尔。道光壬午(1822年)春闰三月李学川三源氏题于棣华草堂。

第四节 《神灸经纶》

一、概述

《神灸经纶》是清代吴亦鼎于咸丰元年(1851年)主持编写的灸法学专著。吴亦鼎(1792—1861),名步蟾,字定之,号砚丞,安徽歙县人,亦鼎为其按字辈所取之名。他是太学生,工岐黄术,但"性耽闲散,且有希夷先生之癖,时或懒于酬应,故不敢悬壶"。

清道光二年之后,太医院废止针灸科,其时"治针者百无一二,治灸者十无二三,惟汤液之治比皆然",吴氏有感于此,认为"针灸汤液,其为用不同,而为医则一也",但"针之手法未可以言传、灸之穴法尚可以度识",故令孙云路草订而编此书,以期"由灸而知针,由针而知道,绍先圣之渊源,补汤液所不及"。本书卷一为灸法总论、十二经及奇经八脉循行、骨度,卷二为十四经穴及奇经穴,卷三及卷四为灸法证治,内容主要辑自《类经图翼》《医宗金鉴》。本书总结了清代以前灸疗技术,是一部具有独特风格的灸疗学著作。

《神灸经纶》有咸丰三年(1853年)刊本,现在流传诸书均出于此版本系统。

二、学术贡献

1. 经络腧穴

卷一"周身名位经脉骨度"中,吴氏收集文献资料,对人体各部位进行详细解释,并对一些部位的经络腧穴进行考订。如他提出"溺孔即前阴督脉起处",与前人认识不同。《神灸经纶》还以歌诀形式归纳了周身的经络和腧穴。

2. 灸法

《神灸经纶》是灸法学专著,它比较全面地总结整理了清代以前的灸法经验。吴氏重视灸法的基础和理论。他认为"灸取于火,以火性热而至速,体柔而用刚,能消阴翳,走而不守,善入脏腑,取艾之辛香作炷,能通十二经,入三阴理气血,以治百病,效如反掌"。吴氏认为灸材以陈艾为良,用时制成艾米。施灸时,他擅用蒜作介质,即"凡下艾时,必先以蒜切片擦穴上,然后放艾,不然则运动之间,其灸必落矣"。

三、原文选读①

卷之一（节选）

蓄　艾

凡物多用新鮮，惟艾取陳久者良。以艾性純陽，新者氣味辛烈，用以灸病，恐傷血脈。故必隨時收蓄、風乾、淨去塵垢，搗成熟艾。待三年之後，燥氣解、性溫和，方可取用。用時復以手細揉，堅團作炷，或大或小，臨證隨宜酌用，庶無有誤。

【按语】

本段选文总结前代用艾经验，提出须三年陈艾方可用于临床，并说明了艾炷制法。

补　泻

凡用火補者，勿吹其火，必待其從容徹底自滅，灸畢即可用膏貼之，以養火氣。若欲報者，直待報畢，貼之可也。用火瀉者，疾吹其火，令火速滅，須待灸瘡潰發，然後貼膏，此補瀉之法也。灸瘡七日不發，是氣血衰敗，症不可治。

【按语】

本段选文对《灵枢》的艾灸补泻做了补充。于是否吹火之外，提出贴膏和贴膏的时机也是艾灸补泻的重要内容，并指出了灸疮溃发与否与疾病预后有关。

● 思考题

1. 针灸学史上专论灸法学的著作有哪些？各有何意义？
2. 灸法在临床中应用的主要意义是什么？

附

《神灸经纶》引言

吴亦鼎

嘗聞古之醫者，識天時，知氣運，通四診之精微，熟諸經之奇正，洞見垣一方人，神乎伎矣。故自《靈》《素》傳書，《難經》發難，其文淵深古奧，義理無不包括，誠爲金匱之秘册，壽民之寶篆。後人得其一二意旨，遂以名家。但其書有論無方，特示人以大經大法，令後學心領而神悟。惟鍼灸之治，語焉必詳，以鍼灸有定穴，不得不辨明經絡，指示滎俞，使後之業此者，得按經而取穴也。以是知古聖人贊化調元，躋生民于壽域，何其用心之細、而立法之歟！夫鍼灸由來久矣，《靈樞》爲鍼灸之宗本，自後明醫輩出，殆且百家，如扁鵲、倉公、張機、元化以及東垣、河間、丹溪諸賢，此皆名之最著者，無不各有著述，發明先聖之經義。秦漢而下，代有傳人。至明有越人張會卿，集諸家之要旨，著爲《類經》，而鍼灸之學益顯。然猶有未盡者。惟我國朝，纂《金鑒》一書，爲醫林之總匯，如衆水之歸宗。其言鍼灸，審穴分寸，的無差謬。誠哉卓越千古！惜近世醫流學焉者寡，治鍼者百無一二，治灸者十無二三。惟湯液之治比比皆然，是豈湯液易而鍼灸難歟？非也。凡人受天地之氣以生，莫不具有經絡臟腑。其中病也，或在經、在絡、入腑、入臟，則必待明經絡臟腑者，方可以去病。豈爲湯液者可舍經絡臟腑而別爲治乎？吾知必無是理也。

---

① 本篇原文选自：吴亦鼎.神灸经纶[M].影印清咸丰三年癸丑刻本.北京：中医古籍出版社，1983.

然則何爲治此者多,而習彼者寡? 蓋以湯液之治易于藏拙,其用柔而取效可緩,即彼讀湯頭、記本草者,遂可以醫名。若夫鍼灸之治,苟不明經絡腧穴,無從下手,且其用剛而得失易見。人之不樂爲此而樂爲彼者,由此故也。不知鍼灸湯液,其爲用不同,而爲醫則一也。獨是用鍼之要,先重手法,手法不調,不可以言鍼。灸法亦與鍼並重,而其要在審穴,審得其穴,立可起死回生,所以古人合而言之,分而用之,務期于中病而已矣。是編置鍼言灸,非以鍼難而灸易,以鍼之手法未可以言傳、灸之穴法尚可以度識也。苟能精意講求,由灸而知鍼,由鍼而知道,紹先聖之淵源,補湯液所不及,其功效豈淺鮮哉? 爰命孫雲路草訂成編,以爲家藏備要云爾。時咸豐元年(1851 年)歲次辛亥仲秋月古歙吳亦鼎硯丞氏自誌。

第七章
民国时期的针灸文献

导学 掌握《中国针灸治疗学》的作者、成书年代及学术贡献。
熟悉民国时期针灸学发展的特点。
了解承淡安的生平经历及学术背景。

《中国针灸治疗学》

一、概述

《中国针灸治疗学》是承淡安在民国时期编写的针灸学专著。承淡安（1899—1957），一名澹盦，原名启桐，江苏江阴华墅人。1917年，承淡安从父命，随同乡医生学习中医学经典及本草、方剂3年，1920年起，参加上海中西医药函授学校学习，并于次年在上海完成西药和注射实习。1921年，承淡安回乡随父开业，同时向其父学习中医外科及幼科。初时承淡安认为针灸不足取，后因目睹其父针灸之效，在其父治愈承淡安本人中西药物均未取效的腰痛及失眠后，开始信服针灸，并于1923年秋后开始学习针灸。之后，承淡安创办中国针灸学研究社、针灸函授班、针灸杂志和针灸疗养院，并前往日本访学交流，积极传播针灸学术、组织和实施针灸教育。

1931年，承淡安有感于针灸的临床价值及当时针灸濒绝的现状，以传统学术为依据，以科学化为目标，"搜集各书，参以心得，益以最新生理，互为考正"，为他创办的针灸函授班编成教材《中国针灸治疗学》。此书融汇新旧学说，并开始引用近代解剖学、生理学、病理学等知识，初步构建了现代针灸学科体系。

此书自1931年出版后至1937年5月间，不断修订，连出8版。初版时此书分为"经穴""手术"和"治疗"三编，至1933年第四版时由孙晏如增订后改名为《增订中国针灸治疗学》，增订前后内容和结构都有所变化：增加"总论"，共四编；增加的内容多反映了承淡安以西医解剖、神经理论解释针灸机制的尝试。本节讨论即据此增订本。

二、学术贡献

1. 经络腧穴

（1）经络实质

在民国时期"科学化"的背景下，中医有识之士力图以"科学化"改造中医，发展中医学理论。承淡安有西医教育背景，在日本访学期间，他发现日本针灸界多以西医解剖、生理知识来研究和解释经络实质，认为这是一种新方法，并借用这种经络"神经系"说范式，对经络进行中西汇通式的研究。在"总论"之"针刺治效之研究"中，承氏认为"西医擅解剖，绝不得所谓十二经之痕迹。然则，前人之十二经络之说，已根本动摇。而针之能流通十二经脉气血之说，则亦不能成立矣。因是旁考生理解剖新识……于是知我中医认为人身之生活运用,系于十二经之气血运用者,即西医所谓神经也。而针刺效用之理,或可得而知矣。神经密布周身,有似电网,四通八达,无不相连。苟一经偶受阻滞,病态立即发生。针刺者,即所以刺激神经、兴奋神经,促进或减缓血液之运行,亢进或制止内脏之分泌与蠕动及排除神经之障碍,而恢复其常态也"。这一认识尽管有失偏颇,承氏后期也觉得它难以指导临床实践,但是它为以后国内经络实质的研究提供了思路。

（2）腧穴理论

《中国针灸治疗学》经穴含"解剖""部位""主治""摘要""手术"5 部分:解剖理论源自日本的针灸学著作,部位及主治主要来自《针灸大成》等书,摘要介绍穴位性质并选摘相关古代文献,手术介绍取穴体位及刺灸法。

承氏重视经穴定位的准确性,在《中国针灸治疗学》中,他创造性地以各经人体点穴的摄影照片示意。书中还附有骨骼图、肌肉图、血管图、神经图,与经穴的"解剖"相呼应。此书对腧穴的介绍,反映了承氏中西医汇通的主张,也使腧穴理论日趋规范。

2. 刺法灸法

（1）刺法

承氏认识到针刺疼痛是制约针灸发展的一大阻碍,故强调以毫针施治,同时手法须熟练。对于针具,在"手术"的"针之制造"一节,他倡用普通的铁质针,认为当时以金银制成的针具"运用涩滞,徒使患者多受痛苦,远不如铁针之圆利滑疾",故认为制针"当从古法,以马口衔铁,再三锻炼之,百炼钢制为绕指柔,刚柔适宜,锤成细圆丝而断之,一端磨之尖利,一端绕以铜丝,煮以药汁,用黄土磨擦光利即成"。在"手术"之"施针运气法",他介绍了指力练习法,"可使病者除痠麻走气之外,分毫不觉针刺"。

对于补泻手法,承淡安力求补泻手法简明化。他在"手术"的"补泻手法"一节,批评了"烧山火、透天凉、苍龙摆尾、赤凤摇头等十数法,以及阳日阴日、午前午后、男左女右"等法,认为"以余之实验,于补泻手法惟有意义外,余无足取,徒乱人心目而已"。

承氏以西医解剖、生理学中对神经细胞及免疫体液的认识对得气和气至进行解释,认为"此盖明明针下刺着神经,神经起反射性之痉挛收缩,因是觉针下沉紧。当神经起痉挛之反射,乃有吸引之状,故有如鱼吞钩饵之象,病者也觉针下痠重,此即针下得气之原理"。他还以下针后神经反应的快慢及针感来判断疾病的轻重和预后,即"当刺下即觉痠重,即谓之数,足见神经尚活泼,故病易疗。若久久而得痠重,即谓之迟,神经已麻痹,反射性弱,故病难治"。

（2）灸法

承氏主张"针灸并施",并对前人"针则不灸,灸则不针"之说做了较为合理的解释,认为是"前人之技术不精,所制之针甚粗,灸又固执必须有灸疮乃已"之故。他反对"用灸必使之灸疮"之说,认为可在艾绒中加入"乳麝丁桂香窜温热之品,助艾火直入内部",以期"减少壮数,免其痛苦"。

承氏在"现代灸法之误谬"中认为温针灸"失去灸之真义",它"不过使针热而已""其效极微",而隔姜灸和隔蒜灸可以"避免直接灸之痛苦",但"效力总逊"。

3. 针灸治疗

《中国针灸治疗学》中"针灸治疗各论"对 42 类病证的针灸治疗进行了介绍。该书除采用传统的对症治疗模式之外,还采用了较为系统的辨证治疗,如咳嗽分为风寒、痰热、虚劳和痰饮等 4 个证型,并分别从病因、证象、治疗、辅助治疗和预后等方面进行阐述。相对于古代针灸文献,这些辨证治疗具有规范化的结构,并引进了中医诊断学和病机学的内容,是当代针灸学教材针灸诊疗模式的基础。

三、原文选读①

针灸在治疗上之价值

二十世紀中國之醫療家,大別分爲中西二派。中醫側重湯液治療,歷千載如一日,無其他之改進。西醫則由藥物內服療法,進而行注射治療,近今又趨重于紫光電、太陽燈等之電氣與物理療法。彼醫療銳進,尚感治療之窮,未能應付萬病。而功效萬能之中國鍼灸學術,中醫界明知其有偉大功能而不與提倡。中國之西醫界,追逐歐美醫之後,步趨未遑,固無暇顧及祖國之精粹,大好學術,湮沒不彰,良深可惜,今摘述鍼灸在治療上之功能,以見其價值之一斑。

傷寒:西醫名爲腸窒扶斯。至今尚未發明特效療法。中醫則自詡善治傷寒,每引以自傲者。仲景《傷寒論》一書,爲治外感六淫之專書,醫者奉爲金科玉律之聖經,爲湯劑之圭臬,然書中有當刺期門,與先刺風池、風府等之明文,足見鍼刺能助湯藥之不及,仲景亦曾言之矣。昔許叔微治婦人傷寒熱入血室,如結胸狀,譫語者,處以小柴胡湯,不應,而歎曰:"若有能鍼刺者,病當愈。"觀此鍼灸之于傷寒,其重要爲何如? 治傷寒不外汗、吐、下、和四法,鍼灸無不能之,其功效之迅捷。遠非藥石所能及,往往一鍼甫下,沉疴立起,呈不可思議之奇蹟,有令人驚歎不止焉。

中風:西醫謂爲腦充血,中醫則爲厥陽暴逆,或肝陽上升,俱認爲險惡之症。西醫除安靜其神經外,無治療方法,中醫雖有鎮逆、熄風、填竅諸治法,效果蓋亦遲緩,若施以鍼灸,往往得獲神效。百會一穴,實爲治中風之捷徑,一鍼甫下,其疾若失者有之。

肺癆:中醫名曰傳尸,西醫名曰肺結核,亦爲醫界束手之壞症。苟初起有善灸者,于膏肓、肺俞、鬼眼、三里等穴頻施之,較之湯藥、注射、人工氣胸術之效多多焉。

痹痛:一切五痹疼痛,施以湯藥,功效遲緩;西醫注射電療,功力稍佳,總不如鍼刺之有捷效,故民間患是症者,仍多就鍼醫受治之。

外瘍:外瘍之險惡莫如疗,靈台、合谷等穴能平之。外瘍之難愈者莫如痔漏,局部灸法能愈之。遠非藥物與其他手術能及其萬一也。

霍亂:霍亂急症也,亦危症也,善鍼者竟能十全,固無須乎鹽水之注射與樟腦鍼之強心,故鍼灸之于霍亂,中國民眾殆無不知之。

其他如迎香出血之治目疾,少商之治喉症,合谷之治齒痛,大椎之治瘧疾,三里療脚氣,中脘療胃病,期門治胸脅痛,陰交、至陰治難產,皆應手奏效,捷于桴鼓者。若秦越人刺維會起虢太子之尸厥,徐文伯刺合谷、陰交下婦人之胞胎,狄仁傑刺腦空而墜鼻瘤,甄權刺臂臑而祛臂痛,史册所載,醫家傳爲美談,至若散見于歷代各大名醫之治案者,更不勝舉矣。

鍼灸之治效,已略如上述,則其在醫療上之價值遠勝于湯藥無疑,亦更非紫光電、太陽燈之迂緩治療所能企及,毋怪東西各國有設專科而研究之也。

① 本篇原文選自:承淡安.增訂中國針灸治療學[M].上海:中國針灸學研究社,1933.

【按语】

此篇为《增订中国针灸治疗学》"总论"的第二节,承淡安对中西医学和针灸学的观点、对针灸法的运用和临床经验,于此可见一斑。

● **思考题**

1.《中国针灸治疗学》对后世针灸学的发展有何影响?

2.承淡安对针灸学理论有何发展?

下 篇

针灸若干概念术语源流考略

第八章
经 络 腧 穴

导学

掌握本章概念术语在不同时期的特点或内涵。

熟悉不同时期与本章概念术语相关的著作名称。

了解天回、双包山出土的针灸文物。

第一节 经 络

一、经络的一般知识

经络概指经脉和络脉。一般来说,经络系统包括十二经脉、奇经八脉、十二经别、十五络脉、十二经筋和十二皮部,如图 8-1 所示:

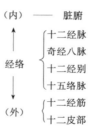

图 8-1 经络系统简表

在经络系统中,十二经脉是主干,"内属于腑脏、外络于支节",联系人体内外。十二经别是十二经脉在胸、腹及头部的内行支脉,起沟通表里两经、加强经脉与脏腑联系的作用。十五络脉是十二经脉在四肢部以及躯干前、后、侧三部的外行支脉,能沟通表里,渗灌气血。奇经八脉是具有特殊分布和作用的经脉,可统率、联络其余经络并调节气血盛衰。在经络的外部,筋肉受经络支配分为十二经筋,可约束骨骼,活动关节,保持正常运动功能并维持人体正常体位姿势;皮部按经络的分布分为十二皮部,是人体的卫外屏障,可抗御外邪,反映病候并协助诊断。奇经八脉理论在《黄帝内经》时并不完整,主要形成于《难经》,详见本章第三节。

二、经络的源流

1. 脉、经、络

经络理论详载于《黄帝内经》《难经》,历代学者一直本于这两部经典讨论经络理论的形成与发展。20 世纪 70 年代,湖南长沙马王堆汉墓出土的帛书《足臂十一脉灸经》《阴阳十一脉灸经》论述了人体 11 条脉的循行路线、主病和灸法;80 年代,湖北江陵张家山汉墓出土了简书《脉书》,其中部分内容与《阴阳十一脉灸经》基本相同。这些出土文献对分析经络理论的形成有着很重要的意义。

在《足臂十一脉灸经》《阴阳十一脉灸经》中，经脉皆以"脉"（或"温"，"脉"字古写）命名，如"臂泰阴脉""肩脉""齿脉"等；在《黄帝内经》中，"脉"也用以称呼经脉，如"肺手太阴之脉"。"脉"，"皮、肉、脉、筋、骨"之一，本义是血管，指"血理分裹行体者"。对"脉"字的使用表明，经络理论的形成与古人对血管的认识是分不开的。

"经"和"络"的出现晚于"脉"。在《黄帝内经》里，根据大小、深浅等方面的不同，"脉"被分为"经脉""络脉"和"孙脉"；根据气血虚实和阴阳部位的不同，经脉和络脉又可被称为"虚经""盛经""阴经""阳经""阴络""阳络""大络""小络"和"浮洛"等。

2. 十一脉、十二经脉与其他早期经脉理论

（1）十一脉与十二经脉

《足臂十一脉灸经》《阴阳十一脉灸经》是先秦时期的文献，《灵枢·经脉》成篇晚于这一时期。这三本书中的经脉学说有传承关系。

《足臂十一脉灸经》记述了 11 条脉，包括：下肢的 6 条"足"脉，足太阳、足少阳、足阳明、足太阴、足少阴和足厥阴；上肢的 5 条"臂"脉，臂太阴、臂少阴、臂太阳、臂少阳和臂阳明。

《阴阳十一脉灸经》也记述了 11 条脉，包括阳脉 6 条：足钜（太）阳、足少阳、足阳明、肩脉（相当于臂太阳脉）、耳脉（相当于臂少阳脉）和齿脉（相当于臂阳明脉），阴脉 5 条：足大（太）阴、足厥阴、足少阴、臂钜（太）阴和臂少阴。

《灵枢·经脉》记载了 12 条经脉，分别是：手太阴肺经、手阳明大肠经、足阳明胃经、足太阴脾经、手少阴心经、手太阳小肠经、足太阳膀胱经、足少阴肾经、手厥阴心包经、手少阳三焦经、足少阳胆经、足厥阴肝经。

一般认为，《足臂十一脉灸经》成书年代较《阴阳十一脉灸经》为早，但是从内容上看《足臂》本中 11 条脉的分布较《阴阳》本更具体，并已有分支出现，且《足臂》本中脉已经采用了三阴三阳命名法，而《阴阳》本还有较原始的"肩脉""耳脉""齿脉"等称谓，提示了这两本书的不同来源。这两种本子所记载的十一脉有一些共同之处，如：① 各脉走向一般均为向心行走，即由手（腕）或足（踝）沿四肢走向胸腹或头部，但《阴阳》本的"肩脉"与大阴（足太阴）脉由头或腹部走向四肢末端；② 各脉循行较简单，有些仅为起点与终点之间的连线，分支较少，仅《足臂》本的足太阳和足少阳两脉各有 2 条支脉；③ 各脉基本行于体表，仅数脉行走至脏腑，如《足臂》本的臂太阴"之心"、足少阴"出肝"，《阴阳》本的臂钜（太）阴脉"入心中"、足少阴"系于肾"、足太阴"被胃"；④ 脉与脉之间缺乏确定的联系，仅《足臂》本中提及足厥阴"上八寸交太阴脉"；⑤ 脉的排列，《足臂》本先"足"脉，后"臂"脉，《阴阳》本先"阳"脉，后"阴"脉。

《灵枢·经脉》中的经脉循行综合考虑了"手""足""阴""阳"及其经脉"内属于腑脏、外络于肢节"的特点，补充了各脉之间的表里配合关系，使经脉更为系统。较十一脉系统而言，《灵枢·经脉》中的十二经脉体系有以下特点：① 经脉走向有顺有逆；② 经脉有联系脏腑的内行部分和分布于体表的外行部分，经脉名称中有相关脏腑；③ 经脉有表里相合的关系；④ 经脉按三阴三阳循环流注次序排列。

十一脉与十二经脉的传承演变关系如表 8-1 所示。需要说明的是，该表中《足臂》本的臂泰阴、《阴阳》本的臂钜阴并不能简单地等同于《灵枢》中的手太阴之脉，尽管从名称来看，它们之间应该有着明确的演变传承关系。十一脉系统中的臂泰阴和臂钜阴"之心""入心中"，其病证为"心痛、心烦而噫"或"心滂滂如痛"，此两脉与《灵枢》手厥阴脉相同的地方较手太阴为多。

综合分析帛书中臂泰阴、臂钜阴的循行和病候，帛书中缺少的一脉应为后来的手太阴肺经或者手少阴心经；再分析帛书中的"臂少阴"循行，可知臂泰（钜）阴和臂少阴都涉及后世手厥阴脉的内容，也就是说，帛书时代，手三阴经脉的内容互相混合，到后世，才对手三阴经脉进行了明确的划分。

表 8-1　十一脉与十二经脉关系表

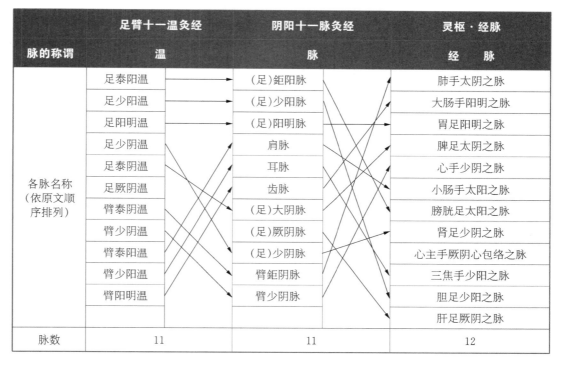

脉的称谓	足臂十一温灸经		阴阳十一脉灸经		灵枢·经脉	
	温		脉		经　脉	
各脉名称（依原文顺序排列）	足泰阳温		（足）钜阳脉		肺手太阴之脉	
	足少阳温		（足）少阳脉		大肠手阳明之脉	
	足阳明温		（足）阳明脉		胃足阳明之脉	
	足少阴温		肩脉		脾足太阴之脉	
	足泰阴温		耳脉		心手少阴之脉	
	足厥阴温		齿脉		小肠手太阳之脉	
	臂泰阴温		（足）大阴脉		膀胱足太阳之脉	
	臂少阴温		（足）厥阴脉		肾足少阴之脉	
	臂泰阳温		（足）少阴脉		心主手厥阴心包络之脉	
	臂少阳温		臂钜阴脉		三焦手少阳之脉	
	臂阳明温		臂少阴脉		胆足少阳之脉	
					肝足厥阴之脉	
脉数	11		11		12	

十一脉演变为十二脉，其过程或许受到了古代哲学思维模式的影响。先秦时期，有"天六地五"之说，如《汉书·律历志》："天六地五，数之常也。天有六气，降生五味……十一而天地之道毕。"十一脉中，阳脉 6 条，阴脉 5 条，与此数相符。腧穴理论的阴经五五二十五腧、阳经六六三十六腧，藏象学说中的五脏六腑也留有天六地五说的印迹。此后，经脉有了循环的意义，流行于秦汉时期的、带有循环往复象征的"天之大数"12 更有助于反映这一理论，故经脉的数量也由 11 演变为 12。

（2）其他早期经脉理论

在十一脉和（或）十二脉理论之外，早期经络学说尚有其他不同的派别，1995 年，在四川省绵阳市永兴镇双包山二号西汉木椁墓出土的人体经脉髹漆模型即为一例。此模型绘有 10 条经脉，借用《黄帝内经》经脉理论，可称为之手三阴、手三阳、足三阳和督脉。它们的循行与十一脉和（或）十二脉有某些相同或近似之处，但还有很多不同之处，是独立的针灸木人经脉系统。

2013 年，四川省成都市天回镇老官山出土了一具经穴髹漆模型。这具模型的身体两侧标记有红色粗线 22 条，左右对称、纵向分布。单侧的 11 条红线中，正面 5 条、背面 4 条、侧面 2 条；有 9 条的循行路线与《灵枢·经脉》所载的手三阳、足三阳、足三阴经脉较为相似，但位于上肢内侧的 2 条红线不同于《灵枢·经脉》所载手三阴中的任何两条。此外,漆人上还阴刻白色细线共 29 条,包括 3 条横行环线和 26 条纵行线。3 条横线中,季胁水平的环线近似于《难经·二十八难》中的带脉。26 条纵行线中,身体前面正中者与《难经·二十八难》中的任脉基本相同;其余 25 条纵线均在身体两侧,大多左右对称,分别为身体前面 11 条、背面及侧面 14 面。这些纵行白线有一部分与红色线条重合,一部分也具有《灵枢·经脉》中经脉循行分布的特点,其中某些内容与手三阴、手三阳、足三阴、足阳明和足太阳有相似之处。

在经穴髹漆模型之外,天回汉墓还出土了《脉书·下经》。《脉书·下经》是迄今为止发现的最早记载"心主之脉"及"十二正经"经脉循行和病证的文字文献,其中经脉循行方向与《足臂十一脉灸经》一致,为自下而上单向向心循行,不具有十二经脉循环流注的趋势或特征,但出现了与正经同名的"足大(太)阳脉""足阳明脉""足大(太)阴脉"3 条单独的支脉。该书还记载了"间别赞脉"等 9 条别脉的相关内容,内容与前文提及的《脉书·下经》"十二脉"明显不同,成书时间应早于"十二脉",甚或早于《足臂十一脉灸经》和《阴阳十一脉灸经》,反映了当时多种经脉系统并存的情况。这些内容或可反映经脉学说的早期形态,对探讨经脉本质和起源有重要意义。

3. 十五络脉与络脉

经络学说的经典文献《灵枢·经脉》除十二经脉外,还介绍了十五络脉,包括手足三阴三阳之络、任脉络、督脉络和脾之大络。原文中,除脾之大络外,其余十四络均称为"别"。《难经》也提到了十五络,但是用阳跷之络和阴跷之络代替了任脉络和督脉络。

除了上述络脉名称之外,《黄帝内经》中还有一些与"脾之大络"性质相同的脏腑络,如"胃之大络,名曰'虚里'",但是络脉之数,在《黄帝内经》《难经》中均为十五,这可能与"二十七"这一数字有关。《灵枢·九针十二原》说:"经脉十二、络脉十五,凡二十七气以上下。"二十七,杨玄操认为是"三九"之数,与"天有九星、地有九州岛、人有九窍"相应,应该是天人合一理论的体现。

现行教材介绍经络系统时,提及经络包括经脉和络脉,但通常仅将十五络脉列为经络系统的组成部分,而《黄帝内经》中除了十五络脉之外,还有其他络脉,如"胃之大络",以及孙络或称孙脉,如《灵枢·脉度》"经脉为里,支而横者为络,络之别者为孙"。所以,"络脉"含义较广:它可以指十五络脉;也可以指体内连接脏腑之脉,如"胃之大络";还可以指经脉的细小分支,如孙络、血络等。简而言之,"经"和"络"的概念是相对的,在不同的语境下可以指代不同的结构,在文献中见到"络"字,不可一概视为"十五络脉"。

4. 十二经别

十二经别的理论见于《灵枢·经别》,所称经别,皆命名为手足三阴三阳之正。该篇首先提问:"夫十二经脉者,人之所以生,病之所以成,人之所以治,病之所以起,学之所始,工之所止也。粗之所易,上之所难也。请问其离合出入奈何?"岐伯以十二经别答之,可知经别仍属十二经脉范围。

经别从十二经脉分出,称为"别(离)",进入胸腹腔为"入",与表里经别同行为"合",于头颈部"出"。十二经别依十二经脉表里关系,形成六合而并行出行,分布于胸腹和头部,沟通表里两经并加强与脏腑的联系。

十二经别分布于十二经脉未到之处,由此扩大了经穴的主治范围,如肛门非足太阳经循行所过处,但该经的承山等穴可以治疗痔疾。足太阳经别"别入于肛",解释了承山等穴的主治作用,使经穴主病的理论更为完善。

5. 十二经筋

十二经筋见于《灵枢·经筋》,以手足三阴三阳之筋命名。《说文解字》释"筋"为"肉之力也",而《黄帝内经》中"筋"(字)有多种含义,可以指肌腱、肌肉、表浅静脉、神经等。《灵枢·经筋》中,"经筋"主要指肌肉及肌腱,全身筋肉按经脉分布部位形成十二经筋,明代医家张介宾在《类经》中将经筋的循行分布规律总结为"皆起于四肢指爪之间,而后盛于辅骨,结于肘腕,系于关节,联于肌肉,上于颈项,终于头面"。

《灵枢·经筋》提到了经筋病的治疗原则:"以痛为输",而现代治疗肌肉肌腱等疾病也经常运用本法。

6. 十二皮部

十二皮部是十二经脉及其络脉分布在体表的部位,该内容主要见于《素问·皮部论》。因为同名经脉的命名诊法等都基本相同,故十二皮部也称六经皮部,只有六个名称(表8-2)。

表8-2 六经皮部

六经皮部	阳明	少阳	太阳	少阴	心主	太阴
名　称	害蜚	枢持	关枢	枢儒	害肩	关蛰

六经皮部的名称中,"害"通"阖","关""阖""枢"分别是指门栓、门扇和门轴。这些名称不单指体表部位(病位),还反映了疾病的发展过程(病程),以及表里、寒热、虚实的病情变化(病机),对分析六经的病证和机制具有启示意义。

皮部可用于诊断,具体方法是观察皮部中的浮络,根据其分布和颜色辨别所属经脉和疾病的性质,即"多青则痛,多黑则痹,黄赤则热,多白则寒,五色皆见,则寒热也"。同时,皮部也是病邪传变的关键部位,如《素问·皮部论》所言:"邪客于皮,则腠理开,开则邪入客于络脉,络脉满则注于经脉,经脉满则入舍于腑脏也。故皮者有分部,不与,而生大病也。"

《素问·缪刺论》提到了皮部在治疗方面的作用:"……有痛而经不病者,缪刺之;因视其皮部有血络者,尽取之。"后世的皮肤针、刺络等方法正是由皮部理论与缪刺法结合发展而来。

【按语】

古人对血管的认识引出了"脉",其后出现了"经络"。在文献中,"血脉"和"经络"或经常并举,但具体含义略有差异。大体上,血脉多与有形脉管及血液有关,而经络多用于联系、反应等功能描述。

经络是经脉和络脉的略称,其组成部分,历代医家论述有所不同,但基本以十二经脉和十五络脉为主,即"经"常指十二经脉,"络"多指十五络脉。文献中也有以"经络"指称经脉者。

● 思考题

比较阴阳十一脉、足臂十一脉和十二经脉的臂阴脉和手阴经,分析它们在循行及病证方面的异同点。

第二节 十二经脉与十四经脉

一、十二经脉与十四经脉的源流

1. 十二经脉源流

《灵枢·经脉》：肺手太陰之脈……大腸手陽明之脈……胃足陽明之脈……脾足太陰之脈……心手少陰之脈……小腸手太陽之脈……膀胱足太陽之脈……腎足少陰之脈……心主手厥陰心包絡之脈……三焦手少陽之脈……膽足少陽之脈……肝足厥陰之脈……

《灵枢·逆顺肥瘦》：手之三陰，從藏走手；手之三陽，從手走頭；足之三陽，從頭走足；足之三陰，從足走腹。

《灵枢·营气》：氣從太陰出，注手陽明；上行注足陽明；下行至跗上，注大指間，與太陰合；上行抵髀，從脾注心中；循手少陰，出腋，下臂，注小指，合手太陽；上行乘腋，出頗內，注目內眦；上巔，下項，合足太陽，循脊，下尻，下行注小指之端；循足心，注足少陰；上行注腎；從腎注心；外散于胸中，循心主脈，出腋，下臂，出兩筋之間，入掌中，出中指之端，還注小指次指之端，合手少陽；上行注膻中，散于三焦；從三焦注膽；出脅，注足少陽；下行至跗上，復從跗注大指間，合足厥陰；上行至肝，從肝上注肺……

十二经脉首见于《黄帝内经》，又称十二脉或十二经,《灵枢·经脉》描述了十二经脉的基本组成及各经循行，确立了具有"脉行之逆顺"性质的循行方式。《灵枢·逆顺肥瘦》对这一循行方式进行了概括，后世称此为"流注"。

十二经脉主运行气血，营气行于脉中，营气的运行顺序也就是十二经脉的流注顺序。十二经脉并不按三阴三阳的顺序排列，而是根据营气的运行顺序彼此衔接，这也是人体气血流注"如环无端"的结构基础。《灵枢·营气》对这一环行通路进行了描述。

2. 十四经脉的源流

《灵枢·营气》：……上循喉嚨，入頏顙之竅，究于畜門。其支別者，上額，循巔，下項中，循脊，入骶，是督脈也。絡陰器，上過毛中，入臍中，上循腹裏，入缺盆，下注肺中，復出太陰。

《黄帝内经太素·卷九·十五络脉》：手太陰之別，名曰列缺十二正經，有八奇經，合二十脈，名爲之經。二十脈中，十二經脈、督脈及任衝脈，有十四經……

《十四经发挥·凡例》：十二經所列次第，並以流注之序爲之先後；附以任督二奇者，以其有專穴也，總之爲十四經云。

《古今医统大全·卷六·取穴尺寸图说》：十四經脈長短尺寸：手之六陽經脈……手之六陰經脈……足之六陽經脈……足之六陰經脈……督脈任脈……兩蹻脈……十四脈都合十六丈二尺，此氣之大經隧也。

十四经的概念当源于《黄帝内经》。《灵枢·营气》在论述十二经脉的环行路线"从肝上注肺"后，还论述了其后营气的运行方式。文中的"上过毛中，入脐中，上循腹里"，是《素问·骨空论》所描述的任脉循行部位。也就是说营气的运行从手太阴开始，经历十二经脉，随后"下项中，循脊入骶"而经督脉、"上过毛中，入脐中，上循腹里"而经任脉，又回到手太阴。

杨上善《黄帝内经太素》中首次出现了十四经的名称。其中所说的十四经，由于包括十二经脉及奇经中督、任、冲三脉之名，故所指较为模糊。从杨上善在《太素》卷十对冲脉和任脉的注文来看,杨氏是据《黄帝内经》《难经》对二脉的论述及《甲乙经》等注引文献,将任脉和冲脉合为一经,故称十四经。

滑寿因任、督二脉与十二经脉一样皆有专穴,故在《十四经发挥》中将十二经脉和任、督二脉一起讨论,合称为十四经。由于该书是在已佚的《金兰循经取穴图解》基础上编辑而成,故"十四经"之说可能在滑寿之前即已出现。

徐春甫在《古今医统大全》中引用了《灵枢·脉度》关于十二经脉及督、任二脉和两跷脉经脉长度的文字,亦称之为十四经脉或十四脉。后有《针灸大成》沿其说。但十四经并不包括阴阳跷脉,后世"十四经"的概念皆沿用滑寿之说。

二、经穴考定

1.《针灸甲乙经》

已知最早的腧穴学专著是《明堂孔穴针灸治要》,此书早已失传,但其主要内容被保存在晋代皇甫谧的《甲乙经》中。《甲乙经》中的腧穴在四肢分经排列,始于肢端;在头面胸腹分部分区排列。这样的排列方式,反映了早期经脉理论单向向心循行的特点,其后《千金方》《针灸资生经》等书的腧穴排列多与此同。

2.《黄帝内经明堂类成》

隋唐之际,杨上善奉敕撰注《明堂孔穴针灸治要》,写成《黄帝内经明堂类成》,此书现仅存首卷,包括自序和手太阴经穴的内容。从首卷的内容可知,《明堂孔穴针灸治要》原书为 3 卷;杨上善的著作是十二经脉各 1 卷,奇经八脉合 1 卷,共 13 卷。首卷的手太阴经穴按经脉气血流注顺序排列,开循经考穴先河。

3.《外台秘要》

唐代王焘著《外台秘要》,其卷三十九为"明堂灸法"。该书以经统穴,将所有腧穴分列于十二经脉之中,并将任脉穴附于足少阴、督脉穴附于足太阳后介绍,但腧穴顺序与经脉气血流注方向不尽相同。

4.《铜人腧穴针灸图经》

宋代王惟一奉敕撰注《铜人腧穴针灸图经》。此书的腧穴排列有两种方式,一种与《甲乙经》相同,另一种将所有腧穴分列入十四经,分经论述。在后一种叙述中,十二经脉腧穴是从肢端开始,向心排列。这种分经论述的方式,上承杨上善,后又为元代忽泰必列(一作忽公泰)的《金兰循经取穴图解》所本。

5.《十四经发挥》

滑寿在《十四经发挥》将十二经脉及其腧穴以气血流注为序排列,其后为督、任二脉及经穴。从腧穴角度看,十四经所包含的腧穴更为完善,但将任、督二脉与十二经脉并列,在一定程度上模糊了十二脉的循行流注本义,经脉理论反而繁杂难解。

【按语】

从帛书十一脉的单向向心循行,到《灵枢·经脉》的十二经和(或)十四经流注,经脉理论从简单、朴素走向复杂、周密。理论上,十二经气血流注成了针灸学诊治疾病的核心理论,但十二经和(或)十四经气血流注理论不能用以解释所有临床现象,因为它不是经络理论的全部或者唯一代表;而且它与其他经脉理论有不少矛盾之处,如五输穴之井荥输经合所代表的气血从肢端向心由弱到盛的理论,标本根结所代表的四肢与头、胸、腹部位联系的理论等。十二经和(或)十四经气血流注理论与经脉产生之初的原始内涵有相当大的区别,难以直接体现对针灸临床的实际指导意义。

● **思考题**

十四经顺序、十四经腧穴排列顺序与营气运行方向有何异同?

第三节 奇经八脉

一、奇经八脉的一般知识

奇经八脉是十二经脉之外的 8 条经脉,包括督脉、任脉、冲脉、带脉、阴跷脉、阳跷脉、阴维脉和阳维脉。

"奇"有两种解释:一指奇异,意为此八脉的分布和作用有异于十二正经;另一指"奇偶"之"奇",指奇零、不偶,即不成对之意。从阴跷、阳跷和阴维、阳维来看,奇经八脉并非全部不成对,故通常"奇"作奇异解。

二、奇经八脉的源流

1. 《黄帝内经》之前的督脉、任脉和带脉

湖南马王堆汉墓出土的《足臂十一脉灸经》《阴阳十一脉灸经》,以及湖北张家山汉墓出土的《脉书》均未有奇经八脉的记载。

四川双包山汉墓出土的人体经脉髹漆模型上绘有 10 条经脉,其中 1 条位于身体正中线,起于会阴部,经尾骶、腰背和项部,至头顶,经额,到鼻部,最后止于鼻尖端。这一循行路线与《难经》《甲乙经》等书所记载的督脉分布基本相同。

先秦文献《庄子·养生主》有"缘督以为经,可以保身,可以全生,可以养亲,可以尽年"之句,其中的"缘督以为经"通常有两解:一种是根据前后文义,"督"释为"中","经"释为"常道",即遵循中道以为常理;另一种解释与经络学说相关,认为"督"指督脉,此句指督脉对人体养生的重要性。"督脉"一词最早见于《黄帝内经》,而《庄子》成文早于《黄帝内经》。以往多以前一种作释,但双包山汉墓人体经脉漆俑的出土,表明在庄子时代,督脉可能已是确定的概念,因此后一种解释亦不无道理。

2013 年,天回汉墓出土了经穴髹漆模型。此具模型在身位前面正中有 1 条白色细线,其路线与《难经》所载任脉循行路线基本相同,可视为任脉;在季胁水平有 1 条白色环线,其路线与《难经》所载带脉的分布近似,可视为带脉。

2. 《黄帝内经》中的八脉

唐代张守节《史记正义·卷一百五扁鹊仓公列传》注云:"素问云:奇经八脉,往来舒,时一止而复来,名之曰'结'也。"此文不见于传本《素问》,若其为《素问》佚文,则"奇经八脉"之名早已见于《素问》。但据现存版本,《黄帝内经》中并未见"奇经八脉"之名。

(1) 任脉

《灵枢·本输》:缺盆之中,任脉也,名曰"天突"。

《灵枢·经脉》：任脉之别，名曰"尾翳"，下鸠尾，散于腹。實則腹皮痛，虚則癢搔，取之所別也。

《灵枢·五音五味》：衝脈、任脈皆起于胞中，上循背裏，爲經絡之海；其浮而外者，循腹右上行，會于咽喉，別而絡脣口。

《素问·骨空论》：任脈者，起于中極之下，以上毛際，循腹裏，上關元，至咽喉，上頤，循面，入目。

《素问·上古天真论》：女子……二七，而天癸至，任脈通，太衝脈盛，月事以時下，故有子……七七，任脈虛，太衝脈衰少，天癸竭，地道不通，故形壞而無子也。

《素问·骨空论》：任脈爲病，男子內結、七疝，女子帶下、瘕聚。

《素问·骨空论》《灵枢·五音五味》中，任脉循行的描述大致相同，但后者提及冲脉、任脉有相同的起源和内行支，而外行支分别走行，于咽喉处相会；《灵枢·本输》简略提出缺盆是任脉所过之处。《灵枢·经脉》提及了任脉的络脉及其病证。

《素问·骨空论》提出任脉与女子妊娠功能有关；《素问·骨空论》所描述任脉的病证与该篇任脉循行相合。

（2）督脉

《灵枢·本输》：頸中央之脈，督脈也，名曰"風府"。

《灵枢·经脉》：肝足厥陰之脈……與督脈會于巔。

《灵枢·经脉》：督脈之別，名曰"長強"，挾脊上項，散頭上，下當肩胛左右，別走太陽，入貫脊。實則脊強，虛則頭重，高摇之，挾脊之有過者。取之所別也。

《灵枢·营气》：足厥陰……上循喉嚨，入頏顙之竅，究于畜門。其支別者，上額，循巔，下項中，循脊，入骶，是督脈也。絡陰器，上過毛中，入臍中，上循腹裏，入缺盆……

《素问·骨空论》：督脈者，起于少腹以下骨中央，女子入繫廷孔；其孔，溺孔之端也。其絡循陰器，合篡間，繞篡後。別繞臀，至少陰，與巨陽中絡者合。少陰上股內後廉，貫脊，屬腎。與太陽起于目內眥，上額，交巔上，入絡腦，還出別下項，循肩髆內，俠脊抵腰中，入循膂，絡腎。其男子循莖下至篡，與女子等。其少腹直上者，貫齊中央，上貫心，入喉，上頤，環脣，上繫兩目之下中央。此生病，從少腹上衝心而痛，不得前後，爲衝疝。其女子不孕，癃，痔，遺溺，嗌乾。

《素问·骨空论》：督脈爲病，脊強反折。

《灵枢·经脉》提及足厥阴肝经与"督脉会于巅"，又有关于督脉络脉的描述。

《灵枢·营气》《素问·骨空论》中提及了督脉的循行，但前者基本从上而下，而后者相对复杂，起于小腹，向下绕过阴部沿脊背向上；又有一支由额至巅，随后在背部下行。《灵枢·本输》说项中央为督脉所过之处。

《灵枢·营气》《素问·骨空论》有关督脉的描述均含有类似《素问·骨空论》中任脉循行路线的文字，这可能提示任、督二脉关系密切，存在有起源于一脉而后分别命名为两脉的可能性。结合《灵枢·五音五味》有关"冲脉、任脉皆起于胞中"的描述，王冰因此在注解该篇时提出了"一源三歧"的说法："任脉、冲脉、督脉者，一源而三歧也，故《经》或谓冲脉为督脉也。何以明之？今《甲乙》及古《经脉流注图经》，以任脉循背者谓之督脉，自少腹直上者谓之任脉，亦谓之督脉，是则以背腹阴阳别为名目尔。"所以，"任脉、冲脉、督脉，异名而同体也。"

（3）冲脉

《灵枢·逆顺肥瘦》：夫衝脈者，五藏六府之海也，五藏六府皆稟焉。其上者，出于頏顙，滲諸陽，灌諸精。其下者，注少陰之大絡，出于氣街，循陰股內廉，入膕中，伏行骭骨內，下至內踝之後屬而別。其下者，並于少陰之經，滲三陰。其前者，伏行出跗屬，下循跗，入大指間，滲諸絡而溫肌肉。

《灵枢·动输》：衝脈者，十二經之海也。與少陰之大絡起于腎下，出于氣街，循陰股內廉，邪入膕中，循脛骨內廉，并少陰之經，下入內踝之後，入足下。其別者，邪入踝，出屬、跗上，入大指之間，注諸絡，以溫足脛。

《灵枢·五音五味》：衝脈、任脈，皆起于胞中，上循背①裏，爲經絡之海；其浮而外者，循腹右上行，會于咽喉，別而絡脣口。

《素问·举痛论》：衝脈起于關元，隨腹直上。

《素问·骨空论》：衝脈者，起于氣街，並少陰之經，俠齊上行，至胸中而散。

《灵枢·海论》：血海有餘，則常想其身大，怫然不知其所病；血海不足，亦常想其身小，狹然不知其所病。

《灵枢·五音五味》：宦者去其宗筋，傷其衝脈，血寫不復，皮膚內結，脣口不營故須不生。其有天宦者……此天之所不足也，其任衝不盛、宗筋不成，有氣無血，脣口不榮，故須不生。

《素问·骨空论》：衝脈爲病，逆氣、裏急。

《黄帝内经》中有五处关于冲脉循行的论述，其中《灵枢·逆顺肥瘦》《灵枢·动输》的论述相似，唯前篇较后篇多了上行路线；《素问·举痛论》《素问·骨空论》中，冲脉均上行。《灵枢·五音五味》的冲脉有"上循背里"的内行支和"循腹各行"的外行支。按《灵枢·逆顺肥瘦》《灵枢·动输》《素问·骨空论》的描述，冲脉当为左右对称的经脉；而按《灵枢·五音五味》《素问·举痛论》，冲脉或为循行于正中的单脉。

《灵枢·海论》所提及的血海或十二经之海均指冲脉，此篇所述的冲脉病证为感觉异常，《灵枢·五音五味》指出冲脉与血相关，可影响胡须生长，两者所述皆与《素问·骨空论》不同。

《灵枢·百病始生》中关于"积"著于"伏冲之脉"的描述，有"揣之应手而动"的表现；《灵枢·卫气》提出气街理论时说，"气在腹者，止之背腧，与冲脉于脐左右之动脉者"。这里的"动"，也许表明了冲脉概念的产生与古人对腹主动脉搏动的认识有关。

（4）带脉

《灵枢·经别》：足少陰之正，至膕中，別走太陽而合，上至腎，當十四顀出屬帶脈。

《素问·痿论》：陰陽摠宗筋之會，會于氣街，而陽明爲之長，皆屬于帶脈，而絡于督脈。故陽明虛，則宗筋縱，帶脈不引，故足痿不用也。

《黄帝内经》中，没有对带脉循行的详尽描述，只有片言只语。综合《黄帝内经》各篇，带脉在十四椎附近，与足少阴之正和阳明关系密切。

《素问·痿论》提出"带脉不引"可致足痿不用。

《灵枢·癫狂》有"脉癫疾者，暴仆……不满，灸之项太阳，灸带脉于腰相去三寸，诸分肉本输"之句，此"带脉"当指穴位。

（5）阴跷脉、阳跷脉

《灵枢·脉度》：蹻脈者，少陰之別，起于然骨之後，上內踝之上，直上循陰股，入陰，上循胸裏，入缺盆，上出人迎之前，入頄，屬目內眥，合于太陽、陽蹻而上行。氣并相還則爲濡目，氣不

---

① 《甲乙经》《黄帝内经太素》"背"作"脊"。

荣则目不合。

《灵枢·寒热病》：足太阳有通项入于脑者，正属目本，名曰眼系。头目苦痛，取之在项中两筋间。入脑乃别阴蹻、阳蹻，阴阳相交，阳入阴，阴出阳，交于目锐眦，阳气盛则瞋目，阴气盛则瞑目。

《灵枢·邪客》：今厥气客于五藏六府，则卫气独卫其外，行于阳，不得入于阴。行于阳则阳气盛，阳气盛则阳蹻陷；不得入于阴，阴虚故目不瞑。

《灵枢·大惑论》：黄帝曰：病而不得卧者，何气使然？岐伯曰：卫气不得入于阴，常留于阳。留于阳则阳气满，阳气满则阳蹻盛，不得入于阴则阴气虚，故目不瞑矣。黄帝曰：病目而不得视者，何气使然？岐伯曰：卫气留于阴，不得行于阳，留于阴则阴气盛，阴气盛则阴蹻满，不得入于阳则阳气虚，故目闭也。

《灵枢·脉度》所说的蹻脉循行，主要是阴蹻脉，阴蹻脉起于然骨，走向目内眦，与足太阳和阳蹻脉相合。

《灵枢·脉度》提及阴、阳蹻脉与目的密切关系，而《灵枢·寒热病》强调了阴、阳蹻脉相交于目内眦，司目开阖，故蹻脉的病证主要与眼的异常开阖有关，如《灵枢·邪客》《灵枢·大惑论》所述。

《素问·缪刺论》载"邪客于足阳蹻之脉，令人目痛，从内眦始。刺外踝之下半寸所各二痏"，说明邪客于阳蹻脉可造成"从内眦始"的"目痛"，但因《素问·缪刺论》全篇皆论络脉，故此处"足阳蹻之脉"应为络脉之一。

《素问·气穴论》《素问·气府论》分别有"阴阳蹻四穴"和"阴阳蹻各一"的记载，《灵枢·热病》亦载有"目中赤痛，从内眦始，取之阴蹻"和"癃，取之阴蹻及三毛上及血络出血"，这些与"蹻"有关的名称均为穴名。

（6）阴维脉、阳维脉

《素问·刺腰痛》：阳维之脉令人腰痛，痛上怫然肿。刺阳维之脉。脉与太阳合腨下间，去地一尺所。

《素问·刺腰痛》：刺飞阳之脉，在内踝上五寸，少阴之前，与阴维之会。

《黄帝内经》中仅《素问·刺腰痛》提及阴阳维脉，但从全篇来看，该处的阴、阳维脉为施治之处，而非经脉。

3.《明堂孔穴针灸治要》中的奇经八脉

《明堂孔穴针灸治要》已佚，但其主要内容收录于晋代皇甫谧的《针灸甲乙经》中，如卷三的腧穴理论及卷七至十二的疾病主治等。

《针灸甲乙经》卷三有诸如"头直鼻中入发际一寸循督脉却行至风府凡八穴第二""头直夹督脉各一寸五分却行至玉枕凡十穴第三""背自第一椎循督脉下行至脊骶凡十一穴第七""胸自天突循任脉下行至中庭凡七穴第十四""胸自输府夹任脉两旁各二寸下行至步廊凡十二穴第十五""腹自鸠尾循任脉下行至会阴凡十五穴第十九""腹自幽门夹巨阙两旁各半寸循冲脉下行至横骨凡二十二穴第二十""足少阴及股并阴蹻阴维凡二十穴第三十二""足少阳及股并阳维四穴凡二十八穴第三十四"和"足太阳及股并阳蹻六穴凡三十四穴第三十五"之类的文字，由此可以管窥任、督、冲、阴阳维和阴阳蹻脉的循行。

卷三中还记载了与奇经八脉相关的穴位，如神庭为督脉、足太阳、阳明之会，本神为足少阳、阳维之会，头维为足少阳、阳维之会，上星、囟会、前顶、后顶、强间等五穴为督脉气所发，天突为阴维、任脉之会,璇玑、华盖、紫宫、玉堂、膻中、中庭等六穴为任脉气所发,自幽门至横骨凡十一穴为冲脉、足少阴之会,维道为足少阳、带脉之会,照海为阴跷脉所生,申脉为阳跷所生等。

《甲乙经》保存的古代资料表明,《明堂孔穴针灸治要》成书时,奇经八脉的归经腧穴已经非常清晰,这肯定在奇经八脉循行路线确定之后才有可能,所以奇经八脉学说的形成与完成,应在《明堂孔穴针灸治要》成书之前。

4.《难经》中的奇经八脉

《难经》的奇经八脉学说,对后世影响极大。后世所言八脉者,均以《难经》为准。

(1) 奇经八脉的名称和特点

《难经·二十七难》:脈有奇經八脈者,不拘于十二經,何謂也? 然。有陽維,有陰維,有陽蹻,有陰蹻,有衝,有督,有任,有帶之脈。凡此八脈者,皆不拘于經,故曰"奇經八脈"也。

一般认为,"奇经八脉"之名首见于《难经》。从《难经》看,"奇经八脉"的"奇"是指此八脉"不拘于经"的特性。

(2) 奇经八脉的循行

《难经·二十八难》:督脈者,起于下極之俞,並于脊裏,上至風府,入屬于腦。任脈者,起于中極之下,以上毛際,循腹裏,上關元,至喉咽。衝脈者,起于氣衝,並足陽明之經,夾齊上行,至胸中而散也。帶脈者,起于季脅,迴身一周。陽蹻脈者,起于跟中,循外踝上行,入風池。陰蹻脈者,亦起于跟中,循内踝上行,至咽喉,交貫衝脈。陽維、陰維者,維絡于身,溢畜不能環流灌溉諸經者也。故陽維起于諸陽會也,陰維起于諸陰交也。

《难经·二十六难》:經有十二,絡有十五,餘三絡者,是何等絡也? 然。有陽絡,有陰絡,有脾之大絡。陽絡者,陽蹻之絡也;陰絡者,陰蹻之絡也。故絡有十五焉。

《难经》中奇经八脉的循行与《黄帝内经》不尽相同,任、督、冲、阴跷脉的循行较《黄帝内经》简单,同时补充了带脉、阳跷和阴、阳维脉的循行。

据《难经》,督脉从下而上行于身后,任脉由下而上行于身前,带脉横行绕身一周,这三条均为单脉;冲脉、阳跷脉和阴跷脉由下而上,左右对称;阴、阳维脉更接近遍布全身的网络。按带脉起于季胁,人身两侧均有季胁,故带脉当为两条,但因"回身一周",故合并成一条。

《难经》对十五络的解释有别于《灵枢·经脉》,《难经·二十六难》中用阳跷之络和阴跷之络代替了"经脉"篇中的任脉络和督脉络。

(3) 奇经八脉的病候及治疗

《难经·二十九难》:陽維維于陽,陰維維于陰,陰陽不能自相維,則悵然失志,溶溶不能自收持。陰蹻爲病,陽緩而陰急。陽蹻爲病,陰緩而陽急。衝之爲病,逆氣而裏急。督之爲病,脊強而厥。任之爲病,其内苦結;男子爲七疝,女子爲瘕聚。帶之爲病,腹滿,腰溶溶若坐水中。陽維爲病,苦寒熱。陰維爲病,苦心痛。此奇經八脈之爲病也。

《难经·二十八难》:其受邪氣,畜則腫熱,砭射之也。

《难经》中,任、督、冲脉的病候与《黄帝内经》相似,阴、阳跷脉的病证与《黄帝内经》里着重于目的理论并不相同,而带脉和阴、阳维脉的病证均是《难经》首次提出。

(4) 奇经八脉的功能

《难经·二十八难》:陽維、陰維者,維絡于身,溢畜不能環流灌溉諸經者也。

《难经·二十八难》:比于聖人圖設溝渠,溝渠滿溢,流于深湖,故聖人不能拘通也。而人脈隆盛,入于八脈而不環周,故十二經亦不能拘之。

《难经》将十二经脉和奇经八脉分别比拟于"沟渠""深湖",奇经八脉如深湖一般,有溢蓄的作用,但不参与气血循环。

《灵枢·经脉》说"肝足厥阴之脉……与督脉会于巅;其支者,从目系下颊里,环唇内;其支者,复从肝,别贯膈,上注肺",《灵枢·营气》说营气的运行从手太阴开始,经历十二经脉,随后经督脉、任脉,又回到手太阴,也就是说,《黄帝内经》中任脉和督脉参与经脉气血循环,是构成气血循环通路的组成部分;而《难经》中,任、督脉不再参与经脉气血循环,这是《黄帝内经》与《难经》奇经八脉理论的最重要的不同。

5.《奇经八脉考》中的奇经八脉

《奇经八脉考》是明代李时珍所著,此书参考《黄帝内经》《难经》《脉经》《甲乙经》《千金方》等医著,引用张仲景、李杲等多位医家的经验,对奇经八脉的病因、病机、脉诊、治法、方药等进行了补充。该书还收集了道教理论中的八脉学说,并与医家之说相比较。

《奇经八脉考》对奇经八脉功能做了概括:"督脉……为阳脉之总督,故曰阳脉之海;任脉……阴脉之海;冲脉……为诸脉之冲要,故曰十二经脉之海;带脉……总约诸脉者也。是故阳维主一身之表,阴维主一身之里……阳跷主一身左右之阳,阴跷主一身左右之阴……督主身后之阳,任、冲主身前之阴……带脉横束诸脉。"这些文字,对后世奇经八脉的研究有着很大的影响。

【按语】

《黄帝内经》详细论述了督脉、任脉和任脉的循行,各篇除互相补充之外,也有互相矛盾之处,反映了奇经八脉理论形成的早期面貌。

● 思考题

比较阅读《内经》中督脉、任脉和冲脉循行,绘制"一源三歧"示意图。

第四节 腧穴的分类

一、腧穴分类的一般概念

腧穴可以分为三大类:十四经穴、经外奇穴和阿是穴。十四经穴中又有五输穴、络穴、俞募穴等特定穴。

在古代文献中,"腧"也写作"俞"或"输",均有"转输"之义。现代文献中,"腧""输""俞"用于穴位时有约定俗成的用法:"腧"用于穴位的统称,"输"用于五输穴中的"输穴",而"俞"则用于背俞穴。也就是说,"腧"是概称,而"输"和"俞"在现代仅指腧穴的一些特定类别。

二、腧穴概念形成之前的刺灸部位

《足臂十一脉灸经》:其病,病齿痛……諸病此物者,皆灸臂陽明脈。

《脉书》:氣一上一下,當郄與跗之脈而砭之。

《五十二病方》:(瘻),灸左足中指。

《灵枢·官针》:病在皮膚無常處者,取以"鑱鍼"于病所,膚白勿取。病在分肉間,取以"員鍼"于病所……凡刺有九,日應九變……三日"經刺","經刺"者,刺大經之結絡經分也;四日"絡刺","络刺"者,刺小络之血脉也;五曰"分刺","分刺"者,刺分肉之间也……

《素问·刺腰痛》:同陰之脈令人腰痛,痛如小錘居其中,怫然腫。刺同陰之脈,在外踝上絶骨之端,爲三痏。

马王堆出土帛书和张家山简书的治疗方法中包括灸治和砭法,但刺激部位为"脉",或某一具体部位,如"左足中指"。这类刺激部位在《黄帝内经》中仍可见到。

在腧穴之前,人体的刺激部位有筋、脉、肉、皮、骨等各部,而以脉为主;其中部分治疗部位的简单描述,当是后来经外奇穴的滥觞。

三、腧穴的名称及其变化

1.《黄帝内经》中的腧穴名称

《灵枢·九针十二原》:五藏五腧,五五二十五腧,六府六腧,六六三十六腧……節之交,三百六十五會……所言節者,神氣之所遊行出入也,非皮肉筋骨也。

《灵枢·小针解》:脈口氣外絶不至,反取其四末之輸。

《素问·生气通天论》:魄汗未盡,形弱而氣爍,穴俞以閉,發爲風瘧。

《素问·五藏生成》:人有大谷十二分,小谿三百五十四名,少十二俞,此皆衛氣之所留止,邪氣之所客也,鍼石緣而去之。

《素问·气穴论》:凡三百六十五穴,鍼之所由行也。帝曰:余已知氣穴之處,遊鍼之居,願聞孫絡、谿谷,亦有所應乎?岐伯曰:孫絡三百六十五穴會,亦以應一歲……

《素问·气府论》:足太陽脈氣所發者……

《素问·骨空论》:臂骨空,在臂陽,去踝四寸,兩骨空之間。

腧穴概念的形成当在《黄帝内经》时代。除"穴""气穴""骨空""脉气所发"等名称外,腧穴在《黄帝内经》中还被称为"输""俞""腧"。这三字基本单独为用,其中使用最多的是"输",集中于《灵枢》,"腧"全见于《灵枢》,"俞"皆见于《素问》。"穴俞"是《黄帝内经》中偶见的类似于"腧穴"的组合方式。

此外,《灵枢》提出"节之交,三百六十五会",并指出"节之交"为"神气之所游行出入也,非皮肉筋骨也",故后世多将"节之交"作为《黄帝内经》中腧穴的别称,而把"三百六十五会"理解为人体全部腧穴。

2.《黄帝内经》之后的腧穴名称

《难经·六十二难》:府者,陽也,三焦行于諸陽,故置一俞,名曰原。

《针灸甲乙经·序》:又有《明堂孔穴鍼灸治要》,皆黄帝岐伯遺事也。

《备急千金要方·卷一·大医精诚第二》:俞穴流注有高下淺深之差。

《备急千金要方·卷八·论杂风状第一》:宜速與續命湯,依輸穴灸之。

《铜人腧穴针灸图经·序》:在昔未臻,惟帝時憲,乃命侍臣爲之序引,名曰《新鑄銅人腧穴鍼灸圖經》。

《黄帝内经》之后,对腧穴的称谓,《难经》《针灸甲乙经》均以"俞"或"输"为主,"孔穴"之名亦较为常用。

《备急千金要方》中有"俞穴"或"输穴"的名称,而"腧穴"一词可能首见于宋代《铜人腧穴针灸图经》。此后,称"腧穴"者渐多。

四、腧穴的分类

1. 腧穴的归经

《灵枢·本输》：肺出于少商……溜于魚際……注于太淵……行于經渠……入于尺澤……手太陰經也。

《素问·气府论》：足太陽脈氣所發者……衝脈氣所發者……

《明堂孔穴针灸治要》(见于《针灸甲乙经》)：上星一穴，在顱上，直鼻中央，入髮際一寸陷者中，可容豆，督脈氣所發。

《黄帝内经》对部分腧穴进行了归经，它记载了十一条经脉的五输穴，以及六阳经、任脉、督脉和冲脉的部分腧穴。后世的《明堂孔穴针灸治要》《黄帝内经明堂类成》《铜人腧穴针灸图经》《十四经发挥》等著作进一步完善了腧穴归经理论，形成了现在的十四经穴。

在腧穴归经过程中，部分腧穴的归经是有争议的，如云门与手足太阴经、肩井与手足少阳经及手阳明经等等。这些争议，反映了腧穴理论发展过程中的不同认识。

2. 腧穴的归类

《灵枢·本输》：膀胱出于至陰。至陰者，足小指之端也，爲井金。溜于通谷。通谷，本節之前外側也，爲滎。注于束骨。束骨，本節之後，陷者中也，爲腧。過于京骨。京骨，足外側大骨之下，爲原。行于崑崙。崑崙，在外踝之後，跟骨之上，爲經。入于委中。委中，膕中央，爲合，委而取之。足太陽也……是謂五藏六府之腧，五五二十五腧，六六三十六腧也。六府皆出足之三陽，上合于手者也。

《灵枢·九针十二原》：五藏有疾，當取之十二原。十二原者，五藏之所以稟三百六十五節氣味也。

《灵枢·根结》：太陽根于至陰，結于命門。命門者，目也……

《灵枢·经脉》：手太陰之別，名曰列缺……

《灵枢·邪气藏府病形》：黄帝曰：治内府奈何？岐伯曰：取之于合。黄帝曰：合各有名乎？岐伯答曰：胃合于三里，大腸合入于巨虛上廉，小腸合入于巨虛下廉，三焦合入于委陽，膀胱合入于委中央，膽合入于陽陵泉。

《灵枢·背腧》：黄帝問于岐伯曰：願聞五藏之腧出于背者。岐伯曰：胸中大腧……

《灵枢·卫气》：足太陽之本，在跟以上五寸中；標在兩絡命門……

《素问·奇病论》：膽虛氣上溢而口爲之苦。治之以膽募俞。

《素问·水热穴论》：水俞五十七處……治熱病五十九俞……

《难经·四十五难》：府會大倉，藏會季脅，筋會陽陵泉，髓會絕骨，血會鬲俞，骨會大杼，脈會太淵，氣會三焦外一筋直兩乳内也。

《针灸甲乙经·卷三》：孔最，手太陰之郄……

《针灸甲乙经·卷三》：神庭，在髮際直鼻，督脈、足太陽、陽明之會。

《针经指南·流注八穴序》：交經八穴者，鍼道之要也，然不知孰氏之所述。但序云，乃少室隱者之所傳也。

除了分经外，《黄帝内经》《难经》《甲乙经》等著作还对腧穴进行了其他分类，如五输穴、原穴、络穴、下合穴、俞募穴、郄穴、八会穴、交会穴和八脉交会穴等。这些穴位可以视作按人体不同部位等进行的分类。在此之外，文献中还出现了当代未总结的根结、标本、水俞、热俞等分类方法。

在当代针灸理论中,根结、标本、水俞、热俞等穴位分类没有收录,其他的分类都被纳入"特定穴"范畴。

3. 经外奇穴

（1）起源

《针灸甲乙经·卷三》:肩外俞,在肩胛上廉,去脊三寸陷者中,刺入六分,灸三壮。

《黄帝内经明堂类成·序》:是以十二经脉各爲一卷,奇经八脉復爲一卷。

《肘后备急方》:灸但言其分寸,不名孔穴……（救卒中恶死）:视其上唇裏絃絃者……（治卒霍亂诸急）:先洞下者,灸脐邊一寸……

《黄帝内经》载穴160余个,《针灸甲乙经》(《明堂孔穴针灸治要》)载穴349个,这些著作均遗留有未归经的部分腧穴。《黄帝内经明堂类成》开循经考穴先河,将349个穴归经,故隋唐以前传承《黄帝内经》《针灸甲乙经》的系列针灸文献中,经外奇穴为数甚少。

葛洪著《肘后备急方》,不贵远贱近、是古非今,也不求"黄帝仓公扁鹊俞跗之目",在其著作中出现了一些没有穴名,仅有部位描述的治疗处,可视作经外奇穴的雏形。

（2）形成

《备急千金要方·卷六·目病第一》:眼急痛,不可遠视,灸當瞳子上入髮際一寸,随年壮,穴名當陽。風翳,患右目,灸右手中指本節頭骨上五壮,如小麥大,左手亦如之。

《备急千金要方·卷十四·风癲第五》:邪鬼妄语,灸悬命十四壮,穴在口唇裏,中央絃絃者是也。

唐初孙思邈的《千金方》以较多篇幅,记载了大量经外奇穴。这些经外奇穴有两类:一类有穴名、部位及取穴方法,有120余穴,另一类无穴名而有部位及取穴方法,有70余穴。

其后,宋代《太平圣惠方》《针灸资生经》等也有奇穴的记载。

（3）发展

《奇效良方·卷五十五·奇穴》:内迎香二穴,在鼻孔中……

《针灸大成·卷七·经外奇穴》:内迎香二穴,在鼻孔中……

《针灸大成》出现了"经外奇穴"的名称,其内容与《奇效良方》中"奇穴"略同。明代其他著作如《类经图翼》等也有奇穴的记载,这些奇穴多为清及后代医著所转录。

（4）分化

《备急千金要方·卷三十·杂病第七》:膏肓輸無所不治……取穴法,令人正坐曲脊伸两手……

《铜人腧穴针灸图经·卷二·足太阳膀胱经》:膏肓腧二穴……

《黄帝内经》《针灸甲乙经》体系之外的文献记载了大量未归入十四经脉的经外奇穴,这些奇穴给后世有很大启发。部分经外奇穴处在正经的循行线上,与正经有着共同的主治特征,历代医家对这部分腧穴进行了归经,如"膏肓俞"最早在《千金要方》中提出,到宋代,被归入足太阳膀胱经。有类似的腧穴还有宋代被归经的青灵、厥阴俞、灵台、腰阳关、风市、眉冲、督俞、气海俞、关元俞,以及清代被归经的急脉。

经外奇经的归经并不总是能达成一致,如眉冲在清代的不同著作中就分别被列为经穴和奇穴。

20世纪的50年代及70年代,在部分《腧穴学》或《针灸学》教材中,印堂、太阳、阑尾穴、胆囊穴、胃管下俞和十七椎等先后被归入督脉、手太阳小肠经等经脉,但是1990年的腧穴国家标准《经穴部位》未采纳这些新的归经穴。2006 年版中华人民共和国国家标准——《腧穴名称与定位》中,印堂再次被归入督脉,此后部分教材也采用了这一观点。

4. 阿是穴

(1) 起源

《灵枢·经筋》:治在燔鍼劫刺,以知爲數,以痛爲輸。

《灵枢·五邪》:取之膺中外腧,背三節五藏之傍,以手疾按之,快然,乃刺之。

《灵枢·背腧》:(五藏之腧出于背者)挾脊相去三寸所。則欲得而驗之,按其處,應在中而痛解,乃其腧也。

《素问·骨空论》:譩譆在背下俠脊傍三寸所,壓之令病人呼譩譆,譩譆應手。

《灵枢·经筋》针对经筋病变,提出"以痛为输",意指对经筋的病痛,以经筋之痛处为孔穴而施治。

《灵枢》和《素问》的其他篇章中提出了腧穴的定位方法,即在腧穴周围施以按压手法,按压后其处若有"快然""痛解"等反应,则在是处针刺。这种方法旨在寻找敏感点来定位腧穴,近似于后世的"揣穴"。

(2) 形成

《备急千金要方·卷二十九·灸例第六》:有阿是之法,言人有病痛,即令捏其上,若裏當其處,不問孔穴,即得便快成痛處,即云阿是。灸刺皆驗,故曰阿是穴也。

孙思邈在《千金要方》提出了"阿是"的定位方法,采用此法所得的穴位称为"阿是穴"。阿是之法显然可溯源至《黄帝内经》,但与《黄帝内经》不同的是,"阿是"并不是寻找孔穴,而是寻找某一疾病的反应点;不管这一反应点是不是腧穴,都可称之为"阿是穴"。

(3) 发展

《针灸资生经·卷七·赤白带》:(帶脈),自此有來覓灸者,每爲之按此穴,莫不應手痠疼,予知是正穴也。令歸灸之,無有不愈,其穴在兩脅季肋之下一寸八分。

《针灸摘英集·治病直刺诀·治腰背俱疼不可忍》:凡痛勿便攻之,先以正痛處鍼之,穴名天應穴。

《扁鹊神应针灸玉龙经·玉龙歌》:渾身疼痛疾非常,不定穴中宜細詳……不定穴:又名天應穴,但疼痛便鍼,鍼則臥,鍼出血無妨,可少灸。

《针灸聚英·卷四·玉龙赋》:或值挫閃疼痛之不定,此爲難擬定穴之可法。

《针灸易学·卷上·认症定穴》:先治周身疼痛多矣,必病人先指出疼所,即以左大指或食指爪掐之,病人齧牙咧嘴,驚顫變色。若疼不可忍,即不定穴也,即天應穴也。右手下鍼,痛極必效。

孙思邈之后,历代医家中提出了多个近似于"阿是穴"的名称,其中王执中所称的"正穴"与"阿是穴"内涵相同,即治疗某病取某穴时,对某一部位施以按压,不管是否经穴,只有要反应,该点都是某病的正穴。

元明时期的医家提出了"不定穴""天应穴""难拟定穴"等名称,其义多与经筋病"以痛为输"类似。

清代《针灸易学》提出的"天应穴"本质上是"以痛为输",但同时还应用了《黄帝内经》以及"阿是穴"法寻找反应点的方法,这是现代临床意义上的"阿是穴"。

1957 年,江苏省中医学院校编写的《针灸学》教材,将阿是穴与经外奇穴和十四经穴并列为腧穴的三大类别,其后的各种教材无不参照这一思路来对腧穴进行大类的划分。在当代教材中,阿是穴一般是指既非经穴又非奇穴的压痛点或反应点。这一定义,与孙思邈的阿是穴有所出入。

【按语】

腧穴的概念在《黄帝内经》时期开始形成,其后腧穴的分类发展或许可视作腧穴本身发展的缩影:刺灸最初施用于人体的某些部位(阿是穴),进而有了没有归经的腧穴(奇穴),医学理论和实践的发展使人们开始对腧穴进行纵向和横向的总结,产生了按经脉进行分类的归经穴和按部位等为主进行分类的特定穴。

● **思考题**

载于《针灸大成》的《行针总要歌》提出"寸寸人身皆是穴",这一观点是否可应用于临床实践?

第五节 经穴的演变

一、经穴的一般概念

针灸学中的"经穴"有两种含义,一指属于十二经脉和任、督二脉的腧穴,另一则指"井、荥、输、经、合"五输穴中的"经"穴。本节所论经穴为前者。

2006版腧穴国家标准《腧穴名称与定位》将印堂归入督脉,形成362个经穴;而在更早的教材中,经穴总数为361个。本节所讨论的经穴以2006版腧穴国家标准为定准。

二、经穴的演变

1.《黄帝内经》

《灵枢·九针十二原》:節之交,三百六十五會。

《素问·气穴论》:余聞氣穴三百六十五,以應一歲……

《素问·气府论》:脈氣所發者,凡三百六十五穴也。

《黄帝内经》本于天人相应的整体观,举大数称腧穴总数有365个,但据统计,《黄帝内经》中经穴仅160余个。《黄帝内经》并没有把所有腧穴都归入相应经脉,但是从历史演变过程来看,《黄帝内经》中有明确名称和定位的腧穴都属十四经穴。

2.《针灸甲乙经》

《针灸甲乙经·卷三》:頭直鼻中髮際傍行至頭維凡七穴第一……足太陽及股並陽蹻六穴凡三十四穴第三十五……

《针灸甲乙经》的腧穴内容主要来源于《明堂孔穴针灸治要》,书中头面躯干腧穴分部分线排列,四肢腧穴分经排列,共349个穴名,其中单穴49、双穴300,总穴数649个。

与《黄帝内经》一样,尽管《针灸甲乙经》中有部分穴位没有归经,但是从历史演变来看,《针灸甲乙经》中的腧穴都属十四经穴。

3.《铜人腧穴针灸图经》

《铜人腧穴针灸图经·卷二·手少阴心经》:青靈二穴在肘上三寸。

(《太平圣惠方·卷一百·具列四十五人形》:青靈二穴,在肘上三寸,伸肘舉臂取之。)

《铜人腧穴针灸图经·卷二·足太阳膀胱经》:膏肓腧二穴在第四顀下,近五顀上兩旁各三寸,出

《千金》《外臺》《内经》。……厥陰腧二穴在第四顊下兩旁各一寸五分,出《山眺附经》。

(《备急千金要方·卷二十·三焦虚实第五》:灸厥陰輸,穴在第四椎,兩邊各相去一寸五分。)

(《备急千金要方·卷三十·杂病第七》:膏肓輸無所不治……取穴法,令人正坐曲脊伸兩手。)

《铜人腧穴针灸图经·卷二·督脉》:靈臺一穴在第六顊節下間,俯而取之……陽關一穴在第十六顊節下間,伏而取之。

(《重广补注黄帝内经素问·气府论》:靈臺在第六椎節下間,俯而取之。……陽關在第十六椎節下間,坐而取之。)

宋代的《铜人腧穴针灸图经》对《明堂孔穴针灸治要》的 349 个腧穴进行了归经。

此外,《铜人腧穴针灸图经》将《素问·气府论》王冰注中提及的 2 个单穴——灵台和腰阳关归入督脉,将《千金方》中的 2 个双穴膏肓俞和厥阴俞归入足太阳膀胱经,将《太平圣惠方》中的双穴青灵归入手少阴心经。

此时,经穴穴名数为 354 个,其中单穴 51,双穴 303,总穴数 657 个。

4.《针灸资生经》

《针灸资生经·卷一·偃伏第二行左右十四穴》:眉衝二穴,一名小竹,當兩眉頭直上入髮際是。

《针灸资生经·卷一·背俞第二行四十四穴》:督俞二穴,一名高蓋,在六椎下兩旁各寸半……氣海俞二穴,在十四椎下兩旁各寸半……關元俞二穴。在十七椎下兩旁各寸半。

(《太平圣惠方·卷九十九·具列一十二人形共計二百九十穴》:眉衝二穴,一名小竹,在當兩眉頭,直上入髮際……督俞二穴,在第六椎下兩傍,相去同身寸一寸半……氣海俞二穴,在第十五椎下兩傍,同身寸相去一寸半……關元俞二穴,在第十七椎下兩傍,相去同身寸一寸半。)

《针灸资生经·卷一·足少阳胆经左右三十穴》:風市二穴,在膝外兩筋間,立舒下兩手著腿,當中指頭陷中。

(《肘后备急方·卷三·治风毒脚弱痹满上气方第二十一》:灸風市百壯,在兩髀外,可平倚垂手直掩髀上,當中指頭大筋上。)

南宋王执中所著的《针灸资生经》又增加了 5 个经穴:将源于《太平圣惠方》的眉冲、督俞、气海俞、关元俞归入足太阳膀胱经,将源于《肘后备急方》的风市归入足少阳胆经。

需要指出的是:《针灸资生经》的穴位编排体例与《针灸甲乙经》相同,四肢分经,而头面躯干分线排列;但对于头面躯干部的穴位,《针灸资生经》并未如《甲乙经》那样,注明某穴为某经脉气所发。缘于此,有一观点认为,上述 5 个腧穴的归经由明代《针灸大成》完成的。实际上,《针灸资生经》躯干部腧穴排列有明晰的条理。作者以《铜人腧穴针灸图经》为底本,与《太平圣惠方·针经》所载穴位进行比较,对《铜人腧穴针灸图经》无而《太平圣惠方·针经》有的眉冲等 4 穴依部位插入相应的膀胱经穴中,是典型的归经排列。

这一时期,经穴穴名数为 359 个,其中单穴 51 个,双穴 308 个,总穴数 667 个。

5.《类经图翼》

《类经图翼·卷八·足厥陰肝经穴》:足厥陰經一十四……五里、陰廉上急脈……

《类经图翼·卷八·督脉穴》:督脈行背之中行……懸樞、脊中、中樞長……中樞在第十椎節下間,俯而取之。

《类经图翼·卷十·奇俞类集》:督俞……氣海俞……關元俞……風市……

(《重广补注黄帝内经素问·气府论》:中樞在第十椎節下,俯而取之……急脈在陰毛中,陰上兩傍,相去同身寸之二寸半。)

明代《类经图翼》将《素问》王冰注中的单穴中枢和双穴急脉分别归入督脉和足厥阴肝经。此书缺眉冲穴,而在宋代已归经的风市、督俞、关元俞、气海俞被归入奇俞,即奇穴中。此时穴名数 356 个,其中单穴 52 个,单穴 304 个,总穴数 660 个。

6.《医宗金鉴》

《医宗金鉴·卷八十二·膀胱经文》:膀胱經穴歌:足太陽經六十三,睛明攢竹曲差參,五處承光接通天……大杼風門引肺俞,厥陰心膈肝膽居,脾胃三焦腎俞次,大腸小腸膀胱如……

《医宗金鉴·卷八十二·膀胱经文》:膀胱經分寸歌:……從心俞行六椎下,去脊中二寸,正坐取之,督俞穴也……從腎俞行十五椎下,去脊中二寸,正坐取之,氣海俞穴也……從大腸俞行十七椎下,去脊中二寸,伏而取之,關元俞穴也。

《医宗金鉴·卷八十三·胆腑经文》:膽經分寸歌:……風市垂手中指終……

《医宗金鉴·卷八十三·肝脏经文》:肝經穴歌:足厥陰經一十四……五里陰廉上急脈……

《医宗金鉴·卷八十四·奇经八脉总歌》:督脈穴歌:督脈行脈之中行……懸樞脊中中樞長……

清代,《医宗金鉴》卷 79～86 的《刺灸心法要诀》较《铜人腧穴针灸图经》增加了单穴中枢和双穴风市、督俞、关元俞、气海俞和急脉,仍缺眉冲。此时穴名总数为 360 个,包括单穴 52 个,双穴 308 个,总穴数 668 个。

7.《针灸逢源》

《针灸逢源·卷四·足太阳膀胱经穴考》:眉衝,在直眉頭上神庭曲差之間,髮際微動脈是穴。

较之《刺灸心法要诀》,李学川的《针灸逢源》增加了眉冲,使穴名总数扩展到 361 个。其中,单穴 52 个,双穴 309 个,总穴数 670 个。

至此,2006 版国家标准之前的 361 个经穴已全部形成。

8.《腧穴名称与定位》(GB/T12346—2006)

《扁鹊神应针灸玉龙经·一百二十六穴玉龙歌·头风》:印堂:在两眉间宛宛中。

《腧穴名称与定位·十四经名称与定位·督脉穴》:印堂,在头部,两眉毛内侧端中间的凹陷中。

2006 版国家标准《腧穴名称与定位》(GB/T12346—2006)将出自《针灸玉龙经》的印堂归入督脉,至此,经穴有 362 个,其中单穴 53 个,双穴 309 个,总穴数 671 个。详见表 8-3。

表 8-3 经 穴 的 演 变

书名	《甲乙经》	《铜人腧穴针灸图经》	《针灸资生经》	《类经图翼》	《医宗金鉴》	《针灸逢源》	《腧穴名称与定位》
单穴	49	51	51	52	52	52	53
双穴	300	303	308	304	308	309	309
穴名	349	354	359	356	360	361	362
穴数	649	657	667	660	668	670	671

【按语】

经穴的形成经历了一个漫长而反复的阶段，而经穴的总数一直也未超过《黄帝内经》中所提的"365"个（参见表 8-3）。因此，《黄帝内经》中所提的 365 个穴应该是天人观影响的结果，并不是来源于医疗实践。而随着对腧穴认识水平的提高，腧穴归经理论应该还会有进一步的变化。

● **思考题**

经穴发展至今，已有 362 个穴名。有些经穴临床应用极少；又有部分奇穴位于经脉循行线路之上，与相应经穴有着相似的主治作用。穴名数目可不可以根据临床实践进一步修改和调整？

第六节　经穴的排列模式

一、经穴排列的一般知识

经穴有两种用法与含义，一是指归于十二经脉和任、督二脉的腧穴，一是指五输穴之"经"穴。本节所论为前者。

当代针灸学教材中，十二经脉的腧穴按十二经气血流注顺序排列。即整体上，十二经脉按气血流注顺序排列；各经中，手三阴经穴从胸走手，手三阳经穴从手走头，足三阳经穴从头走足，足三阴经穴从足走腹胸；任、督二脉经穴由下而上。这一十四经穴的排列方式以往曾称作循经列穴，但由于督脉经穴的排列不与气血流注方向同，"循经"之名易引起误解，故本节称之以"按经列穴"；"循行列穴"则专用于与气血流注方向完全一致者。

二、经穴排列源流

1.《黄帝内经》的按部列穴和按经列穴

《灵枢·九针十二原》：……凡二十七氣以上下。所出爲井，所溜爲滎，所注爲腧，所行爲經，所入爲合，二十七氣所行，皆在五腧也。

《灵枢·本输》：肺出于少商。少商者，手大指端内側也，爲井木。溜于魚際。魚際者，手魚也，爲滎。注于大淵。大淵，魚後一寸，陷者中也，爲腧。行于經渠。經渠，寸口中也，動而不居，爲經。入于尺澤。尺澤，肘中之動脈也，爲合。手太陰經也。

《素问·气穴论》：頭上五行，行五，五五二十五穴。中膂兩傍各五，凡十六穴……

《素问·气府论》：足太陽脈氣所發者，七十八穴。兩眉頭各一……委中以下至足小趾傍，各六俞。

作为论文集性质的著作，《黄帝内经》不同篇章的腧穴排列方式不同。总体来说，有按部列穴和按列穴两种，各如《素问·气穴论》和《素问·气府论》所论。

《素问·气府论》中按经列穴的腧穴主要为六阳经、任脉、督脉和冲脉，在分经后，各经的腧穴按部位粗略描述。《灵枢·本输》中，11 条经脉（除心经）按先脏后腑的顺序排列，各经五输穴呈单向、向心的循经列穴，即不论阴经还是阳经，五输穴均按井、滎、输、经、合的顺序从四肢末端向肘、膝关节方向依次排列。

五输穴的这种排列模式,突出了四肢末端(特别是肘膝关节以下)穴位的重要性。

2.《针灸甲乙经》

《针灸甲乙经·卷三》:頭直鼻中髮際傍行至頭維凡七穴第一……背自第二椎兩旁俠脊各三寸行至二十一椎下兩旁俠脊凡二十六穴第九……胸自輸府俠任脈兩旁各二寸下行至步廊凡十二穴第十五……手太陰及臂凡一十八穴第二十四……少商……魚際……太淵……經渠……列缺……孔最……尺澤……俠白……天府……手厥陰心主及臂凡一十六穴第二十五……手少陰及臂凡一十六穴第二十六……手陽明及臂凡二十八穴第二十七……

《针灸甲乙经》对腧穴理论进行了总结,腧穴的排列次序也较《黄帝内经》清晰明了。在此书中,腧穴以不同身体部位为总纲而分部排列,即由头→背→面→颈→肩→胸→腋胁→腹→上肢→下肢。在头面躯干部,穴位排列自上而下、自内而外;在四肢部,腧穴按经而列。

在《针灸甲乙经》中,四肢部十二经脉按手三阴经、手三阳经、足三阴经、足阳经的顺序排列,三阴三阳均先外后内排列;每一经中,肘、膝关节以下的五输穴和臂股部的腧穴都采用了《黄帝内经》五输穴的单向、向心的排列模式。

3.《黄帝内经明堂类成》

《黄帝内经明堂类成·序》:十二經脈各爲一卷,奇經八脈復爲一卷,合爲十三卷。

《黄帝内经明堂类成·卷一》:肺藏……中府、天府、俠白、尺澤、孔最、列缺、經渠、太淵、魚際、少商。

杨上善《黄帝内经明堂类成》现仅存残本,从手太阴卷所载内容可推知其余经穴排列体例:腧穴排列按经脉气血流注的顺序,即循经列穴。

由于手太阴肺经气血流注方向为从胸走手,故此书中,五输穴的排列不再是向心排列,而是与肺经气血流注一样,由肢体近端向远端排列。由此或可推知,《黄帝内经明堂》其余五输穴的排列当有阴阳经的不同:大致方向为手阳经和足阴经向心,手阴经和足阳经离心。这种排列方式,也被称为循环模式。

4.《千金翼方》

《千金翼方·卷二十六·取孔穴法第一》:仰人面二十六穴第一……伏人耳後六穴第五……側人耳頸二十六穴第九……胸部中央直下第一行七穴第十一……手太陰肺經十穴第十九……手陽明大腸經二十穴第二十……手少陰心經八穴第二十一……手太陽小腸經九穴第二十二……手厥陰心主經八穴第二十三……手少陽三焦經十七穴第二十四……足太陰脾經十二穴第二十五……足陽明胃經十五穴第二十六……足厥陰肝經十一穴第二十七……足少陽膽經十五穴第二十八……足少陰腎經十一穴第二十九……足太陽膀胱經十七穴第三十……

《千金翼方》列穴方式与《针灸甲乙经》略同,即头面躯干按部列穴,四肢循经列穴,但《千金翼方》四肢部十二经脉按相表里关系排列,先手经后足经,各经腧穴从四肢末端向心排列。

南宋《针灸资生经》的经穴排列与此基本相同。

5.《外台秘要》

《外台秘要·卷三十九·明堂序》:其十二經脈,皆以五色作之;奇經八脈,並以綠色標記。諸家並以三人爲圖,今因十二經而畫圖人十二身也。

《外台秘要·卷三十九·十二身流注五脏六腑明堂》:肺人……大腸人……肝人……膽

人……脾人……胃人……心人……小肠人……心包络人……肾人……膀胱人……三焦人……

《外台秘要》以经统穴，按经列穴。十二经表里两经相邻，手足经顺序不定。在各经中，腧穴由四肢末端向心排列。

《外台秘要》的任脉穴合于足少阴肾经，先由上至下列鸠尾至会阴诸穴，再由上至下列廉泉至中庭诸穴；督脉穴合于足太阳膀胱经，由头面的素髎列至尾骶的长强。

6.《铜人腧穴针灸图经》

《铜人腧穴针灸图经·卷一》：手太陰肺經左右凡二十二穴……手太陽小腸經左右凡三十八穴……手陽明大腸經左右凡四十穴……足厥陰肝經左右凡二十六穴……足少陽膽經左右凡八十六穴……足少陰腎經左右凡五十四穴……

《铜人腧穴针灸图经·卷二》：手少陰心經左右凡一十八穴……手厥陰心包經左右凡一十八穴……足太陽膀胱經左右凡一百二十六穴……足陽明胃經左右凡九十穴……手少陽三焦經左右凡四十六穴……足太陰脾經左右凡四十二穴……督脈（鼻柱下→額上行→頂後至項→背脊下）……任脈（頤前→頜下→膺腧→腹中行）……

《铜人腧穴针灸图经·卷三》：偃伏頭部中行凡一十穴……側面部左右凡一十六穴……

《铜人腧穴针灸图经·卷四》：肩髃部左右凡二十六穴……背腧部中行凡一十三穴……背腧部第二行左右凡四十四穴……背腧部第三行左右凡二十八穴……側頸部左右凡一十八穴……膺腧部中行凡七穴……膺腧第二行左右凡一十二穴……膺腧第三行左右凡一十二穴……膺腧第四行左右凡十二穴……側腋左右凡八穴……腹部中行凡一十五穴……腹第二行左右凡二十二穴……腹第三行左右凡二十四穴……腹第四行左右凡一十四穴……側脅左右凡一十二穴……

《铜人腧穴针灸图经·卷五》：手太陰肺經左右凡一十八穴……手陽明大腸經左右凡二十八穴……手少陰心經左右凡十八穴……手太陽小腸經左右凡一十六穴……手厥陰心主脈左右凡一十六穴……手少陽三膲經左右凡二十四穴……足厥陰肝經左右凡二十二穴……足少陽膽經左右凡二十八穴……足太陰脾經左右凡二十二穴……足陽明胃經左右凡三十穴……足少陰腎經左右凡二十穴……足太陽膀胱經左右凡三十六穴……

《铜人腧穴针灸图经》采用了两种方式：按部列穴和按经列穴。卷一和卷二中，十四经各经经穴分经排列，其中十二经脉脉次不循营气流注而略显杂乱，十二经穴从四肢末端排向躯干、头面，任、督二脉由上而下排列。第三至第五卷中，头面躯干部经穴按正侧背三人图式，分部位分行由上而下、由内而外排列。四肢部十二经脉按相表里关系排列，先手经后足经，各经腧穴从四肢末端向心排列。

7.《圣济总录》

《圣济总录·卷一百九十一》：手太陰肺經……手陽明大腸經……足陽明胃經……足太陰脾經……手少陰心經……手太陽小腸經……足太陽膀胱經……足少陰腎經……手厥陰心包經……手少陽三焦經……足少陽膽經……足厥陰肝經……

《圣济总录·卷一百九十二》：督脈從頭循脊骨入骶，長四尺五寸，凡二十七穴。素髎……水溝……兑端……齦交……神庭……上星……長強……凡此任脈之行，從胞中上注目，長四尺五寸，總二十四穴……會陰……承漿……

《圣济总录》十四经穴按十四经气血循环流注顺序，督脉穴排列先为从鼻柱素髎下至龈交四穴，其后由神庭自百会、哑门、大椎而直至长强。任脉穴由下而上自会阴至承浆。

8.《十四经发挥》

《十四经发挥·卷中》：手太陰肺十一穴,中府雲門天府列……手陽明穴起商陽……四十五穴足陽明,承泣四白巨髎經……二十一穴太陰脾,隱白大都太白隨……九穴手少陰,極泉青靈少海深……手太陽穴一十九,少澤前谷後谿遇……足太陽,六十三,晴明攢竹曲差參……足少陰二十七穴,涌泉然谷太谿溢……九穴心包手厥陰,天池天泉曲澤深……二十三穴手少陽,關衝液門中渚旁……少陽足經瞳子髎……足厥陰,十三穴,起大敦……督脈背中行,二十七穴始長強……任脈分三八,起于會陰上曲骨……

《十四经发挥》采用按经列穴模式。与《圣济总录》不同,《十四经发挥》中的督脉穴由下而上,形成了现代通用的经穴排列模式。按《十四经发挥》卷中末尾所注,这一排列实际来源于元代针灸科教授忽泰必列(一作忽公泰)编撰、刊行于 1303 年的《金兰循经取穴图解》。

明代《针灸聚英》也采用这一经穴排列方法。

其后,明代《类经图翼》、清《医宗金鉴·刺灸心法要诀》的循经列穴除任督脉次序颠倒外,其余均与《十四经发挥》一致。

三、经脉经穴排列次序与其他针灸理论

1. 五输穴排列与标本根结理论

《灵枢·根结》：太陽根于至陰,結于命門……陽明根于厲兌,結于頡大……少陽根于竅陰,結于窗籠……太陰根于隱白,結于太倉。少陰根于涌泉,結于廉泉。厥陰根于大敦,結于玉英。

《灵枢·根结》：足太陽根于至陰,溜于京骨,注于崑崙,入于天柱、飛揚也。足少陽根于竅陰,溜于丘墟,注于陽輔,入于天容、光明也。足陽明根于厲兌,溜于衝陽,注于下陵,入于人迎、豐隆也。手太陽根于少澤,溜于陽谷,注于小海,入于天窗、支正也。少陽根于關衝,溜于陽池,注于支溝,入于天牖、外關也。手陽明根于商陽,溜于合谷,注于陽谿,入于扶突、偏歷也。

《灵枢·卫气》：足太陽之本,在跟以上五寸中;標在兩絡命門……足少陽之本,在竅陰之間;標在窗籠之前……足少陰之本,在內踝下上三寸中;標在背腧與舌下兩脈也。足厥陰之本,在行間上五寸所;標在背腧也。足陽明之本,在厲兌;標在人迎頰挾頏顙也。足太陰之本,在中封前上四寸之中;標在背腧與舌本也。手太陽之本,在外踝之後;標在命門之上一寸也。手少陽之本,在小指次指之間上二寸;標在耳後上角下外眥也。手陽明之本,在肘骨中,上至別陽;標在顏下合鉗上也。手太陰之本,在寸口之中;標在腋內動也。手少陰之本,在銳骨之端;標在背腧也。手心主之本,在掌後兩筋之間二寸中;標在腋下下三寸也。

五输穴的排列,在早期文献中均为向心排列,在宋代《圣济总录》以后,五输穴的排列开始按十二经气血流注顺序排列,有了向心、离心两种方向。

五输穴之井荥输经合排列表明了各经气血从肢端向心、由弱到盛的流注特点。这一排列方式,与《黄帝内经》中足六经根于四肢,结于头、胸、腹三部的根结理论;六阳经根于四肢井穴,上入于颈部腧穴的根溜注入理论;十二经脉本于四肢下部,标于头面胸背的标本理论相符,反映了四肢部腧穴对头身的远道效应规律及其内在联系。

2. 任、督脉经穴排列

任、督脉位于头面躯干,《针灸甲乙经》《千金翼方》《针灸资生经》等书中均依头面躯干按部

列穴,由上而下,故任、督脉经穴的次序也是由上而下。

在循经列穴的著作中,《针灸聚英》之前,督脉穴先于任脉穴;其后的《类经图翼》《医宗金鉴·刺灸心法要诀》等著作中则是任脉穴先于督脉穴。

督脉的穴位在循经排列的诸著作中,《铜人腧穴针灸图经》《圣济总录》为由头面向骶部,到了《十四经发挥》,为由下至上。而任脉的穴位在《铜人腧穴针灸图经》中为由上而下,至《圣济总录》后开始由下而上。

按营气流注顺序,督脉下行,任脉上行,《圣济总录》的循经列穴方式符合这一阴升阳降规律。

【按语】

经穴的排列模式历代医著多有不统一处,除脉次及各经经穴的分部分区和循经列穴模式不尽相同之外,历代医书中,手阳明大肠经、足阳明胃经、足太阴脾经、手太阳小肠经、足太阳膀胱经、足少阴肾经、手少阳三焦经、足少阳胆经等各经经穴的排列均有不一致处。造成这些出入的原因众多,如传抄错误、归经不一、理解不一等,孰是孰非,现在尚无法定论。

经穴的排列模式反映了不同的针灸理论。十四经穴的排列,经历代医著多次总结,形成了现代十四经穴的排列模式,即除督脉经穴未按气血流注方向排列外,其余脉次与经穴排列基本与气血流注方向一致。《黄帝内经》的标本、根结和根溜注入理论,仅在五输穴“井、荥、输、经、合”单向、向心的排列方式上有所体现。

● **思考题**

循经列穴和分部分区列穴的模式对临床实践各有什么样的指导意义?

第七节　原　穴

一、原穴的一般知识

十二经脉在腕、踝关节附近各有一个腧穴,它是脏腑原气留止的部位,称为原穴,合称“十二原”(表8-4)。“原”即本原、原气之意,指人体生命活动的原动力。

表8-4　十二原穴表

手 三 阴		手 三 阳		足 三 阳		足 三 阴	
手太阴肺经	太渊	手阳明大肠经	合谷	足阳明胃经	冲阳	足太阴脾经	太白
手少阴心经	神门	手太阳小肠经	腕骨	足太阳膀胱经	京骨	足少阴肾经	太溪
手厥阴心包经	大陵	手少阳三焦经	阳池	足少阳胆经	丘墟	足厥经肝经	太冲

从表8-4可以看出,阴经的原穴就是五输穴中的输穴,阴经“以输为原”即指此而言;而阳经于五输穴之外,单独设置原穴。

原穴有诊断和治疗五脏六腑疾病的作用。

二、原穴的源流

1.《灵枢·九针十二原》(节选)

《灵枢·九针十二原》：五藏有六府,六府有十二原,十二原出于四關,四關主治五藏。五藏有疾,當取之十二原。十二原者,五藏之所以稟三百六十五節氣味也。五藏有疾也,應出十二原。十二原各有所出。明知其原,睹其應,而知五藏之害矣。

《灵枢·九针十二原》：陽中之少陰,肺也;其原出于大淵。大淵二。陽中之太陽,心也;其原出于大陵。大陵二。陰中之少陽,肝也;其原出于太衝。太衝二。陰中之至陰,脾也;其原出于太白。太白二。陰中之太陰,腎也;其原出于太谿。太谿二。膏之原,出于鳩尾。鳩尾一。肓之原,出于脖胦。脖胦一。凡此十二原者,主治五藏六府之有疾者也。

《九针十二原》是《灵枢》开卷首篇,本段经文介绍了分布在肘、膝、胸、脐等处的十二原穴以及十二原穴与脏腑在病理上的联系。

《灵枢·九针十二原》中所说的十二原穴,可称之为"五脏原穴"。从经文原意来看,它主要与五脏和胸腹有关："十二原者,五脏之所以稟三百六十百五节气味也。"它的部位是"出于四关";数目为十二,但这里的"十二",仅仅是数字上与现代穴位概念里的原穴相同,内容并不完全一致(表8-5)。

表 8 - 5　五 脏 原 穴 表

五脏及膏肓	原	穴　　数
肺	太渊	二
心	大陵	二
肝	太冲	二
脾	太白	二
肾	太溪	二
膏(鬲)	鸠尾	一
肓	脖胦	一

需要说明的是,大陵属心包经,在此处却作为心之原出现,其原因在于《黄帝内经》认为,心为君主之官,不能受邪,受邪则死,因此,"诸邪之在于心者,皆在于心之包络"。即心包络代心受邪,其穴可治心病,所以《黄帝内经》提及的心之五输和原穴其实都是手厥阴心包经的腧穴。

五脏原穴有诊断和治疗作用,如经文中所说"五脏有疾,应出十二原,十二原各有所出,明出其原,睹其应,而知五脏之害矣",治疗时,"五脏有疾,当取之十二原。"

2.《灵枢·本输》(节选)

《灵枢·本输》：膀胱……过于京骨……爲原……

《灵枢·本输》：膽……过于丘墟……爲原……

《灵枢·本输》：胃……過于衝陽……爲原……

《灵枢·本输》：三焦……過于陽池……爲原……

《灵枢·本输》：小腸……過于腕骨……爲原……

《灵枢·本输》：大腸……過于合谷……爲原……

《灵枢·本输》介绍了五脏六腑的五腧穴，具体而言，是阴经的"五五二十五输"和阳经的"六六三十六腧"。阴经的"五五二十五腧"是指肺、心、肝、脾、肾的井、荥、输、经、合；而阳经的"六六三十六腧"是指膀胱、胆、胃、三焦、小肠、大肠的井、荥、输、原、经、合；也就是说，《灵枢·本输》扩展了阳经的原穴。

3.《灵枢·顺气一日分为四时》（节选）

《灵枢·顺气一日分为四时》：黄帝曰：諸原安和，以致六輸？岐伯曰：原獨不應五時，以經合之，以應其數，故六六三十六輸。

《灵枢·顺气一日四时》在讨论"五变以主五输"时，以春、夏、长夏、秋、冬分别配合井、荥、输、经、合。对六腑而言，除五输穴之外，尚有原穴。关于原穴与五时的配合，《灵枢·顺气一日四时》的解释是"以经合之"，即将原穴归在经穴中，原穴和经穴属性相同，以此实现六腑与五时相应。

4.《灵枢·邪客》（节选）

《灵枢·邪客》：黄帝曰：少陰獨無腧者，不病乎？岐伯曰：其外經病而藏不病，故獨取其經于掌後銳骨之端。

《灵枢·邪客》认为，作为脏的心不能受邪生病，但是心的经脉还是会得病，即所谓"外经病而脏不病"。对于心的外经病，可以取"掌后锐骨之端"治疗，这一部位相当于神门穴。

5.《难经·六十二难》

《难经·六十二难》：六十二難曰：藏井榮有五，府獨有六者，何謂也？然。府者，陽也，三焦行于諸陽，故置一俞，名曰"原"。府有六者，亦與三焦共一氣也。

《灵枢·九针十二原》提出"五脏五腧，五五二十五腧；六府六腧，六六三十六腧"，《难经·六十二难》针对这一论述，说明了五脏有井、荥、输、经、合五输穴，而六腑在五输穴之外另设原穴的意义。

六腑的阳经之所以在五输之外另设原穴，是因为三焦行于诸阳，而六腑与三焦之气相通，所以在六腑阳经上设置了三焦之气留止的部位，命名为原穴。

6.《难经·六十六难》

《难经·六十六难》：六十六難曰：《經》言"肺之原，出于太淵；心之原，出于太陵；肝之原，出于太衝；脾之原，出于太白；腎之原，出于太谿；少陰之原，出于兑骨；膽之原，出于丘墟；胃之原，出于衝陽；三焦之原，出于陽池；膀胱之原，出于京骨；大腸之原，出于合谷；小腸之原，出于腕骨"，十二經皆以俞爲原者，何也？然。五藏俞者，三焦之所行，氣之所留止也。

三焦所行之俞爲原者，何也？然。臍下腎間動氣者，人之生命也，十二經之根本也，故名曰"原"。三焦者，原氣之別使也，主通行三氣，經歷于五藏六府。原者，三焦之尊號也，故所止輒爲原。五藏六府之有病者，取其原也。

《灵枢·九针十二原》提出了五脏和胸腹部的原穴，《灵枢·本输》提出了六腑原穴，《灵枢·邪客》提出了少阴经病治疗用穴"锐骨之端"。《难经·六十六难》综合上述内容，概括为十二经原穴，其中阴经是"以输为原"。根据《灵枢》中的论述，心本脏疾病皆由心包经腧穴治疗，而外经病则在"掌后锐骨之端"施治;据此,《难经·六十六难》提出了大陵为心之原,而少阴之原则出于兑(锐)骨,亦即神门。

此外,《难经·六十六难》也对《难经·六十二难》中"三焦行于诸阳,故置一俞,名曰原"的论述做了进一步的阐释,把原穴与脐下肾间的原气相联系。《难经·六十六难》提出:原气是生命的根本之气,而原气必须依赖三焦的导引运送才能到达全身,即三焦是原气的别使,所以三焦之气留止之处即为原穴。

《难经·六十六难》还强调了原穴的治疗意义:五脏六腑的疾病可以取原穴治疗。

《难经》确定了原穴的基本内涵。

7.《针灸甲乙经》

《针灸甲乙经·卷三·手厥阴心主及臂凡一十六穴第二十五》:……大陵者,土也。在掌后两筋间陷者中,手心主脉之所注也,爲俞。

《针灸甲乙经·卷三·手少阴及臂凡一十六穴第二十六》:……神門者,土也。一名兑衝,一名中都,在掌后兑骨之端陷者中,手少陰脈之所注也,爲俞。

《针灸甲乙经》明确列出了手少阴心经的五输穴,其中输穴为神门,按"以输为原"的原则,神门即心之原。

把心经腧穴与诸经腧穴并列,心包经腧穴因此得以回归本经。《黄帝内经》中的心经五输及原穴在《针灸甲乙经》中均被列入心包经。

至此,从穴名、穴数到内涵,现代意义上的原穴概念基本形成。

8.《千金方》

《备急千金要方·卷二十九·三阴三阳流注第二》:凡孔穴,所出爲井,所流爲榮,所注爲輸,所遇爲源,所行爲經,所入爲合……肺出少商爲井,手太陰脈也。流于魚際爲榮,注于大泉爲輸,過于列缺爲源,行于經渠爲經,入于尺澤爲合。

《千金翼方·卷二十六·取孔穴法第一》:……肺手太陰爲藏,出于少商爲井,流于魚際爲榮,注于大泉爲俞,過于列缺爲原,行于經渠爲經,入于尺澤爲合。

《千金要方》"三阴三阳流注"叙述了五输及原穴的基本定义,随后逐一列举。《千金翼方》"三阴三阳流注法"列出了十二经五输穴、原穴及俞募穴,并以肺经为例,对各穴属性进行解释。在《千金方》中,阴经不再以输代原,而如阳经一样,另有一"过于"某处的原穴(表8-6)。

表8-6 《千金方》十二经原穴表

手三阴		手三阳		足三阳		足三阴	
手太阴脉	列缺	手阳明脉	合谷	足阳明脉	冲阳	足太阴脉	公孙
心包络脉	内关	手少阳脉	阳池	足少阳脉	丘墟	足厥阴脉	中封
手少阴脉	通里	手太阳脉	腕骨	足太阳脉	京骨	足少阴脉	水泉

由表8-6可知,《千金方》中的阳经原穴仍是承袭《黄帝内经》之说,但手三阴和足太阴是以络穴为原,而足厥阴脉则以五输之经穴中封为原,足少阴脉以郄穴水泉为原。

《千金要方》卷二十九卷首"明堂三人图"序称其书"一依甄权等新撰为定",《千金翼方》卷二十六序也称"所述针灸孔穴一依甄公《明堂图》为定",故这种以络穴、经穴等为原的配属方式或出自甄权所修《明堂》,但与《黄帝内经》《难经》经旨有异,流传不广。

【按语】

阴经原穴、阳经原穴来源不一。从原穴的发展源流来看,两者的起源、含义和作用还是有差异的。《灵枢·九针十二原》所提及的五脏原穴皆以"太(大)"命名,反映了古人对这些穴位的重视,以及这些穴位在诊疗中的重要性。

● **思考题**

阴经原穴、阳经原穴在临床诊疗中的应用有没有差异?请结合现代临床研究的文献检索进行初步判断与分析。

第八节　八脉交会穴

一、八脉交会穴的一般知识

八脉交会穴,又称"交经八穴""流注八穴"或"八脉八穴",是十二经脉与奇经八脉脉气相通的8个腧穴。这些腧穴均位于四肢肘、膝关节以下,它们的名称、所属经脉与所通八脉的关系如表8-7所示。

表8-7　八脉交八穴表

经　　属	八　　穴	所　通　八　脉
足太阴	公孙	冲脉
手厥阴	内关	阴维
手少阳	外关	阳维
足少阳	足临泣	带脉
手太阳	后溪	督脉
足太阳	申脉	阳跷
手太阴	列缺	任脉
足少阴	照海	阴跷

二、八脉交会穴的源流

1.《黄帝内经》等早期著作中的八穴

(1)《黄帝内经》

《灵枢·本输》:临泣,上行一寸半陷者中也,爲腧……後谿者,在手外侧本節之後也,爲腧。

《灵枢·经脉》：手太陰之別,名曰列缺……手心主之別,名曰內關……手少陽之別,名曰外關……足太陰之別,名曰公孫……

《素问·气穴论》：陰陽蹻四穴。

《素问·气府论》：陰陽蹻各一。

公孙、内关、外关和列缺见于《灵枢·经脉》,分别为十五络中的足太阴、手心主、手少阳和手太阴之络。

后溪和足临泣见于《灵枢·本输》,两者为五输穴的"输"穴,分属于手足太阳。

申脉和照海之名不见于《黄帝内经》,但《素问·气穴论》《素问·气府论》分别有"阴阳蹻四穴"和"阴阳蹻各一"的记载,所指当即申脉和照海。

(2)《针灸甲乙经》

《针灸甲乙经·卷三》：列缺,手太陰之絡,去腕上一寸五分,別走陽明者……

《针灸甲乙经·卷三》：內關,手心主絡,在掌後去腕二寸,別走少陽……

《针灸甲乙经·卷三》：外關,手少陽絡,在腕後二寸陷者中,別走心者……

《针灸甲乙经·卷三》：後谿者,木也。在手小指外側本節後陷者中,手太陽脉之所注也,爲俞……

《针灸甲乙经·卷三》：公孫,在足大指本節後一寸,別走陽明,太陰絡也……

《针灸甲乙经·卷三》：照海,陰蹻脉所生,在足內踝下一寸……

《针灸甲乙经·卷三》：臨泣者,木也。在足小指次指本節後間陷者中,去俠谿一寸五分,足少陽脉之所注也,爲俞……

《针灸甲乙经·卷三》：申脉,陽蹻所生也,在足外踝下陷者中,容爪甲許……

引录《明堂孔穴针灸治要》的《针灸甲乙经》卷三记载了此八穴的归经、定位、性质等。

2. 窦默《针经指南》与交经八穴

(1) 交经八穴的来源

《针经指南·流注八穴序》：交經八穴者,鍼道之要也。然不知孰氏之所述。但序云：乃少室隱者之所傳也。近代往往用之彌驗。予少時嘗得其本于山人宋子華,子華以此術行于河淮間四十一年,起危篤,患隨手應者,豈勝數哉！予嗜此術,亦何啻伯倫之嗜酒也。第恨斯學之初,心術未償,手法未成,而兵火薦至,家藏圖籍與其的本悉亡之,今十五年矣,切求而莫之獲。近日得之于銅臺碑字王氏家,其本悉如舊家所藏,但一二字訛,及味之亦無所害矣……苟診視之明,俾上下合而攻之,如會王師,擒微奸,捕細盜,雖有不獲者,寡矣……

"交经八穴"作为一个腧穴类别,最早见于金元时期窦默的《针经指南》,其标题为"流注八穴",而其序文称之为"交经八穴"。从序文可知,此法传自"少室隐者",当时用者颇有效验,山人宋子华将此法传授给窦默,故窦默非交经八穴的创始人,在窦默之前,此法应已流传了一段时间。

(2) 八穴交会与八穴主治

《针经指南·八穴交会》(据《普济方》)：公孫通衝脈,內關通陰維,合于胸、心、胃。

臨泣通帶脈,外關通陽維,合于目銳眦耳後、頰、頸、肩、缺盆、胸膈。

後谿通督脈,申脈通陽蹻,合于內眦、頸項、耳、肩膊、小腸、膀胱。

列缺通任脈,照海通陰蹻,合于肺系、喉嚨、胸膈。

交经八穴有八穴交会的关系。结合八穴主治证,八穴交会即指穴位配合的主治范围。

在这 8 穴中,除内关和外关为"独会"之外,其余 6 穴均合于其他穴,如公孙合内关、临泣合外关、后溪合申脉、申脉合后溪、照海合列缺、列缺合照海。各穴均有主治证,在治疗这些证候时,除内关、外关的主治证用本穴治疗而无需配穴之外,其余 6 穴的主治证可以"先刺主证之穴,随病左右上下所在取之……如病未已,必求合穴",如表 8-8 所示。

表 8-8 交经八穴主治证及治法表

交经八穴		公孙	内关	临泣	外关	后溪	申脉	列缺	照海
主治证计数		27	25	25	27	24	25	31	29
治疗方法	先取	公孙		临泣		后溪	申脉	列缺	照海
	后取	内关	内关	外关	外关	申脉	后溪	照海	列缺

3. 刘纯《医经小学》与经脉交会八穴

《医经小学·卷三·经脉交会八穴》:公孙衝脈胃心胸,内關陰維下總同。臨泣膽經連帶脈,陽維目銳外關逢。後谿督脈内眦頸,申脈陽蹻絡亦通。列缺任脈行肺系,陰蹻照海膈喉嚨。

明代医家刘纯的《医经小学》初刊于明洪武二十一年(1388 年),是一本主要以韵语来阐述医理的综合性医书。此书卷三载《经脉交会八穴歌》,刘纯称引自《针经》。交经八穴在此歌中被命名为"经脉交会八穴"。这一歌诀,被后世《针灸大全》《针灸聚英》《针灸大成》等著作所转载。但"经脉交会八穴"的名称并没有突出八穴与奇经八脉的关系。

4. 徐凤《针灸大全》与八脉交会穴

徐凤《针灸大全》的第四卷为"窦文真公八法流注",其中有多首歌诀与八穴有关,如将刘纯的《经脉交会八穴》改名为"八脉交会八穴歌","八脉交会穴"之名首见于此,此名称直接反映了奇经八脉与八穴的联系。

该卷还载有"八脉配八卦歌""八穴相配合歌""八法主治病证",其中的"八脉""八穴"和"八法"均指八脉交会穴。

《针灸大全》也记载有"八法主治病证",但此篇内容除了收集窦默书中交经八穴主治证内容之外,还抄录了其他针灸方书的内容,故其主治数与实际所载病证数出入较大。

在八脉交会穴的基础上,元明时期的医家又结合九宫八卦和按时刺灸的理论,发展出了应用八脉交会穴进行按时刺灸的"飞腾八法"和"灵龟八法"。《针灸大全》即载有这两种方法。它反映了当时医家已认识到了时间对人体节律的影响,但方法机械,故亦受到后人批评。

5. 其他明清时期著作与八脉交会穴

在《针灸大全》之后,《针灸聚英》《医学入门》《针灸大成》《针方六集》和《医宗金鉴》等著作中均载有八脉交会穴,其名常用"八脉交会穴""八穴""八法"等名称。

在这些著作中,对八脉交会穴的配伍方式,主治证及其与奇经的关系都做了进一步阐释。

【按语】

"交经八穴"的名称强调的是"八穴",而在"八脉交会穴"的名称中,"奇经八脉"似乎成了八穴理论的主体。事实上,分析交经八穴名称的演变过程可以看出,交经八穴的本义不在于奇经八脉与十二经脉相通,而在于它所体现出来的配穴方法和临床经验;但由于八脉交会穴的主治病证很难用腧穴归经理论说明,奇经八脉的循行部位可用以补充说明这些主治证候。

八脉交会穴含上肢四穴和下肢四穴。上肢四穴除后溪穴外都在腕以上,位置偏上;下肢四穴在踝以下,位置偏下。每对相合的上下二穴位置和经脉大体对应:列缺与照海都在腕、踝关节附近,后溪、申脉均属太阳经穴,临泣、外关均属少阳经穴,公孙、内关皆位于上下肢的内侧中间区域。这四对位置对应、治疗作用相似的穴位,可以对各自的主治证起"上下合而攻之"的作用,这是交经八穴上下配伍运用的基础。

在八脉交会穴的启发下,后世医家对腧穴的配伍应用进行了发挥,近代以合谷与太冲组成的"四关"穴,其配合也符合八脉交会穴的配伍规律。

● **思考题**

八脉交会穴是否可以主治全身各类疾病?

第九章
刺 法 灸 法

导学 掌握迎随、得气和捻转补泻的演变，以及历代医家对刺法补泻、热证禁灸、预防保健灸的不同认识。

熟悉刺法和灸法的发展。

了解针具的发展、母子补泻和四时刺法。

第一节　刺法用针具

一、刺法常用针具

最常用的刺法用针具为毫针。毫针一般针身长 25～75 mm（即 1～3 寸），针身直径 0.23～0.45 mm，临床常用者针身长 40 mm、直径 0.25～0.32 mm，适用于全身诸穴。

需要点刺穴位或浅表血络放血时，一般使用三棱针。三棱针针长约 6 cm，针柄呈圆柱形，针身呈三棱状，针的末端三面有刃，针尖锋利。

叩刺人体体表常用皮肤针。这一针具由多支短针集成一束，根据针的数目多少，分别有五支针的梅花针、七支针的七星针和十八支针的罗汉针等名称。

腧穴皮内或皮下埋针需要使用皮内针。皮内针有两种：一种为针身长约 1 cm，针柄形似麦粒或呈环形，针身与针柄成一直线的颗粒形或麦粒型皮肤针；另一种为针身长约 0.2～0.3 cm，针柄呈环形，针身与针柄垂直的揿钉型或图钉型皮肤针。

治疗风湿寒痹、瘰疬等病证时，有时会用火针刺法。火针可以是较粗的 2 寸左右毫针，也可以是特制的，针尖直径由 0.5～1.2 mm 不等的细、中、粗火针。

临床上有时还会用芒针治疗一些特殊部位或需采用特殊刺法的疾病。这是一种与毫针类似，但是针身较长的针具，通常为 5～8 寸，直径以 26 和 28 号为常用。

二、刺法用针具的发展

1. 针具的材质

（1）石、陶、骨、玉、竹

一般认为，针刺疗法源于砭石疗法。砭石是在旧、新石器时期使用的医疗工具，有击打、出血、溃脓、放水、熨法和按摩等用途。东北昂昂溪等新石器遗址中发现有用石磨制的细长针状物，具有针的外形，称为砭针，或可用于点刺、叩击和按摩。但是，砭石点刺，主要用于放血或刺脓，它的作用和后世的针灸针还是不同的。随着新石器时期制陶技术的发展，用陶器碎片制成的陶针出现，其作用和砭石类似。殷商时期出土的砭石也有用玉制成的。

新石器时期和青铜时期遗址均发现有骨质针，这些针尾端大多有孔，一般认为是及笄簪或缝衣针,是否用于医疗尚难定论。

"针"古写作"箴",后写作"鍼"。"箴"从竹,咸声。《汉书·艺文志·方技略》说:"医经者……用度箴石汤火所施,调百药齐和之所宜。"此处的"箴""石"并称,指"针刺"和"砭石"两种治病方式,而根据汉字造字的方式,"箴"以竹制成。竹制针具很难保存,这也许是出土文物中未见竹针的主要原因。

（2）青铜

青铜是铜加入锡或铅的合金。殷商时期,开始使用青铜器。1985年,广西武鸣县马头乡西周古墓群出土了两枚青铜针,其中一枚已残断。此针铜质坚硬,表面光滑,边缘整齐,分针柄和针身两部分。针柄扁而薄,呈长方形,针身圆锥形,与柚子树刺相仿。从针具形状来看,这枚针用作浅刺医疗工具的可能性极大,而最早的医疗用针当以青铜制成。

（3）铁

《针经指南·标幽赋》:觀夫九鍼之法,毫鍼最微……本形金也,有蠲邪扶正之道。

《针灸聚英·卷三·铁针》:本草云:馬啣鐵無毒。日華子云:古舊鋌者好,或作醫工鍼也。武按本草柔鐵即熟鐵,有毒,故用馬銜則無毒,以馬屬午、屬火,火克金,解鐵毒,故用以作鍼。古曰金鍼者,貴之也。又金爲總名,銅鐵金銀之屬皆是也。

《医宗金鉴·卷八十六·制针法歌》:制鍼須用馬銜鐵,惟有金鍼更可嘉。煅煉塗酥插臘肉,煮鍼之藥有多法。制鍼用馬嚼環鐵者,以馬屬午,午爲火,火克金,取克制之義也。若以真金制鍼,用之更佳。其煅煉之法:將鐵絲于火中煅紅,截爲二寸或三寸或五寸,長短不拘。次以蟾酥塗鍼上,入火中微煅,取起,復照前塗酥,煅三次,乘熱插拔臘肉皮之裏,肉之外,將後藥用水三碗煎沸,次入鍼肉在内,煮至水乾,傾于水中,待冷將鍼取出,于黃土中插百餘下,以去火毒。其鍼要光圓,不可用尖鋒,次以銅絲纏其柄。

周代,冶铁技术开始出现,到了春秋战国时期,冶铁技术已有长足发展。铁针当在此时开始被广泛使用,"铁针"一名已见于《管子》《鬼谷子》等先秦时期文献。1957年河南陕县出土的战国青铜匜有针刻阴线纹饰,表明当时已有坚硬的铁(钢)针。早期针灸针具的生产历史失于记载,惟有"金针"之名出现在诸多文献中。

现存记录针具制作较早的文献为《针灸聚英》,该书记载了针具的原料为熟铁;《医宗金鉴》记载了制针的程序和要求。根据这两本书所述,至少在明清时期,针灸用具为马衔铁针,或称马嚼铁针。一般而言,这类针具针体粗、表面粗糙、针尖圆钝、易被腐蚀,使用时,医师操作不便,患者也很痛苦。

据《苏州市志》记载,清同治年(1862)后至1949年前,苏州针灸用针全是手工制作,材料为碳钢拉丝,少数以金、银丝加工而成。

20世纪初,大多数医家都使用镀锌铁毫针。镀锌铁是在低碳钢的基础上加工而成的。

（4）金、银

汉代医疗用针的原料仍为铜铁,同时也出现了以金或银制造的针具。1968年满城汉墓出土的医疗工具中保存了医用金针4枚和银针5枚。

1976年,广西贵港市罗泊湾一号汉墓出土3枚绞索状针柄的银针,针柄尾端有圆形小孔,造型与现代针灸用具相似。

（5）不锈钢

1913年,英国科学家布雷尔利发明不锈钢。1930年开始,日本人先采用不锈钢制作针灸针具。1953年,承淡安用从日本带回的不锈钢丝为原料制出了针灸针,随后在自己建立的针具制造厂里进行规模生产,并应用于针灸临床。不锈钢针随之问世并逐渐实现批量生产。不锈钢针灸针以其价廉、耐腐蚀、不易弯折、锐利、光滑等优良性能得到广泛的应用。从中华人民共和国成立后至20世纪80年代初,国家对金、银实行了严格管制,金针、银针已基本绝迹。

2. 针具的种类

(1) 九针

《灵枢·九针十二原》:九鍼之名,各不同形:……"鑱鍼"者,頭大末銳,去寫陽氣。"員鍼"者,鍼如卵形,揩摩分間,不得傷肌肉,以寫分氣。"鍉鍼"者,鋒如黍粟之銳,主按脈勿陷,以致其氣。"鋒鍼"者,刃三隅,以發痼疾。"鈹鍼"者,末如劍鋒,以取大膿。"員利鍼"者,大如氂,且員且銳,中身微大,以取暴氣。"毫鍼"者,尖如蚊虻喙,靜以徐往,微以久留之而養,以取痛痹。"長鍼"者,鋒利身薄,可以取遠痹。"大鍼"者,尖如梃,其鋒微員,以寫機關之水也。九鍼畢矣。

《灵枢·九针论》:黃帝曰:鍼之長短有數乎?岐伯曰:一曰"鑱鍼"者,取法于巾鍼;去末寸半,卒銳之,長一寸六分,主熱在頭身也。二曰"員鍼",取法于絮鍼;筩其身而卵其鋒,長一寸六分,主治分間氣。三曰"鍉鍼",取法于黍粟之銳;長三寸半,主按脈取氣,令邪出。四曰"鋒鍼",取法于絮鍼;筩其身,鋒其末,長一寸六分,主癰熱出血。五曰"鈹鍼",取法于劍鋒;廣二分半,長四寸,主大癰膿,兩熱爭者也。六曰"員利鍼",取法于氂鍼;微大其末,反小其身,令可深內也,長一寸六分,主取癰痹者也。七曰"毫鍼",取法于毫毛;長一寸六分,主寒熱痛痹在絡者也。八曰"長鍼",取法于綦鍼;長七寸,主取深邪遠痹者也。九曰"大鍼",取法于鋒鍼;其鋒微員,長四寸,主取大氣不出關節者也。

《灵枢·九针十二原》开宗明义,说治病"欲勿使被毒药,无用砭石,欲以微针通其经脉,调其血气,营其逆顺出入之会,令可传于后世";采用针法治病时,要遵循"虚则实之,满则泄之,宛陈则除之,邪胜则虚之"的原则;施行这样的针法,"九针最妙"。九针有不同的名称、不同的形状,针对不同的疾病而设。此篇关于九针的论述,与《灵枢·九针论》大体相同,《灵枢·官针》和《灵枢·刺节真邪》也对九针的临床应用做了补充。

《灵枢·九针论》说"九针之数"源于"天地阴阳之大数,始于一而终于九",其实"九"之数受限于阴阳术数学说,并不能充分反映当时应用的全部金属医疗器具。《黄帝内经》中除九针之外,还提到过巾针、絮针、牦针、綦针、燔针、锐针、巨针等针具名。

《黄帝内经》中未载九针图式,现存最早的"九针图"载于元代杜思敬的《针经摘英集》,这一图式为明代高武《针灸素难要旨》和张介宾的《类经图翼》所本。明代徐春甫的《古今医统大全》所绘的九针是另一版本,为《针灸大成》所载录。清代《医宗金鉴》也绘有另一种九针图式。

从文字描述来看,九针可以分为三大类。① 用于刺法:包括鑱针、鍉针、毫针、大针和长针;② 用于按摩:员针;③ 用于溃脓泻血:包括鈹针、锋针和员利针。

锋针类似后世的"三棱针"。毫针在后世也被称为微针或白针。大针在后世多被改作"火针"或"燔针",但后世的火针是指以较粗的毫针用火烧红刺入体内的方法,与《黄帝内经》中的大针并不相同。鈹针另有鈹刀、剑针等名。

随着医学分科,九针中的部分针具已演变成外科器具,如鑱针、鈹针等。在后世刺法的应用实践中,毫针成为刺法的主要工具,它实际上包含了九针中的毫针和长针。

(2) 毫针

1968年满城中山靖王刘胜汉墓出土的4枚金针保存完好。结合针灸文献中九针的记载,这些医针分别被判定为一枚金锋针、一枚金锃针和两枚金毫针。这些针具的直径在 0.12～0.18 cm,针柄方形,距离针柄顶部约三分之一处有一个圆孔,针身圆形;其中金毫针全长6.6 cm,柄部长 4.8 cm,针锋部逐渐收尖。

除了列于九针之内的毫针外,历代医籍对毫针的材质和样式几无记载,直到明清时期才有医用针具选用马衔铁的记录。古代毫针的实物,今天所能见者也仅此金毫针而已。金毫针从贵族的陪葬品中发现,材质稀缺,当不是日常医疗中的常用针具。

1949 年后,对针灸用针有了标准化要求。针具的标准化经历了部颁标准和国家标准两个阶段,目前施行的是国家标准《GB2024—94 针灸针》。

【按语】

砭石是早期的医疗工具,目前被认为是针刺疗法的起源。砭石之后的针具材料有骨、青铜、铁等,现在常用者为不锈钢。针具种类有"九针"之说,但随着医学分科,九针中的部分针具已演变成外科器具。后世刺法的主要工具为毫针,它实际上包含了九针中的毫针和长针。

随着科学技术水平的提高,医学分科越来越细,治病方法不断进步。与之相适应的,是针具的制作材料和制作工艺的发展。从早期的"以砭启脉",到后世的以毫针刺激经脉腧穴,针具不断在演变,对针具的分类也更为合理。

针具的变化对当代针灸学的发展也有启发意义,电针的出现即反映了针灸学在吸取现代科学知识之后的变化;当代新型针具如浮针、揿针也是针具革新的成果。

● **思考题**

科学技术的进步对针具的革新有何作用?

第二节　刺　　法

一、常用刺法

刺法之名,首见于《黄帝内经》,其内涵或指针刺操作,或指古代文献名。本节所讨论的刺法,仅指针刺操作而言。

刺法也称针法,广义的刺法包括各种针刺工具的操作方法。随着针刺的主要工具逐渐由九针转变为毫针,刺法在后世通常是指毫针的持针法、进针法、行针法、补泻法、留针法和出针法等一系列针刺方法;而更为狭义的毫针刺法,通常仅指毫针的行针手法。

二、刺法的源流

1. 刺法的起源

一般认为,针刺疗法源于砭石疗法。砭石有形状细长者,可用于点刺,但其目的在于放血或刺脓,与后世以针刺穴的思路并不相同。

早期文献《足臂十一脉灸经》《阴阳十一脉灸经》中的治病方法均限于灸,并无刺法出现。

2013 年于天回汉墓出土了医简《刺数》。该书提出了不同刺法的概念,载有刺法的总体原则、针具大小、针刺深浅和针刺禁忌等内容,是迄今为止发现的最早的针法专著。

2.《黄帝内经》

针灸工具的进步,使刺法的发展成为可能。《黄帝内经》总结发展了上古以来的刺法,为后世的刺法发展奠定了基础。

(1) 单式手法

《灵枢·九针十二原》:持鍼之道,堅者爲寶。正指直刺,無鍼左右。

《灵枢·刺节真邪》:用鍼者,必先察其經絡之實虚,切而循之,按而彈之,視其應動者,乃後取之而下之。

《素问·离合真邪论》:必先捫而循之,切而散之,推而按之,彈而怒之,抓而下之,通而取之,外引其門……

《灵枢·九针十二原》:右主推之,左持而禦之,氣至而去之。

《灵枢·官能》:寫必用員,切而轉之,其氣乃行;疾而徐出,邪氣乃出;伸而迎之,遥大其穴,氣出乃疾。補必用方,外引其皮,令當其門;左引其樞,右推其膚,微旋而徐推之;必端以正,安以静,堅心無解;欲微以留,氣下而疾出之;推其皮,蓋其外門,真氣乃存。

《灵枢·九针十二原》:刺諸熱者,如以手探湯;刺寒清者,如人不欲行。

《灵枢·终始》:故刺肥人者,以秋冬之齊;刺瘦人者,以春夏之齊。病痛者,陰也;痛而以手按之不得者,陰也;深刺之。病在上者,陽也;病在下者,陰也。癢者,陽也;淺刺之……刺熱厥者,留鍼反爲寒;刺寒厥者,留鍼反爲熱……久病者,邪氣入深。刺此病者,深內而久留之……

《素问·离合真邪论》:静以久留,以氣至爲故。如待所貴,不知日暮。

《灵枢·九针十二原》:必持內之,放而出之,排陽得鍼,邪氣得泄……去如弦絶,令左屬右,其氣故止。外門已閉,中氣乃實。必無留血,急取誅之。

《灵枢·邪气藏府病形》:已發鍼,疾按其痏,勿令血出,以和其脈。

《黄帝内经》时代,进针手法通常为左手按穴,右手持针,刺入体内;在进针之前,需揣按经脉穴位,所用手法包括切、循、扪、推、按、弹、爪等;行针过程涉及转、伸、摇、旋、推等手法;同时因体形或病位、病情的不同而决定针刺的浅深、是否留针和按压针孔。

(2) 综合刺法

《灵枢·官针》:凡刺有九,日應九變……凡刺有十二節,以應十二經……凡刺有五,以應五藏……

《素问·缪刺论》:帝曰:願聞繆刺,以左取右,以右取左,奈何? 其與巨刺何以别之? 岐伯曰:邪客于經,左盛則右病,右盛則左病;亦有移易者,左痛未已而右脈先病;如此者,必巨刺之。必中其經,非絡脈也。故絡病者,其痛與經脈繆處,故命曰"繆刺"。

《灵枢·终始》:凡刺之屬,三刺至穀氣。

《灵枢·官针》:所謂"三刺則穀氣出"者,先淺刺絶皮,以出陽邪;"再刺則陰邪出"者,少益深,絶皮,致肌肉,未入分肉間也;已入分肉之間,則穀氣出。

《灵枢·官针》命名了一些刺法,但它们并不是单纯的针刺手法,而是针对不同病证,选取不同针具,刺激不同部位的方法(表 9-1~表 9-3)。《素问·缪刺论》提到的"繆刺"与《灵枢·官针》"九刺"中的"巨刺"均为交叉刺法,但针刺部位不同。

根据这些刺法的特点可进一步归类。① 侧重部位的刺法:如刺皮的毛刺、直针刺、半刺,刺肉的分刺、浮刺、合谷刺,刺筋的恢刺、关刺,刺脉的经刺、络刺、豹文刺,刺骨的输刺(五刺)、短刺,十二刺中的输刺也强调深刺,而三刺是结合了针刺深度的分层操作手法;② 侧重取穴的刺法:如输刺(九刺)、远道刺、巨刺、偶刺、阴刺和缪刺;③ 侧重针具的刺法:大泻刺、焠刺;④ 泻血刺法:络刺、赞刺、豹文刺;⑤ 多针刺法:偶刺、齐刺、扬刺、傍针刺;⑥ 针对痛无定处的刺法:报刺。

表9-1 九 刺

九刺名称	病 证	方 法
输 刺		刺诸经荥输脏俞
远道刺		病在上,取之下,刺腑俞
经 刺		刺大经之结络经分
络 刺		刺小络之血脉
分 刺		刺分肉之间
大泻刺	大脓	刺以铍针
毛 刺	浮痹	刺皮肤
巨 刺		左取右,右取左
焠 刺	痹	刺燔针

表9-2 十 二 刺

十二刺名称	病 证	方 法
偶刺	心痹	以手直心若背,直痛所,一刺前,一刺后;刺此者,傍针之也
报刺	痛无常处	上下行者,直内无拔针,以左手随病所按之,乃出针,复刺之
恢刺	筋痹	直刺傍之,举之前后,恢筋急
齐刺 (三刺)	寒气小深者 (痹气小深者)	直入一,傍入二
扬刺	寒气之博大者	正内一,傍内四,而浮之
直针刺	寒气之浅者	引皮乃刺之
输刺	气盛而热者	直入直出,稀发针而深之
短刺	骨痹	稍摇而深之,致针骨所,以上下摩骨
浮刺	肌急而寒者	傍入而浮之
阴刺	寒厥	足踝后少阴也,左右率刺之
傍针刺	留痹久居者	直刺傍刺各一
赞刺	痈肿	直入直出,数发针而浅之,出血

表9-3　五　　刺

五刺名称	病　证	方　法	应五脏
半刺	皮气	浅内而疾发针,无针伤肉,如拔毛状	肺
豹文刺	经络之血者	左右前后针之,中脉为故	心
关刺 (渊刺,岂刺)	筋痹	直刺左右尽筋上,慎无出血	肝
合谷刺	肌痹	左右鸡足,针于分肉之间	脾
输刺	骨痹	直入直出,深内之至骨	肾

（3）补泻刺法

《灵枢·九针十二原》：寫曰必持內之,放而出之。排陽得鍼,邪氣得泄。按而引鍼,是謂"内温"。血不得散,氣不得出也。補曰"隨之"。隨之意,若妄之。若行若按,如蚊虻止。如留如還,去如弦絶。令左屬右,其氣故止。外門已閉,中氣乃實。必無留血,急取誅之。

《灵枢·九针十二原》：徐而疾則實,疾而徐則虚。

《灵枢·小针解》："徐而疾則實"者,言徐內而疾出也。"疾而徐則虚"者,言疾內而徐出也。

《素问·针解》："徐而疾則實"者,徐出鍼而疾按之。"疾而徐則虚"者,疾出鍼而徐按之。

《素问·刺志论》：入實者,左手開鍼空也;入虚者,左手閉鍼空也。

《灵枢·终始》：補須一方實,深取之,稀按其痏,以極出其邪氣;一方虚,淺刺之,以養其脈,疾按其痏,無使邪氣得入。邪氣來也緊而疾,邪氣來也徐而和。脈實者,深刺之,以泄其氣;脈虚者,淺刺之,使精氣無得出,以養其脈,獨出其邪氣。

《素问·离合真邪论》：吸則內鍼,無令氣忤。靜以久留,無令邪布。吸則轉鍼,以得氣爲故。候呼引鍼,呼盡乃去。大氣皆出,故命曰"寫"。帝曰：不足者補之奈何？岐伯曰：必先捫而循之,切而散之,推而按之,彈而怒之,抓而下之,通而取之。外引其門,以閉其神。呼盡內鍼,靜以久留,以氣至爲故。如待所貴,不知日暮。其氣以至,適而自護。候吸引鍼,氣不得出,各在其處。推闔其門,令神氣存。大氣留止,故命曰"補"。

《灵枢·官能》：寫必用員,切而轉之,其氣乃行;疾而徐出,邪氣乃出;伸而迎之,遥大其穴,氣出乃疾。補必用方,外引其皮,令當其門;左引其樞,右推其膚,微旋而徐推之;必端以正,安以靜,堅心無解;欲微以留,氣下而疾出之;推其皮,蓋其外門,真氣乃存。

《素问·八正神明论》：寫必用方。方者,以氣方盛也,以月方滿也,以日方溫也,以身方定也,以息方吸而內鍼,乃復候其方吸而轉鍼,乃復候其方呼而徐引鍼,故曰"寫必用方,其氣而行"焉。補必用員。員者,行也。行者,移也。刺必中其榮,復以吸排鍼也。

《灵枢·五乱》：黄帝曰：補寫奈何？岐伯曰：徐入徐出,謂之"導氣"。補寫無形,謂之"同精"。是非有餘不足也,亂氣之相逆也。

《灵枢·九针十二原》提出了"盛則泻之,虚則补之,热则疾之,寒则留之,陷下则灸之,不盛不虚,以经取之"的治疗原则,并提出了"虚实之要,九针最妙,补泻之时,以针为之"的治疗方法,产生了补泻刺法。补泻刺法本质上是针对不同疾病或病情,结合针刺方向、针刺角度、针刺深度、针刺速度以及针刺时间与时机,而对单式手法的综合应用。

《黄帝内经》中提到的补泻刺法有徐疾补泻、呼吸补泻、开阖补泻、方圆补泻、深浅补泻等。总体而言,《黄帝内经》中的补法动作较缓和,而泻法动作幅度较大。

（4）按时刺法

《灵枢·终始》:春氣在毛,夏氣在皮膚,秋氣在分肉,冬氣在筋骨。刺此病者,各以其時爲齊。

《灵枢·顺气一日分为四时》:藏主冬,冬刺井;色主春,春刺滎;時主夏,夏刺輸;音主長夏,長夏刺經;味主秋,秋刺合。是謂"五變以主五輸"。

《灵枢·卫气行》:"刺實者,刺其來也;刺虛者,刺其去也。"此言氣存亡之時,以候虛實而刺之。是故謹候氣之所在而刺之,是謂逢時。

《灵枢·逆顺》:氣之逆順者,所以應天地、陰陽、四時、五行也。脈之盛衰者,所以候血氣之虛實有餘不足。刺之大約者,必明知病之可刺,與其未可刺,與其已不可刺也。

《灵枢·终始》提出了不同季节的浅深刺法。《灵枢·顺气一日分为四时》强调五变主五输,四时与五输相应,因此要根据季节确定所刺的穴位。

《灵枢·卫气行》和《灵枢·逆顺》重视针刺时机,强调应逢时候气而刺,这一观点为后世时间针法所本。

3.《难经》刺法

（1）单式手法

《难经·七十八难》:補瀉之法,非必呼吸出內鍼也。然知爲鍼者,信其左;不知爲鍼者,信其右。當刺之時,必先以左手厭按所鍼滎俞之處,彈而努之,爪而下之,其氣之來如動脈之狀,順鍼而刺之。

《难经》强调了左右手配合的重要性,即"知为针者,信其左;不知为针者,信其右",而左手在针刺之时的主要操作包括在针刺部位的按压、弹击和爪切,以及对气至的判断。

（2）补泻刺法

《难经·七十六难》:當補之時,從衛取氣;當瀉之時,從滎置氣。

《难经·七十二难》:所謂"迎隨"者,知榮衛之流行,經脈之往來也。隨其逆順而取之,故曰"迎隨"。

《难经·七十九难》:"迎而奪之"者,瀉其子也。"隨而濟之"者,補其母也。假令心病,瀉手心主俞,是謂"迎而奪之"者也;補手心主井,是謂"隨而濟之"者也。

《难经·七十八难》:得氣,因推而內之,是謂補;動而伸之,是謂瀉。

《难经·七十三难》:諸井者,肌肉淺薄,氣少,不足使也,刺之奈何? 然。諸井者,木也;滎者,火也。火者,木之子;當刺井者,以滎瀉之。

《难经》的营卫补泻和提插补泻均与针刺深度有关,由浅入深为补,由深出浅为泻。

《难经》对《黄帝内经》提出的"迎随"做了发挥,将迎随与营卫流行和经脉往来联系起来,为后世针芒所向补泻法的源头。

此外,《难经》又以五行理论阐释"迎随",提出了以五输穴五行属性为基础的母子补泻法。由于井穴和荥穴有母子关系,所以对于井穴,《难经》提出以泻荥穴代替刺井穴,即所谓"刺井泻荥"。但母子补泻本质上是一种选穴法,与刺法关系并不大。

（3）按时刺法

《难经·七十四难》:春刺井,夏刺滎,季夏刺俞,秋刺經,冬刺合……

《难经·七十难》：春夏温，必致一陰者，初下鍼，沉之至腎肝之部，得氣，引持之，陰也。秋冬寒，必致一陽者，初内鍼，淺而浮之至心肺之部，得氣，推内之，陽也。是謂"春夏必致一陰，秋冬必致一陽"。

《难经》中也提出四时刺五输的方法，但其对应关系与《灵枢·顺气一日分为四时》不同。此外，"春夏必致一阴，秋冬必致一阳"也是根据季节所采用的深浅刺法。

4. 后世发展

(1) 单式手法

《子午流注针经·卷上·流注指微针赋》：迎隨逆順，須曉氣血而升沉……鍼入貴速，既入徐進；鍼出貴緩，急則多傷。

《针经指南·标幽赋》：左手重而多按，欲令氣散；右手輕而徐入，不痛之因。

《针灸大全·卷五·梓岐风谷飞经走气撮要金针赋》：且夫下鍼之法，先須爪按，重而切之，次令咳嗽一聲，隨咳下鍼……況夫出鍼之法，病勢既退，鍼氣微鬆；病未退者，鍼氣如根，推之不動，轉之不移……再須補瀉，停以待之，直候微鬆，方可出鍼豆許，搖而停之……下鍼貴遲，太急傷血；出鍼貴緩，太急傷氣。

《针经指南·真言补泻手法》：左手�穴，右手置鍼于穴上，令病人咳嗽一聲，鍼入透于腠理。

《针经指南·手指补泻》：經云：凡補瀉，非必呼吸出内，而在乎手指。何謂也？故動、搖、進、退、搓、盤、彈、撚、循、捫、攝、按、爪、切者是也。

《针灸大全·卷五·梓岐风谷飞经走气撮要金针赋》：爪而切之，下鍼之法；搖而退之，出鍼之法；動而進之，催鍼之法；循而攝之，行氣之法；搓則去病，彈則補虛，肚腹盤旋，捫爲穴閉，重沉豆許曰按，輕浮豆許曰提。

《针灸大成·卷四·三衢杨氏补泻》：十二字分次第手法及歌：爪切……指持……口溫……進鍼……指循……爪攝……鍼退……指搓……指撚……指留……鍼搖……指拔……

《针灸大成·卷四·三衢杨氏补泻》：下手八法口訣：揣……爪……搓……彈……搖……捫……循……撚……

宋代之后，毫针的制作趋向精巧，便于操作。圆柱形针柄的出现，也促进了针刺手法的发展。有关进、出针和行针手法都有了更为详细的描述。

窦默继承了《黄帝内经》《难经》的理论，将针刺手法整理归纳为"手指补泻十四法"，对后世有较大影响，明清时期医家多有发挥，其中比较著名的有《金针赋》中的"下针十四法"及《针灸大成》中的"十二字分次第手法"和"下手八法"。

(2) 复式手法

《针灸大全·卷五·梓岐风谷飞经走气撮要金针赋》：考夫治病之法有八：一曰燒山火……二曰透天涼……三曰陽中之陰……四曰陰中之陽……五曰子午搗白……六曰進氣之訣……七曰留氣之訣……八曰抽添之訣……若夫過關過節，催運氣血，以飛經走氣，其法有四：一曰青龍擺尾……二曰白虎搖頭……三曰蒼龜探穴……四曰赤鳳迎源……

宋代之后，出现了丰富的复式手法，其中最有影响的是《金针赋》里所提到的治病八法和飞经走气四法。它们结合了针刺深度、角度和方向等要素，体现了对提插、捻转等基本手法的综合运用。

(3) 补泻刺法

《备急千金要方·卷二十九·用针略例第五》：凡用鍼之法，以補寫爲先……欲補從卯南，欲寫從西北。

《千金翼方·卷二十八·杂法第九》：補寫之時，以鍼爲之。重則爲補，輕則爲寫。

《子午流注针经·卷上·流注指微针赋》：迎隨逆順，須曉氣血而升沉……迎而奪之有分寸，隨而濟之有淺深。深爲太過，能傷諸經；淺爲不及，安去諸邪？是以足太陽之經，刺得其部，迎而六分，隨而一分；足太陽之絡，迎而七分，隨而二分……

《济生拔萃方·卷二·云岐子论经络迎随补泻法》：凡用鍼，順經而刺之，爲之補，迎經而奪之，爲之瀉。故迎而奪之，安得無虛；隨而取之，安得無實。此謂迎隨補瀉之法也。

《针灸大全·卷五·梓岐风谷飞经走气撮要金针赋》：凡補者呼氣，初鍼刺至皮內，乃曰天才；少停進鍼，刺入肉內，是曰人才；又停進鍼，刺至筋骨之間，名曰地才。此爲極處，就當補之。再停良久，却須退鍼至人之分，待氣沉緊，倒鍼朝病，進退往來，飛經走氣，盡在其中矣。凡瀉者吸氣，初鍼至天，少停進鍼，直至于地，得氣瀉之，再停良久，即須退鍼，復至于人，待氣沉緊，倒鍼朝病，法同前矣。

《图注八十一难经·卷四·七十二难》：凡欲瀉者，用鍼芒朝其經脈所來之處，迎其氣之方來未盛，逆鍼以奪其氣，是謂之迎。凡欲補者，用鍼芒朝其經脈所去之路，隨其氣之方去未虛，乃順鍼以濟其氣，是謂隨。

《针灸聚英·卷四·附辩》：迎者逢其氣之方來，如寅時氣來注于肺，卯時氣來注大腸，此時肺、大腸氣方盛而奪瀉之也。隨者隨其氣之方去，如卯時氣去注大腸，辰時氣去注于胃，肺與大腸此時正虛而補濟之也。

后世的补泻法有了进一步发展，如捻转补泻、迎随补泻、深浅补泻等。

隋唐之后的补泻法与古典刺法不完全一致，如《千金翼方》的"重则为补、轻则为泻"，便与《黄帝内经》中补泻手法的操作方式颇有差异。

迎随补泻，与《黄帝内经》的"迎随"含义亦不相同。《黄帝内经》中的"迎随"是补泻的总纲或别称，而后世的"迎随"被用以解释多种不同的补泻法，或指针刺深浅，或指针刺方向，或指针刺时间等。

（4）按时刺法

《子午流注针经·卷上·流注指微针赋》：详夫陰日血引，值陽氣流……養子時刻，注穴必須依。

《扁鹊神应针灸玉龙经·流注序》：故子午流注鍼訣，甲始于戌而壬亥爲終，壬子、癸丑爲終始之地……子午流注鍼法之心要也。

《针灸大全·卷五·论子午流注之法》：夫子午流注者，剛柔相配，陰陽相合，氣血循環，時穴開闔也。

《针灸聚英·卷二·十二经病井荣俞经合补虚泻实》：手太陰肺經屬辛金……寅時注此……補用卯時太淵，瀉用寅時尺澤。

《扁鹊神应针灸玉龙经·飞腾八法起例》：甲己子午九，乙庚丑未八，丙辛寅申七，丁壬卯酉六，戊癸辰戌五，巳亥屬之四。

《针灸大全·卷四·八法临时干支歌》：按靈龜飛騰圖有二，人莫適從，今取其效驗者錄之耳……假如甲子日，戊辰時，就數逐日支干內。甲得十數，子得七數。又算臨時支干內，戊得五數，辰得五數，共成二十七數。

《针灸大全·卷四·飞腾八法歌》：壬甲公孫即是乾，丙居艮上內關然。戊午臨泣生坎水，庚屬外關震相連。辛上後谿裝巽卦,乙癸申脈到坤傳。巳土列缺南離上,丁居照海兑金全。

阎明广在《子午流注针经》中记载了养子时刻注穴法和纳甲法;徐凤在《针灸大全》中修改了纳甲法;高武在《针灸聚英》提出了纳子法。这三种方法,均是运用五输穴和原穴按时针刺的方法。

王国瑞提出了飞腾八法,徐凤提出了灵龟八法和另一种飞腾八法,这些均是运用八脉交会穴按时针刺的方法。

按时刺法注重时间对人体的影响,但实际上并不强调刺法,而是强调按时选穴。

(5) 透刺

《千金翼方·卷二十七·小肠病第四》:在鼻下人中左邊下鍼,出右邊……承漿從左刺出右。

《针经摘英集·治病直刺诀·治伤寒结胸者》:别使人以手于心蔽骨下正痛處左伴揉之,以毫鍼刺左伴手少陽經支溝二穴,在腕後三寸兩骨之間,坐而側臂取之,鍼入二分。次至手厥陰經間使穴即止,名曰雙關刺。

《扁鹊神应针灸玉龙经·一百二十穴玉龙歌》:頭風偏正最難醫,絲竹金鍼亦可施。更要沿皮透率谷,一鍼兩穴世間稀。

透刺最早见于《千金翼方》,《针经摘英集》也载有透刺法,但真正推广运用,当是在《玉龙歌》之后。

(6) 其他

《伤寒论·卷一·辨脉法第一》:榮氣微者,加燒鍼,則血流不行,更發熱而躁煩也。

《伤寒论·卷三·辨太阳病脉证并治法中第六》:太陽傷寒者,加溫鍼,必驚也。

《针灸聚英·卷三·温针》:王節齋曰:近有爲溫鍼者,乃楚人之法,其法鍼于穴,以香白芷作圓餅,套鍼上,以艾蒸溫之。

《医学入门·卷一·针灸》:雜病穴法:……冷風濕痹鍼環跳,陽陵三里燒鍼尾痹不知痛癢者,用艾粟米大于鍼尾上燒三五炷,知痛即止。

《伤寒论》提到了误用烧针或温针的后果,但未解释这两种操作方法。一般认为,该书中的烧针或温针均指火针而言。

与近代温针灸类似的方法最早当见于《针灸聚英》,但此书提出"古者,针则不灸,灸则不针,未有针而加灸者",认为这种针法是适用于"山野贫贱之人,经络受风寒致病者",有时见效,也只是温针通气而已,"于疾无与也"。

此后,李梴《医学入门》"杂病穴法"注中,提出了"阳陵三里烧针尾",注云:"用艾粟米大于针尾上烧三五炷。"此法当为现在的温针灸。

【按语】

刺法首先应该是一种对针具的操作,但在实践中,除不同单式手法的复合运用外,针刺操作还应与疾病性质、针刺部位、穴位选择和时间、时机等因素相结合,是一种要考虑不同病证和时间,选择不同部位或穴位,应用不同针具,必要时结合其他治法如灸法等进行刺激的操作方法。因此,在临床实践中,刺法不仅仅是治疗过程中的针具操作,更是诊断和治疗决策的体现。

《黄帝内经》提及多种刺法,可大致分为单式手法、综合刺法、补泻刺法和按时刺法;后三者是在单式手法的基础上,结合病情、针具和时间等因素的综合应用。《难经》发挥了《黄帝内经》中的"迎随"理论,对后世各类迎随法的发展有较大影响。其后,捻转补泻、迎随补泻、深浅补泻等补泻刺法出现,但它们与《黄帝内经》中的古典刺法并不完全一致。后世的按时刺法在《黄帝内经》基础上有较大发展,不过该法更侧重于按时选穴,而非刺法。

透刺和温针是在唐代以后发展出来的刺法,近代应用较多。

● **思考题**

张介宾在《类经》中评述刺法时称:"刺法虽多,其要惟二,则补泻而已。"你对这一总结是否认同?

第三节　刺法的补泻

一、对刺法补泻的一般认识

《灵枢·九针十二原》说:"凡用针者,虚则实之,满则泄之,宛陈则除之,邪胜则虚之。""虚实之要,九针最妙。补泻之时,以针为之。"在这些论述的基础上,结合《黄帝内经》的其他论述,以补虚和泻实为目的的两类刺法逐渐形成,包括了徐疾补泻、提插补泻、捻转补泻、迎随补泻、呼吸补泻、开阖补泻等不同操作方法。尽管《黄帝内经》针刺原则中的"虚实"主要指脉诊结果,并不能等同于病证虚实(详见下篇第十章第二节),但后世对针刺的补虚泻实一般都理解为针对虚、实,即不足、有余两类不同病证而设。

现代刺法中,将能使机体虚弱的功能状态恢复正常的刺法称为补法;将能使机体亢盛的功能状态恢复正常的刺法称为泻法。一般认为,针刺补泻的效果由机体所处的功能状态、腧穴作用的相对特异性,以及针刺手法的质量而决定。

《黄帝内经》提出以针补虚泻实的同时,也提出了一些虚证不可用针的观点,这一观点又为后世部分医家进一步发挥,提出"针有泻而无补"。

二、"针有泻而无补"源流

1.《黄帝内经》

《灵枢·邪气藏府病形》:黄帝曰:病之六變者,刺之奈何? 岐伯曰:……諸小者,陰陽形氣俱不足;勿取以鍼,而調以甘藥也。

《灵枢·根结》:黄帝曰:形氣之逆順奈何? 岐伯曰:形氣不足,病氣有餘,是邪勝也,急寫之。形氣有餘,病氣不足,急補之。形氣不足,病氣不足,此陰陽氣俱不足也,不可刺之,刺之則重不足,重不足則陰陽俱竭,血氣皆盡,五藏空虛,筋骨髓枯,老者絶滅,壯者不復矣。形氣有餘,病氣有餘,此謂陰陽俱有餘也,急寫其邪,調其虛實。故曰:"有餘者寫之,不足者補之",此之謂也。

《灵枢·终始》:少氣者,脈口、人迎俱少而不稱尺寸也。如是者,則陰陽俱不足,補陽則陰竭,寫陰則陽脱。如是者,可將以甘藥,不可飲以至劑。

《灵枢·脉度》:盛而血者疾誅之,盛者寫之,虛者飲藥以補之。

《灵枢·玉版》:岐伯曰:能殺生人,不能起死者也……人之所受氣者,穀也。穀之所注者,胃也。胃者,水穀氣血之海也。海之所行雲氣者,天下也。胃之所出氣血者,經隧也。經隧者,五藏六府之大絡也。迎而奪之而已矣。黄帝曰:上下有數乎? 岐伯曰:迎之五里,中道而止,五至而已。五往而藏之氣盡矣,故五五二十五而竭其輸矣。此所謂"奪其天氣"者也,非能絕其命而傾其壽者也。黄帝曰:願卒聞之。岐伯曰:闚門而刺之者,死于家中;入門而刺之者,死于堂上。

《灵枢·邪气藏府病形》《灵枢·终始》均提到,若脉诊提示阴阳形气不足,则不可施针,当调以甘药。《灵枢·根结》对比人的体质(形气)与病证(病气),指出若体质和病证均呈不足之状,则属阴阳气俱不足,不可用针刺治疗。《灵枢·脉度》还提到孙络之虚者当饮药。从这些论述来看,阴阳形气不足的虚证,是禁用针刺的,这也是后世所说"针有泻而无补"的主要依据。

《灵枢·玉版》提出针"能杀生人,不能起死人",其理由即为经隧为五脏六腑之大络,是气血运行之处。若误犯针刺禁忌,如刺五里,会"夺其天气"造成"藏之气尽"甚至"竭其输",即所谓"迎而夺之而已矣"。这也从另一侧面提示,刺法对于人体气血而言,有泻而无补。

2.《丹溪心法》

《丹溪心法·卷五·拾遗杂论》:鍼法渾是瀉而無補。

元代医家朱震亨说"针法浑是泻而无补",但未做解释。

3.《医学正传》

《医学正传·卷一·医学或问》:其鍼刺雖有補瀉之法,予恐但有瀉而無補焉。《經》謂瀉者"迎而奪之",以鍼迎其經脈之來氣而出之,固可以瀉實矣;謂補者"隨而濟之",以鍼隨其經脈之去氣而留之,未必能補虛也。不然,《內經》何以曰:"無刺熇熇之熱,無刺渾渾之脈,無刺漉漉之汗";"無刺大勞人,無刺大飢人,無刺大渴人,無刺新飽人,無刺大驚人"? 又曰:"形氣不足,病氣不足,此陰陽皆不足也,不可刺,刺之重竭其氣,老者絕滅,壯者不復矣。"若此等語,皆有瀉無補之謂也。學者不可不知。

明代医家虞抟的《医学正传》主要继承了朱震亨的医学理论,并结合其他医家之说,抒发己见。在开篇"医学或问"中,虞抟发挥了朱震亨"针浑是泻而无补"的观点,并根据《黄帝内经》中有关针刺禁忌证的论述进行了论证。

4.《针灸问对》

《针灸问对·卷上》:……于此而知九鍼所主,多係外邪薄湊爲病。用鍼施瀉,深中病情。使今之人而有是病,鍼亦在所必用。若夫病邪大甚,元氣已傷,決非鍼之所能濟矣。假如癆瘵陰虛火動,法當滋陰降火,鍼能滋陰否乎? 痿症肺熱葉焦,法當清金補水,鍼能補水否乎? 經曰"陰陽形氣俱不足,勿取以鍼,而調以甘藥"是也。知此則病之可鍼不可鍼,亦可以類推矣。奈何世之專鍼科者,既不識脈、又不察形,但問何病,便鍼何穴,以致誤鍼成痼疾者有矣;間有獲效,亦偶中耳,因而詫其鍼之神妙,寧不爲識者笑耶!

《针灸问对·卷中》:經曰:陽不足者,溫之以氣;陰不足者,補之以味。鍼乃砭石所制。既無氣。又無味,破皮損肉,發竅于身,氣皆從竅出矣,何得爲補? 經曰:氣血陰陽俱不足,勿取以鍼,和以甘藥是也。又曰:寫必用方,補必用員。蓋謂以氣方盛,以月方滿,以日方溫,以身方定,以息方吸而內鍼,復候其吸而轉鍼,乃復候其方呼而徐引鍼,故曰寫必用方,其氣而行焉。補必用員者,員者,行也;行者。移也。宣其不行之氣,令其行也;移其未復之脈,使之復也。夫寫。固寫其盛也;于補亦云宣不行之氣,移未復之脈,曰宣曰移,非寫而何? 且考《素問》九鍼之用,無非寫法。丹溪之言,豈無所本哉? 經中須有補法,即張子所謂祛邪實所以扶正,去舊實所以生新之意也。

明代医家汪机继承了朱震亨和虞抟"针有泻而无补"的观点。在《针灸问对》卷上及卷中，他分析了九针的形质功用，认为九针主要针对外邪致病而设，所谓针刺补法，只不过是张从正祛邪即所以扶正、去旧即所以生新之意。

汪机的这些观点及论述，又被《针灸大成》所继承。

5.《医学入门》

《医学入门·卷一·针灸》：灸法：……其鍼雖有補瀉之法，予恐但有瀉而無補焉……虛損、危病、久病，俱不宜鍼。

明代医家李梴在《医学入门》"灸法"一节中引用虞抟关于"针有泻而无补"的论述，并提出虚损、危病及久病均不宜用针刺治疗。清代医家廖润鸿又在《针灸集成》中转载了这一观点。

6.《类经》

《类经·卷十六·诸经疟刺》：瘧脈緩大虛，便宜用藥，不宜用鍼鍼有寫而無補，故脈虛者不宜用鍼。《脈度》篇曰：盛者寫之，虛者飲藥以補之，即此之謂。

《类经·卷二十二·贵贱逆顺》：形氣不足，病氣不足，此陰陽氣俱不足也，不可刺之，刺之則重不足，重不足則陰陽俱竭，血氣皆盡，五藏空虛，筋骨髓枯，老者絕滅，壯者不復矣。陽主外，陰主内，若形氣病氣俱不足，此表裏陰陽俱虛也，最不可刺。若再刺之，是重虛其虛，而血氣盡，筋髓枯。老者益竭，故致絕滅。壯者必衰，故不能復其元矣。形氣有餘，病氣有餘，此謂陰陽俱有餘也，急寫其邪，調其虛實。形氣病氣俱有餘，邪之實也，故當急寫。既當急寫，其實無疑，何以又云調其虛實？蓋未刺之前，防其假實；既刺之後，防其驟虛，故宜調之也。故曰有餘者寫之，不足者補之，此之謂也。凡用鍼者，虛則實之，滿則泄之，故曰虛實之要，九鍼最妙，補寫之時，以鍼爲之。又曰虛則實之者，氣口虛而當補之也。滿則泄之者，氣口盛而當寫之也。此用鍼之大法，似乎諸虛可補矣；何上文云形氣不足，病氣不足，此陰陽氣俱不足也，不可刺之？《寶命全形論》曰：人有虛實，五虛勿近，五實勿遠。《五閲五使》篇曰：血氣有餘，肌肉堅致，故可苦以鍼。《奇病論》曰：所謂無損不足者，身羸瘦無用鑱石也。《本神》篇曰：是故用鍼者，察觀病人之態，以知精神魂魄之存亡得失之意，五者以傷，鍼不可以治之也。《小鍼解》曰：取五脈者死，言病在中，氣不足，但用鍼盡大寫其諸陰之脈也。《脈度》篇曰：盛者寫之，虛者飲藥以補之。《邪氣藏府病形》篇曰：諸小者陰陽形氣俱不足，勿取以鍼而調以甘藥也。諸如此者，又皆言虛不宜鍼也。及詳考本經諸篇，凡所言應刺之疾，必皆邪留經絡，或氣逆藏腑，大抵皆治實證，此鍼之利于寫，不利于補也明矣；然則諸言不足者補之，又何爲其然也？蓋人身血氣之往來，經絡之流貫，或補陰可以配陽，或固此可以攻彼，不過欲和其陰陽，調其血氣，使無偏勝，欲得其平，是即所謂補寫也。設有不明本末，未解補虛之意，而凡營衛之虧損，形容之羸瘦，一切精虛氣竭等證，概欲用鍼調補，反傷真元，未有不立敗者也。故曰鍼有寫而無補，于此諸篇之論可知矣。凡用鍼者，不可不明此鍼家大義。

张景岳在《类经》中收集《黄帝内经》中关于虚证不宜针刺的论述，为"针有泻而无补"提供了理论依据，同时又在医理上对《黄帝内经》中的针刺补泻进行剖析，指出所谓补泻并非针对虚证，而只是"使无偏胜，欲得其平"。

【按语】

"邪气盛则实，精气夺则虚"，是近代对虚实内涵的通行解释，但它并不是《黄帝内经》中虚实的全部内涵。如《素问·离合真邪论》有言："经言气之盛衰，左右倾移，以上调下，以左调右。有余不足，补泻于荥输，余知之矣。此皆荣卫之倾移，虚实之所生，非邪气从外入于经也。"此处的虚实是因"荣卫之倾移"，即经气分布异常而成，能以"补泻于荥输"而治疗的"虚实"即指这一情况而言。

《黄帝内经》在提出"补泻之时，以针为之"的同时，还提出"阴阳形气不足"不适合针刺的观点，而"阴阳形气俱不足"是"精气夺则虚"的表现，与"荣卫之倾移"所致虚实显然不同。后世医家关于"针有泻无补"的探讨对确定针刺适应证有启示作用。临床运用时,对于气机失调从而表现为阴阳失调、功能失常的患者,补泻手法的运用有其积极意义;但体质虚弱而证候表现为虚证的患者,"甘药"调补应当作为首选治疗方法。

● **思考题**

1. 阅读《黄帝内经》有关针刺补泻的条文,分析《黄帝内经》中针刺补泻适应病证的特点。
2. 临床针灸科常见病证有哪些? 虚实辨证情况如何? 疗效有无差别?
3. 针刺是否可以应用于阴阳形气俱不足者?

第四节 迎 随

一、对迎随的一般认识

现代针灸著作常以"迎随"作为迎随补泻法的简称。此法操作时,针尖所向决定补泻,即针刺得气后,针尖顺经脉而刺为补,逆经脉而刺为泻。

二、迎随源流

1. 迎随的出处及本义

《灵枢·九针十二原》:空中之機,清静而微;其來不可逢,其往不可追。知機之道者,不可掛以髮;不知機道,叩之不發。知其往來,要與之期。粗之闇乎! 妙哉工獨有之。往者爲逆,來者爲順;明知逆順,正行無問。逆而奪之,惡得無虛? 追而濟之,惡得無實? 迎之隨之,以意和之。鍼道畢矣……寫曰必持內之,放而出之。排陽得鍼,邪氣得泄。按而引鍼,是謂"內溫"。血不得散,氣不得出也。補曰"隨之"。隨之意,若妄之。若行若按,如蚊虻止。如留如還,去如弦絕。令左屬右,其氣故止。外門已閉,中氣乃實。必無留血,急取誅之。

《灵枢·小针解》:"迎而奪之"者,寫也。"追而濟之"者,補也。

《灵枢·终始》:故寫者迎之,補者隨之。知迎知隨,氣可令和。和氣之方,必通陰陽。

"迎随"首见《灵枢》。《九针十二原》开篇论述针道,以"迎随"为关键,即根据气机的变动及时施以"夺"或"济"来达到使之虚或使之实的目的。《小针解》和《终始》将"迎随"和"补泻"联系起来,《终始》还以"迎随"作为"和气"的前提。综合这些文字,一般认为,"迎随"在《黄帝内经》中应指刺法补泻的总纲,是补泻的另一种说法。

2. 以针向释迎随

《难经·七十二难》:所謂"迎隨"者,知榮衛之流行,經脈之往來也。隨其逆順而取之,故曰"迎隨"。

《济生拔萃方·卷二·云岐子论经络迎随补泻法》:凡用鍼,順經而刺之,爲之補,迎經而奪之,爲之瀉。故迎而奪之,安得無虛;隨而取之,安得無實。此謂迎隨補瀉之法也。

《针经指南·标幽赋》:要識迎隨,須明逆順。

《扁鹊神应针灸玉龙经·注解标幽赋》:順經絡而刺是謂補,逆經絡而刺是謂瀉。

《图注八十一难经·卷四·七十二难》:凡欲瀉者,用鍼芒朝其經脈所來之處,迎其氣之方來未盛,逆鍼以奪其氣,是謂之迎。凡欲補者,用鍼芒朝其經脈所去之路,隨其氣之方去未虛,乃順鍼以濟其氣,是謂隨。

《难经·七十二难》将迎随与营卫流行和经脉往来相联系。

元代杜思敬《济生拔萃》中收录有金代张璧的《云岐子论经络迎随补泻法》。张璧在其著作中说明了迎随补泻与经脉循行之间的关系。元代窦默在《标幽赋》中认为,了解"逆顺"是理解迎随的前提,王开在《玉龙经》中将这句话的"逆顺"注解为经络循行方向的逆顺。

明代张世贤《图注八十一难经》中,将针尖所向释为迎随,这是现代针灸教材中针向迎随补泻法的来源。

3. 以时间释迎随

《难经·七十二难》:所謂"迎隨"者,知榮衛之流行,經脈之往來也。隨其逆順而取之,故曰"迎隨"。

《难经集注·卷五·七十二难》:七十二難曰:……丁曰:夫榮衛通流,散行十二經之內,即有始有終。其始自中焦注手太陰一經一絡,然後手陽明注一經一絡。其經絡有二十四,日有二十四時,皆相合。此凡氣始至而用鍼取之,名曰迎而奪之。其氣流注終而內鍼,出而捫其穴,名曰隨而濟之。

《针灸聚英·卷四·附辩》:迎者逢其氣之方來,如寅時氣來注于肺,卯時氣來注大腸,此時肺、大腸氣方盛而奪瀉之也。隨者隨其氣之方去,如卯時氣去注大腸,辰時氣去注于胃,肺與大腸此時正虛而補濟之也。

《难经·七十二难》是后世以针向释迎随的源头,也是以时间释迎随的开端。此难所提的"知荣卫之流行"被宋代丁德用强调。丁德用曾撰《补注难经》,此书已佚,但他的观点在《难经集注》中保存下来。他认为要候气而用针,气流通自中焦始,按时流注各经,根据某经的气去气来而用针,是谓迎随。

这一理论在明代被高武进一步发挥,形成了"十二经病井荣俞经合补虚泻实"的治法,后世称为纳支法。

4. 以深浅释迎随

《子午流注针经·卷上·流注指微针赋》:迎隨逆順,須曉氣血而升沉……迎而奪之有分寸,隨而濟之有淺深。深爲太過,能傷諸經;淺爲不及,安去諸邪? 是以足太陽之經,刺得其部,迎而六分,隨而一分;足太陽之絡,迎而七分,隨而二分……

金代何若愚撰《流注指微针赋》《流注指微论》,阎明广将《流注指微针赋》收录于他的《子午流注针经》中,并引用《流注指微论》对《流注指微针赋》进行注解。迎随在此书中被释为针刺深浅的不同。

5. 以母子补泻释迎随

《难经·七十九难》:"迎而奪之"者,瀉其子也。"隨而濟之"者,補其母也。假令心病,瀉手心主俞,是謂"迎而奪之"者也;補手心主井,是謂"隨而濟之"者也。

《难经集注·卷五·七十二难》:又補其母亦名曰隨而補之,瀉其子亦名曰迎而奪之。

《针经指南·迎随补泻》:經云:東方實而西方虛,瀉南方而補北方,何謂也? 此實母瀉子之法,非只刺一經而已。假令肝木之病實,瀉心火之子,補腎水之母,其肝經自得其平矣。五藏皆仿此而行之。

《难经·七十九难》引入五行理论,用母子补泻来阐释迎随。丁德用保存于《难经集注》的文字表明丁氏除了以候气用针释迎随之外,也认为可用母子补泻释迎随。

窦默在《针经指南》的"迎随补泻"一节中，引用《难经·七十五难》的泻南补北法提出了异经母子补泻。

6. 以呼吸配合行针释迎随

《难经集注·卷五·七十二难》：又随呼吸出内其鍼，亦曰迎随也。

《针灸问对·卷中》：吸而撚鍼，左轉爲瀉，爲迎；呼而撚鍼，右轉爲補，爲隨……即此觀之，則呼吸亦可以言補寫，不可以釋迎隨。且古人用鍼，但曰轉曰動而已，並無所謂左轉爲寫、右轉爲補。可見賦中所説，率多無稽之談；學人師之，寧免謬妄。

《医学入门·卷一·针灸》：迎随：……今细分之，病者左手陽經，以醫者右手大指進前，呼之爲隨，退後吸之爲迎……

丁德用载于《难经集注》的文字表明他对迎随的释义有三种：候气用针、母子补泻以及结合呼吸用针。汪机在《针灸问对》中记录了一种以捻针与呼吸配合释迎随的方法，但汪机对此持否定态度。李梴在《医学入门》中记录了一种非常烦琐的捻转补泻法，这一方法需与呼吸配合，他也将此释为迎随。

7. 以捻转释迎随

《子午流注针经·卷上·流注指微针赋》：迎随逆顺，須曉氣血而升沉……男子左瀉右補，女子右瀉左補，轉鍼迎隨，補瀉之道，明于此矣。

《针经指南·标幽赋》：動退空歇，迎奪右而瀉涼；推内進搓，隨濟左而補暖。

《针灸问对·卷中》：足之三陽，從頭下至足……撚鍼逆其經爲迎，順其經爲隨。假如足之三陽，從頭下至足，撚鍼以大指向後、食指向前，爲逆其經而上，故曰迎；以大指向前，食指向後，爲順其經而下，故曰隨。

金代阎明广注解《流注指微针赋》时，提出了男女捻转补泻方向不同的操作法，称之以"转针迎随"。元代窦默在《标幽赋》中也以左右捻转释迎随。

汪机在《针灸问对》中还记载了一种以根据经脉循行与捻针方向顺逆来释迎随的方法，但他对此法持否定态度。

【按语】

有学者认为《灵枢·九针十二原》的"迎随"注重的是时间，是针对经气来去而言，经气来时为"迎"，经气去时为"随"，与经气循行方向和经气虚实均无关。

后世医家对迎随的认识，多是以金元时期的针刺理论为基础，一般是指针刺补泻的具体方法。现代教材所说的根据针尖所向施行的补泻方法，只是各类迎随补泻法之一。

● 思考题

汪机《针灸问对》卷中专设一问，对古今所论迎随补泻进行了评述。阅读此问，分析汪机的观点是否合理？

第五节　捻转补泻

一、捻转补泻的一般概念

捻转补泻是针刺补泻的一种，操作时，在针下气至的基础上，以拇指和示指末节的指腹来回转针，补泻可根据用力轻重、角度大小、速度快慢、左捻或右捻为主等不同标准加以区别。通常采用的捻转补泻是：左捻针，即拇指向前，食指向后为补；右捻针，即拇指向后，示指向前为泻。

二、捻转补泻源流

1.《黄帝内经》时代著作

《灵枢·官能》：寫必用員，切而轉之，其氣乃行；疾而徐出，邪氣乃出；伸而迎之，遙大其穴，氣出乃疾。補必用方，外引其皮，令當其門；左引其樞，右推其膚，微旋而徐推之；必端以正，安以靜，堅心無解；欲微以留，氣下而疾出之；推其皮，蓋其外門，真氣乃存。

《灵枢·官能》提到"泻必用员""补必用方"。从操作手法上看，泻法效法天道，圆活流利，而补法效法地道，以静为主，动作幅度较小。这其中所包括的捻转手法，是以"微旋"，即轻微的前后转动为补法；以"切而转之"，即较大的转动为泻法。

2. 唐代著作

《备急千金要方·卷二十九·用针略例第五》：凡用鍼之法，以補寫爲先……欲補從卯南，欲寫從西北……

孙思邈在《千金要方》中以十二支和八卦方位阐述医理。卯为东方，酉为西方；而八卦方位则是乾为天门在西北，巽为地户在东南。补法从卯向南，即左转；泻法从酉位向北，即右转。自此，捻转补泻始与方向相关。

3. 金元时期的著作

《子午流注针经·卷上·流注指微针赋》：迎隨逆順，須曉氣血而升沉……男子左瀉右補，女子右瀉左補，轉鍼迎隨，補瀉之道，明于此矣。

《针经指南·标幽赋》：動退空歇，迎奪右而瀉涼；推內進搓，隨濟左而補暖。

《针经指南·气血问答》：問：撚鍼之法有左有右，何謂之左？何謂之右？答曰：以大指次指相合，大指往上進，謂之左；大指往下退，謂之右，如内鍼時須索一左一右。

《针经指南·真言补泻手法·手指补泻》：撚者，以手撚鍼也。務要識乎左右也，左爲外，右爲內，慎記耳。

捻转区分左右，宋代以后开始流行。

金代阎明广注解《流注指微针赋》时，提出了男女捻转补泻方向不同的操作法。在通行的左转为补、右转为泻的基础上，男子与女子捻转补泻操作不同，女子与通行的操作方法相反。

元代窦默在《针经指南》中记载了捻转方向与补泻结合的基本方法：左转补暖，右转泻凉；拇指和示指持针，拇指向前、示指向后捻称"左转"，也称"外转"，拇指向后、示指向前捻称"右转"，也称"内转"。

4. 明代著作

(1) 席弘学派相关文献

《针灸大全·卷一·席弘赋》：凡欲行鍼須審穴，要明補瀉迎隨訣。胸背左右不相同，呼吸陰陽男女別……補自卯南轉鍼高，瀉從卯北莫辭勞。

《针灸聚英·卷四·补泻雪心歌》：瀉左須當大指前，瀉右大指當後拽；補左大指向前搓，補右大指往下搣。如何補瀉有兩般，蓋是經絡兩邊發……古人補瀉左右分，今人乃爲男女別。

《神应经·补泻手法》：體之左,有左補瀉之法;右,有右補瀉之法,隨氣血行而治之……却用瀉法,如鍼左邊,用右手大指食指持鍼,以大指向前,食指向後,以鍼頭輕提往左轉……如鍼右邊,以左手大指食指持鍼,以大指向前,食指向後,依前法連搓三下,輕提鍼頭向右轉,是鍼右邊瀉法……却行補法……如鍼左邊,撚鍼頭轉向右邊,以我之右手大指食指持鍼,以食指向前,大指向後,仍撚鍼深入一二分,使真氣深入肌肉之分。如鍼右邊,撚鍼頭轉向左邊,以我之左手大指食指持鍼,以食指向前,大指向後,仍撚鍼深入一二分……

《针灸大成·卷四·〈神应经〉补泻》：《神應經》補瀉……凡鍼背腹兩邊穴,分陰陽經補瀉。鍼男子背上中行,左轉爲補,右轉爲瀉;腹上中行,右轉爲補,左轉爲瀉。女人背中行,右轉爲補,左轉爲瀉;腹中行,左轉爲補,右轉爲瀉。蓋男子背陽腹陰,女子背陰腹陽,故也。

席弘学派重视捻转的左右方向。在这一流派的歌赋《席弘赋》《补泻雪心歌》中,强调补泻在人体的左右侧不同,并指出有不同部位、不同性别的区别。

区分左右转,一般以医生右手持针为准。又因患者的经穴有左右侧之分,要求转针时两侧采用相反的方向。《神应经》是刘瑾奉朱权之命将席弘第十一世传人陈会的《广爱书》改编而成。该书补泻强调左右转针要与患者左右侧相对应,分两手转针:针左边,用右手转针;针右边,用左手转针。这样,用左手转针时,拇指、示指的向前向后正好与右手转针相反,如下式。

$$\text{针左边,用右手}\begin{cases}\text{泻：拇指向前（左转）}\\\text{补：示指向前（右转）}\end{cases}$$

$$\text{针右边,用左手}\begin{cases}\text{泻：拇指向前（右转）}\\\text{补：示指向前（左转）}\end{cases}$$

人体前后正中线的任督脉也有阴阳之分,故在《针灸大成》"《神应经》补泻"下的注解中又强调了腹背阴阳经的手法,即男子背部中行(督脉)以右手持针左转为补,右转为泻;腹部中行(任脉)以右手持针右转为补、左转为泻。女子则相反。

(2)《针灸大全》

《针灸大全·卷五·梓岐风谷飞经走气撮要金针赋》：男子之氣,早在上而晚在下,取之必明其理;女子之氣,早在下而晚在上,用之必識其時。午前爲早屬陽,午後爲晚屬陰,男女上下,憑腰分之……男子者,大指進前左轉,呼之爲補,退後右轉,吸之爲瀉,提鍼爲熱,插鍼爲寒;女子者,大指退後右轉,吸之爲補,進前左轉,呼之爲瀉,插鍼爲熱,提鍼爲寒。左與右有異,胸與背不同。午前者如此,午後者反之。

首载于《针灸大全》的《金针赋》对捻转手法从男女的区分上做了推演,又区分上下部和上下午(早晚)。左右捻转补泻以拇指方向为准,结合呼吸、提插,分别男女、左右、前后、时间进行操作。

(3)《医学入门》

《医学入门·卷一·针灸》：迎随,今細分之,病者左手陽經,以醫者右手大指進前,呼之爲隨,退後吸之爲迎。病者左手陰經,以醫者右手大指退後吸之,爲隨;進前呼之爲迎。病者右手陽經,以醫者右手大指退後吸之,爲隨;進前呼之爲迎。病患右手陰經,以醫者右手大指進前呼之,爲隨;退後吸之爲迎。病者右足陽經,以醫者右手大指進前呼之,爲隨;退後吸之爲迎。病者右足陰經,以醫者右手大指退後吸之,爲隨;進前呼之爲迎。病者左足陽經,以醫者右手大指退後吸之,爲隨;進前呼之爲迎。病者左足陰經,以醫者右手大指進前呼之,爲隨;退後吸之爲迎。男子午前皆然，午後與女人反之。

《医学入门》将《金针赋》的捻转手法进一步具体化：既分左右侧，又分上下肢（手足）、阴阳经，仅男子午前的补泻针法即复杂如下式，并称"男子午前皆然，午后与女人反之"，构成了最为繁琐的捻转补泻法。

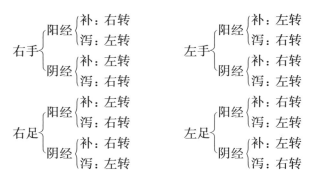

【按语】

左右捻转补泻法有合理的内容，近现代临床应用的热补凉泻法即以左右捻转为基础，有研究表明两者能取得不同效应，说明左右转的区分是有实际意义的。双手运针在临床上很有应用价值，宜作为针刺的基本技能，但左右捻转补泻后来的演变过于繁琐，不切实用。现代临床操作采用了较为简单的、只根据右手拇指向前向后来分别补泻的捻转补泻法。

● 思考题

《黄帝内经》的"旋"和"转"与现代的捻转手法有何异同？

第六节 母 子 补 泻

一、母子补泻的概念

母子补泻，古代文献多称"子母补泻"，是针刺补泻方法之一。该法根据五行生克关系，通过"虚者补其母，实者泻其子"，采用相应的五输穴，虚证用母穴，实证用子穴。这一方法本质上是配穴法，在具体运用时，又可分本经母子补泻和他经母子补泻两种方法。

二、母子补泻源流

1.《黄帝内经》

《灵枢·九针十二原》：往者爲逆，來者爲順；明知逆順，正行無問。逆而奪之，惡得無虛？追而濟之，惡得無實？迎之隨之，以意和之。鍼道畢矣。

《灵枢·小针解》："迎而奪之"者，寫也。"追而濟之"者，補也。

《灵枢·本输》：肺出于少商，少商者，手大指端内侧也，爲井木……膀胱出于至陰，至陰者，足小指之端也，爲井金……

《灵枢·九针十二原》提出了刺法补泻的总纲：逆而夺之，随而济之。

《灵枢·本输》提出了五输井穴的五行属性，阴阳经不同，阴经属木，阳经属金。

2.《难经》

（1）母子补泻理论基础

《难经·六十四难》：《十變》又言："陰井木，陽井金；陰滎火，陽滎水；陰俞土，陽俞木；陰經金，陽經火；陰合水，陽合土。"陰陽皆不同，其意何也？然。是剛柔之事也。陰井乙木，陽井庚金。陽井庚。庚者，乙之剛也；陰井乙。乙者，庚之柔也。乙爲木，故言"陰井木"也；庚爲金，故言"陽井金"也。餘皆做此。

《难经·六十九难》：《經》言"虛者補之，實者瀉之，不實不虛，以經取之"，何謂也？然。虛者補其母，實者瀉其子。當先補之，然後瀉之。"不實不虛，以經取之"者，是正經自生病，不中他邪也，當自取其經，故言"以經取之"。

《难经·七十九难》：《經》言"迎而奪之，安得無虛？隨而濟之，安得無實？虛之與實，若得若失。實之與虛，若有若無"，何謂也？然。"迎而奪之"者，瀉其子也。"隨而濟之"者，補其母也。假令心病，瀉手心主俞，是謂"迎而奪之"者也；補手心主井，是謂"隨而濟之"者也。所謂"實之與虛"者，牢濡之意也。氣來實牢者爲得，濡虛者爲失。故曰"若得若失"也。

《难经·六十四难》引用古医书《十变》所述，指出五输穴的不同五行属性，解释了阴经五输穴与阳经五输穴配属不同五行的道理。

《难经·六十九难》提出了完整的"虚者补其母，实者泻其子"的母子补泻原则，并提出补泻操作顺序：先补后泻。

《难经·七十九难》引入五行生克理论，将《黄帝内经》中的"迎而夺之""随而济之"解释为"实则泻其子""虚则补其母"，并以心病为例说明。心属火，其母为木，其子为土。按照《难经·六十四难》中的阴经五行属性，心经的母穴为井穴而子穴为输穴，所以心病欲补，则取井穴；欲泻，则取输穴。

（2）母子补泻应用实例

《难经·七十三难》：諸井者，肌肉淺薄，氣少，不足使也，刺之奈何？然。諸井者，木也；滎者，火也。火者，木之子；當刺井者，以滎瀉之。故《經》言"補者不可以爲瀉，瀉者不可以爲補"，此之謂也。

《难经·七十五难》：《經》言"東方實，西方虛，瀉南方，補北方"，何謂也？然。金木水火土，當更相平。東方木也，西方金也。木欲實，金當平之。火欲實，水當平之。土欲實，木當平之。金欲實，火當平之。水欲實，土當平之。東方肝也，則知肝實；西方肺也，則知肺虛。瀉南方火，補北方水。南方火，火者木之子也；北方水，水者木之母也，水勝火。子能令母實，母能令子虛，故瀉火補水，欲令金不得平木也。《經》曰"不能治其虛，何問其餘"，此之謂也。

《难经·七十三难》提到了泻井穴的方法。由于井穴肌肉浅薄，操作不易，在临床需要泻井穴时，可以根据"实则泻其子"的理论，取荥穴代替。这一方法为元明之际的滑寿所沿用，提出了"当补井者，以合补之"的操作方法。

《难经·七十五难》提出了泻木之子火、补木之母水的"泻南补北"法，来治疗肝实肺虚的脾虚证。该难所提的治疗方法与《难经·六十九难》提出的"虚者补其母，实则泻其子"并不完全相同。就肝实而言，泻南方心火是"实则泻其子"；而对肺虚来说，该难所采用的是补北方肾水，而金水有相生关系，如果从母子补泻角度来阐释，是"虚则补其子"，与"虚则补其母"的原则并不一致。不过，从治法来看，该难所提的"肝实肺虚"当属心肝实、肺肾虚的脾病，治疗时泻心肝之火、补肺肾之水来泻南补北，是"损其有余，而补其不足"的治法，不必套用母子补泻的原则。

但该难所述是脏腑间的补母泻子,为后世的异经母子补泻提供了依据。

3. 后世著作

(1) 本经子母补泻

《子午流注针经·卷上·流注指微针赋》:疼實癢虛,瀉子隨母要指……病之虛實者,癢則爲虛,痛者爲實。刺法云:虛則補其母,實則瀉其子。假令肝藏實,瀉肝之滎行間穴,屬火是子;肝藏虛,補肝之合曲泉穴,屬水是母。凡刺只取本經井滎俞經合五行子母補瀉,此乃大要也。

《针灸聚英·卷二·十二经病井荥输经合补虚泻实》:手太陰肺經……補用卯時,太淵。穴在掌後陷者中,爲經土,土生金爲母。經曰:虛則補其母。瀉用寅時,尺澤。爲合水,金生水,爲子,實則瀉其子……

《子午流注针经》中首次出现了"子母补泻"的名称,明确提出子母补泻所取之穴位于本经,不涉及其他经脉。

明代高武在《针灸聚英》中分经陈述了各经脉本经母子补泻所采用的穴位,即本经母子补泻法。

(2) 异经母子补泻

《针经指南·迎随补泻》:經云:東方實而西方虛,瀉南方而補北方,何謂也?此實母瀉子之法,非只刺一經而已。假令肝木之病實,瀉心火之子,補腎水之母,其肝經自得其平矣。五藏皆仿此而行之。

《医学入门·卷一·针灸》:迎隨:……竇太師云:凡鍼逆而迎奪,即瀉其子也。如心之熱病,必瀉于脾胃之分。鍼順而隨濟,即補其母也。如心之虛病,必補于肝膽之分。

《难经经释·六十九难》:母,生我之經,如肝虛則補腎經也,母氣實,則生之益力。子,我生之經,如肝實則瀉心經也,子氣衰,則食其母益甚。

元代窦默在《针经指南》中引用《难经·七十五难》的泻南补北法,提出这一方法实质即母子补泻,但却不是在一条经上的操作,而是异经母子补泻。

明代李梴在《医学入门》引窦默所论,举例说明了异经母子补泻。如心之热病,可取属土的脾胃经;而心之虚病,可取属木的肝胆经。

清代徐大椿在《难经经释》中注解《难经·六十九难》时,也提出补母泻子可以应用于经脉,即经脉间有"生我之经"和"我生之经",进行补泻操作时可选异经治疗。

【按语】

《难经》将《黄帝内经》中的迎随释为母子补泻,并提出了"泻南补北"等治疗实例,但"子母补泻"的名称始见于金元时期的《子午流注针经》。《难经》中的论述由后世医家发展成本经母子补泻和异经母子补泻。

历代医家综合运用五行与人体脏腑、腧穴的对应关系,根据经脉与五输穴的五行相生次序,按补母泻子的原则选择腧穴,故本质上,母子补泻法为一种配穴法,与刺法关系不大。

● 思考题

徐大椿《难经经释》评论《难经·六十九难》提出的母子补泻法时说:"《内经》补泻之法,或取本经,或杂取他经,或先泻后补,或先补后泻,或专补不泻,或专泻不补,或以一经,或取三四经,其说俱在,不可胜举。则补母泻子之法,亦其中之一端,若竟以为补泻之道尽于此,则不然也。"这样的评价是否合理?母子补泻有何临床实用价值?

第七节　得　气

一、得气的一般概念

一般认为,得气即"气至",近称"针感"。针刺入腧穴一定深度后,施以提插或捻转等行针手法,使针刺部位获得"经气"感应,称为得气。

得气与否可从两方面来判定:一是患者对针刺的感觉和反应,即患者感觉针刺部位有酸胀重麻感,有时还可出现热、凉、痛、抽搐、蚁行感,或是向一定方向或部位传导扩散的感觉等;二是得气时,施术者可体会到针下的沉紧、滞涩或针体颤动等反应。

若针后不得气,患者无特殊感觉或反应,施术者亦觉针下空松、虚滑。

二、得气源流

1.《黄帝内经》

《灵枢·九针十二原》:刺之而氣不至,無問其數。刺之而氣至,乃去之,勿復鍼。鍼各有所宜,各不同形,各任其所爲。刺之要,氣至而有效。效之信,若風之吹雲,明乎若見蒼天。刺之道畢矣。

《灵枢·小针解》:"空中之機,清静以微"者,鍼以得氣,密意守氣勿失也。

《灵枢·终始》:所謂"氣至而有效"者,瀉則益虛,虛者脈大如其故而不堅也。堅如其故者,適雖言故,病未去也。補則益實,實者脈大如其故而益堅也。夫如其故而不堅者,適雖言快,病未去也……凡刺之屬,三刺至穀氣……故一刺則陽邪出,再刺則陰邪出,三刺則穀氣至,穀氣至而止。所謂穀氣至者,已補而實,已寫而虛,故以知穀氣至也……邪氣來也緊而疾,穀氣來也徐而和……凡刺之法,必察其形氣……必一其神,令志在鍼。淺而留之,微而浮之,以移其神,氣至乃休。男内女外,堅拒勿出,謹守勿内,是謂"得氣"。

《素问·离合真邪论》:吸則内鍼,無令氣忤。静以久留,無令邪布。吸則轉鍼,以得氣爲故。候呼引鍼,呼盡乃去。大氣皆出,故命曰"寫"。帝曰:不足者補之,奈何?岐伯曰:必先捫而循之,切而散之,推而按之,彈而怒之,抓而下之,通而取之。外引其門,以閉其神。呼盡内鍼,静以久留,以氣至爲故。如待所貴,不知日暮。其氣以至,適而自護。候吸引鍼,氣不得出,各在其處。推闔其門,令神氣存。大氣留止,故命曰"補"。

《黄帝内经》有"气至"和"谷气至"的论述,从《灵枢·终始》对"气至有而效"以及对"谷气至"的解释来看,两者都是通过脉象判定,判定标准相同,即泻则益虚或已泻而虚,补则益实或已补而实,故"气至"是"谷气至"的简称或缩略语。在《黄帝内经》中,通过脉象判断是否"气至"或"谷气至",也就是判断针刺是否取效的依据。

《黄帝内经》里也有"得气"的提法,从《素问·离合真邪论》描述补泻操作方法时以"以得气为故"和"以气至为故"对举来看,两者含义相同。

在《黄帝内经》中,气至是针刺操作的最终目的。气至之前,要"无问其数",可以通过"吸则内针""扪而循之,切而散之,推而按之,弹而怒之,爪而下之,通而取之,外引其门,以闭其神,呼尽内针"等一系列手法操作来达至气至的目的。得气之后,则是"刺之而气至,乃去之,勿复针"

"气至乃休",表明"气至"后无需进一步操作,至多是泻法时"候呼引针",补法时"候吸引针"的出针。这样的论述与"气至而有效"是一致的,气至就表明针刺已起效,故无须进一步施术。

2.《难经》

《难经·七十难》:春夏温,必致一陰者,初下鍼,沉之至腎肝之部,得氣,引持之,陰也。秋冬寒,必致一陽者,初內鍼,淺而浮之至心肺之部,得氣,推內之,陽也。

《难经·七十八难》:當刺之時,必先以左手厭按所鍼滎俞之處,彈而努之,爪而下之,其氣之來如動脈之狀,順鍼而刺之。得氣,因推而內之,是謂補;動而伸之,是謂瀉。不得氣,乃與男外女內。不得氣,是謂十死不治也。

《难经》未提及得气的具体含义,但从该书中与得气有关的描述来看,《难经》的得气和《黄帝内经》并不相同。《难经·七十难》和《难经·七十八难》均提及得气,但得气之后,均需进行操作,或动而伸之,或推而内之,以实现补泻或养阴养阳的目的。

《难经》还提及了得气与预后判断:不得气,十死不治。

3.《黄帝内经太素》

《黄帝内经太素·卷二十二·三刺》:邪氣來也堅而疾,穀氣來也徐而和。鍼下得氣堅疾者,邪氣也;徐和者,穀氣也。

《灵枢·终始》有"邪气来也紧而疾,谷气来也徐而和"的描述。从前后文来看,"紧而疾"和"徐而和"或指脉象,即邪气和谷气来至时脉象表现不同:邪气到来,脉象坚紧而疾速;谷气到来,脉象徐缓而平和。

杨上善《黄帝内经太素》中对此句的注解也可以从另一个角度来理解,他认为经文的描述是针对施术者的手下针感:针下感觉坚疾的,是邪气;针下感觉徐和的,是正气。

4.《太平圣惠方》

《太平圣惠方·卷九十九》:……至病得氣,如鮪魚食釣,即得其病氣。量其輕重,以經取之。名曰疾徐者,至病即得氣。

《太平圣惠方》卷99阐释"虚者徐而疾,实者疾而徐"时,提出针刺进入人体到达病位得气时的表现为"如鮪鱼食钓",其机制是"得其病气"。此段文字后还有"至病即得气"之语,但由于此后文字残脱不全而难解,其具体意义尚难以明了。从前文来看,此处"得气"与《黄帝内经》的"得气"或"气至"并不相同,其气指"病气";但其表现却与元代《标幽赋》的得气描述略同。

5.《针经指南》

《针经指南·标幽赋》:先詳多少之宜,次察應至之氣。輕滑慢而未來,沉澀緊而已至。既至也,量寒熱而留疾;未至也,據虛實而候氣。氣之至也,如魚吞鈎餌之浮沉;氣未至也,如閑處幽堂之深邃。氣速至而速效,氣遲至而不治。

元代窦默《标幽赋》中对施术者手下感的描述历来被认为是得气的经典描述。得气时,施术者针下可有沉涩紧或鱼吞钩饵的感觉;不得气,则针下轻滑慢,如处于广厅静室之中,一无所觉。

窦默认为,气至后,根据病情而决定下一步针刺操作;同时,气至的快慢可用以判定疾病的预后。

6.《针灸大全》

《针灸大全·卷一·席弘赋》:下鍼麻重即須瀉,得氣之時不用留。

《针灸大全·卷五·梓岐风谷飞经走气撮要金针赋》：氣速效速，氣遲效遲。死生貴賤，鍼下皆知。賤者硬而貴者脆，生者濇而死者虛。候之不至，必死無疑。

明代徐凤《针灸大全》收录了席弘学派的文献《席弘赋》，该赋提出了"下针麻重"，是指患者感觉；并且认为，得气之后不须留针。

《针灸大全》还收载了号为泉石者所写的《金针赋》，该文同样认为气至的快慢与疗效相关，而不得气则预后极差。

该文还提出施术者的手下感可用以判断患者的身份和预后：劳力者针下感觉强，劳心者针下感觉弱；病情易复者易得气，而病情严重者往往得气较为困难。

7.《医学入门》

《医学入门·卷一·针灸》：迎随：……如鍼下沉重緊滿者，爲氣已至；若患人覺痛則爲實，覺痠則爲虛。如鍼下輕浮虛活者，氣猶未至，用後彈努循捫引之；引之氣猶不至，鍼插豆腐者死。

明代李梴在《医学入门》中注解"爪而下之"时，对气至以及对气至与预后关系的判断与《标幽赋》略同。除此之外，该书提出了患者的感觉：痛或酸，而痛说明病为实证，酸则是虚证。

8.《针灸大成》

《针灸大成·卷四·四明高氏补泻》：鍼沉良久，待内不脹，氣不行，照前施之。如氣來裹鍼不下，乃實也……如鍼進無滯無脹，乃氣虛也……

《针灸大成·卷四·经络迎随补泻设为问答》：凡刺淺深，驚鍼則止。凡行補瀉，穀氣而已。

《针灸大成》描述了针刺之后的感觉有"不脹""裹针不下""无滞""无胀"等，并通过这些感觉来判断虚实。这应该包括了施术者和患者两方面的感觉。

《针灸大成》还提出针刺浅深以"惊针"为度，而补泻操作又以"谷气至"为标准，这一观点与《黄帝内经》略同。"惊针"当是施术者的手下感，后来有学者认为这一感觉即是肌肉的抽动。

9.《针灸内篇》

《针灸内篇》：凡鍼入穴，宜漸次從容而進。攻病者，知酸知麻知痛，或似酸似麻似痛之不可忍者即止，此乃病源已在于此……病者宜知酸麻痛則病淺易治，鍼入不覺者病深難療。

双林凌氏是明清时期针灸世家。清代，凌氏传人凌声臣将凌氏针法传授给其外孙宣沛九，宣沛九又将此法传给江上外史。江上外史遂将该派经验写成《针灸内篇》。该书提出了针刺时患者的感觉：酸、麻、痛，同时认为患者有酸麻痛或类似感觉到了不能忍受时，即应停止针刺操作。这一概念与《黄帝内经》"气至乃休"一致。

该书也将患者的感觉与病情预后联系，有痠麻痛者，病情轻，预后好；反之，则病重难愈。

10.《中国针灸治疗学》

《中国针灸治疗学·第三编·针灸之施用法》：施鍼運氣法：……可使病者除痠麻走氣之外，分毫不覺鍼刺也。

《中国针灸治疗学·第三编·针灸之施用法》：施鍼手法：……一方問病者覺痠重散出否。苟衹覺痛或痛與痠重皆不覺，可將鍼微深入或退出些而捻運之。待患者覺痠重之後，且覺鍼下氣緊之時，是氣之已至，庶可施以補瀉。

19世纪30年代，承淡安著《中国针灸治疗学》，书中描述了针刺后患者应感觉到的正常感觉为"痠麻走气"，而"痛"感不是气至的正常感觉。施针时，施术者应询问患者是否有"痠重"，若有，则为气至，可施行补泻。

【按语】

当代针灸著作中,"得气"或"气至"的内涵已不同于《黄帝内经》中的脉象诊察,故《黄帝内经》中的"气至而有效"不能简单地照搬于现代临床。刺法的产生与脉诊密切相关,而脉诊在临床上常被理解为诊寸口脉,其在针灸临床的具体应用也多有歧义。针灸治疗有必要强调对经络所过采用切诊、望诊等方法,关注经脉、络脉、孙络等的异常反应,为针刺获效提供依据。

● **思考题**

1. 谷气至、气至与得气有什么关系? 如何达到"气至"? 如何判定"气至"?

2.《黄帝内经》"气至"与当代《刺法灸法学》"得气"的内涵有什么区别?

3.《黄帝内经》中的"气至"为什么会演变为当代的"得气"? 两者在临床应用中各有何优势? 是否可以联合应用?

第八节 四时刺法

一、对四时与刺法关系的一般理解

四时刺法是指根据不同季节采用不同针刺方法,是中医"人与天地相参"观点在刺法中的体现。近代这一原则通常被理解为与针刺深度有关,即"春夏刺浅,秋冬刺深"。

二、四时与刺法源流

1. 四时与部位

《灵枢·本输》:春取絡脈、諸滎、大經分肉之間,甚者深取之,間者淺取之;夏取諸腧、孫絡、肌肉皮膚之上;秋取諸合,餘如春法;冬取諸井、諸腧之分,欲深而留之。

《灵枢·终始》:春氣在毛,夏氣在皮膚,秋氣在分肉,冬氣在筋骨。刺此病者,各以其時爲齊。

《灵枢·四时气》:四時之氣,各有所在;灸刺之道,得氣穴爲定。故春取經、血脈、分肉之間,甚者深刺之,間者淺刺之。夏取盛經、孫絡,取分間,絶皮膚。秋取經腧,邪在府,取之合。冬取井滎,必深以留之。

《灵枢·寒热病》:春取絡脈,夏取分腠,秋取氣口,冬取經輸。凡此四時,各以時爲齊。絡脈治皮膚,分腠治肌肉,氣口治筋脈,經輸治骨髓、五藏。

《素问·诊要经终论》:春刺散俞,及與分理……夏刺絡俞……秋刺皮膚循理……冬刺俞竅于分理……

《素问·水热穴论》:春取絡脈、分肉……夏取盛經、分腠……秋取經俞……取于合……冬取井滎……

《素问·四时刺逆从论》:春氣在經脈,夏氣在孫絡;長夏氣在肌肉,秋氣在皮膚,冬氣在骨髓中。

《难经·七十难》:《經》言"春夏刺淺,秋冬刺深"者,何謂也? 然。春夏者,陽氣在上,人氣亦在上,故當淺取之;秋冬者,陽氣在下,人氣亦在下,故當深取之。

四时刺法的论述散见于《黄帝内经》,内容不完全相同。所针刺的部位,以经脉、络脉、皮肤、肌肉、分肉为主。部分篇章在陈述部位时,兼刺腧穴,如《灵枢·寒热病》"冬取经输"中的"经输"即指腧穴;《灵枢·本输》《灵枢·四时气》和《素问·水热穴论》又提出不同季节选取不同的五输穴进行针刺。详见表9-4。

表 9-4 《黄帝内经》《难经》四时与针刺部位

来　源	春	夏	长夏	秋	冬
《灵枢·本输》	络脉诸荥大经分肉之间,甚者深取之,间者浅取之	诸俞孙络肌肉皮肤之上		诸合,余如春法(甚者深取之,间者浅取之)	诸井诸俞之分,欲深而留之
《灵枢·四时气》	经、血脉、分肉之间,甚者深刺之,间者浅刺之	盛经孙络,取分间绝皮肤		经俞,邪在腑,取之合	井荥,必深以留之
《素问·诊要经终论》	散俞,及与分理	络俞		皮肤循理	俞窍于分理
《素问·水热穴论》	络脉分肉	盛经分腠		经俞、合	井荥
《灵枢·寒热病》	络脉	分腠		气口	经输
《灵枢·终始》	毛	皮肤		分肉	筋骨
《素问·四时刺逆从论》	经脉	孙络	肌肉	皮肤	骨髓
《难经·七十难》	浅			深	

　　《黄帝内经》各篇的论述比较杂乱,但整体上还是有规律可循。人的气血在四时流行的深浅层次并不相同,四时邪气入客的部位也就有所差异,所以针刺时须顺应四时的经气变化,一般而言,春夏所刺部位比较浅,而秋冬所刺比较深,故《难经·七十难》总结为"春夏刺浅,秋冬刺深"。

　　2. 四时与五输

　　《灵枢·本输》:春取络脉、诸荥、大经分肉之间,甚者深取之,间者浅取之;夏取诸腧、孙络、肌肉皮肤之上;秋取诸合,馀如春法;冬取诸井、诸腧之分,欲深而留之。

　　《灵枢·四时气》:四时之气,各有所在;灸刺之道,得气穴为定。故春取经、血脉、分肉之间,甚者深刺之,间者浅刺之。夏取盛经、孙络,取分间,绝皮肤。秋取经腧,邪在府,取之合。冬取井荥,必深以留之。

　　《素问·水热穴论》:春取络脉、分肉……夏取盛经、分腠……秋取经俞……取于合……冬取井荥……

　　《灵枢·顺气一日分为四时》:藏主冬,冬刺井;色主春,春刺荥;时主夏,夏刺输;音主长夏,长夏刺经;味主秋,秋刺合。是谓"五变以主五输"。

　　《难经·七十四难》:《经》言"春刺井,夏刺荥,季夏刺俞,秋刺经,冬刺合"者,何谓也?然。春刺井者,邪在肝;夏刺荥者,邪在心;季夏刺俞者,邪在脾;秋刺经者,邪在肺;冬刺合者,邪在肾。

《黄帝内经》中的四时刺法也与五输相关。《灵枢·本输》《灵枢·四时气》和《素问·水热穴论》都有四时分刺五输的论述,但并不完整,这几篇文字中四时刺法的重点仍在于强调不同的深浅层次。

《灵枢·顺气一日分为四时》添加了"长夏",使四时成为"五时",从而使五输可与五时一一对应。该篇四时与五输的对应是以冬为始。尽管该篇文字重点并非强调根据季节选取五输,而是根据脏、色、时、音、味等五变选取五输,但是因为加入了与五行有关的五时、五音、五味、五脏等论述,使四时刺五输的理论更像推演,而非来源于临床实践。

《难经·七十四难》从五行五脏关系出发论述四时刺五输。这里的四时与五输对应关系与《灵枢·顺气一日分为四时》不同。《难经·六十三难》说"岁数始于春,日数始于甲,故以井为始也",《难经·七十四难》采用此说,以春为始,与五输一一对应。详见表9-5。

表9-5 《黄帝内经》《难经》四时刺五输

来　　源	春	夏	长夏	秋	冬
《灵枢·本输》	荥	俞		合	井、俞
《灵枢·四时气》			经、俞、合		井、荥
《素问·水热穴论》			经、俞、合		井、荥
《灵枢·顺气一日分为四时》	荥	输	经	合	井
《难经·七十四难》	井	荥	输	经	合

【按语】

《黄帝内经》的四时刺法包含深浅部位和五输穴在四季的选用,但文字散乱。《难经》对《黄帝内经》的四时刺法做了精简,但部分理论并不相同,特别是五输穴与四时的配合。四时针刺的部位深浅演变有理可循,但五输穴与四时配合的变化较难以用实践经验来解释,这可能与当时医家试图以五行模式来机械阐释医学理论有关。

● **思考题**

根据四时选取针刺部位或五输穴的方法有无临床实践价值?

第九节　灸　　法

一、灸法的一般概念

灸法是采用艾叶等可燃材料或其他热源在腧穴或病变部位进行烧灼、温烤的方法。

灸法可分为艾灸和非艾灸,其中艾灸包括采用艾炷施行灸法的直接灸(如化脓灸)和各类隔物灸,也包括采用普通艾条的悬起灸和采用太乙神针、雷火针的实按灸,还包括温针灸。非艾灸类包括用灯心草、桑枝施行的灸法和一些刺激性药材进行穴位敷贴的天灸。

二、灸法的源流

1. 秦汉时期

秦汉时期的灸法以直接灸为主。

（1）马王堆帛书与张家山简书中的灸法

《足臂十一脉灸经》：足泰陽脈⋯⋯諸病此物者，皆灸足泰陽脈。

《阴阳十一脉灸经》：少陰之脈，灸則強食産肉，緩帶，被髮，大杖，重履而步，灸幾熄則病已矣。

《五十二病方》：蚖：⋯⋯以薊印其中顛。

《五十二病方》：疣：取敝蒲席若藉之蔮，繩之，即燔其末，以灸疣末，熱，即拔疣去之。

《五十二病方》：（癲）：取皁垢，以艾裹，以灸癲者中顛，令爛而已。

《脉书》：故氣上而不下，則視有過之脈，當環而灸之。病甚而上于環二寸益爲一灸。

《足臂十一脉灸经》《阴阳十一脉灸经》记录了十一脉，对于十一脉所主病候，所采用的治疗方法均为“灸某某脉”，这是目前所知的、最早记载灸疗的针灸学典籍。与这两本书同时出土的《五十二病方》《脉法》，也记载了灸疗，但灸疗部位不是经脉，而是人体部位，如“足中指”等。

这一时期的灸法一般指用微火烧灼皮肤，所涉及的灸用材料包括粗麻、艾、蒲草等；但也有用药物贴敷身体局部治病的方法，后世称为“冷灸”或“天灸”。

（2）《黄帝内经》

《灵枢·经脉》：陷下則灸之。

《灵枢·官能》：鍼所不爲，灸之所宜。

《灵枢·背腧》：氣盛則寫之，虛則補之。以火補者，毋吹其火，須自滅也。以火寫者，疾吹其火，傳其艾，須其火滅也。

《素问·异法方宜论》：藏寒生滿病。其治宜灸焫。故灸焫者，亦從北方來。

《素问·骨空论》：灸寒熱之法，先灸項大椎，以年爲壯數；次灸橛骨，以年爲壯數。

《黄帝内经》针灸并行。《素问·异法方宜论》提出灸法源自北方，所用灸材为艾，指出灸法可用于针法所不适用的疾病，并阐明灸法补泻的原则。《黄帝内经》中提出了根据年龄施灸的灸量“随年壮”。“壮”作为灸法的计量单位，即首见于《黄帝内经》。

2. 两晋隋唐宋金元时期

从两晋至元代，灸法有了很大的发展。艾被制成艾炷、艾条施用。除直接灸外，还出现了隔物灸、艾条灸、天灸；对灸量也有进一步的阐述。灸法除了治病，还被用于预防疾病。这一时期，用于灸疗的器械也初具雏形。

（1）《针灸甲乙经》（《明堂孔穴针灸治要》）

《针灸甲乙经·卷三》：⋯⋯灸三壯。

《针灸甲乙经·卷三》：欲令灸發者，灸履鞴熨之，三日即發。

《针灸甲乙经·卷八》：取犬所嚙處灸之，即以犬傷病法三炷灸之。

《针灸甲乙经》卷三腧穴来自《明堂孔穴针灸治要》，每穴列出刺法灸法，其中灸法用量多为3壮，至多9壮。卷三最后，提出了发灸疮的方法。卷八提及犬咬伤以“炷”灸，“炷”当为艾制成的灸制用品。

（2）《肘后备急方》

《肘后备急方·序》：又使人用鍼，自非究習醫方，素識明堂流注者，則身中榮衛尚不知所在,安能用鍼以治之哉？……兼之以灸,灸但言分寸,不名孔穴。

《肘后备急方·卷一·救卒中恶死方第一》：救卒死而張目及吐舌者,灸手足兩爪後十四壯了……

《肘后备急方·卷二·治卒霍乱诸急方第十二》：以鹽納臍中,上灸二七壯。

《肘后备急方·卷二·治伤寒时气温病方第十三》：燒艾于管中熏之,令煙入下部。

《肘后备急方·卷三·治中风诸急方第十九》：若身中有掣痛不仁,不隨處者。取乾艾葉一糾許,丸之,納瓦甑下,塞徐孔,唯留一目。以痛處著甑目下,燒艾以熏之,一時間愈矣。

《肘后备急方·卷五·治痈疽妒乳诸毒肿方第三十六》：灸腫令消法：取獨顆蒜,橫截厚一分,安腫頭上,炷如梧桐子大。灸蒜上百壯,不覺消,數數灸,唯多爲善。勿令大熱,但覺痛即擎起蒜。蒜焦更換用新者,不用灸損皮肉。

《肘后备急方·卷三·治寒热诸疟方第十六》：臨發時,搗大附子下篩,以苦酒和之,塗背上。

晋代葛洪所著《肘后备急方》是急救类方书。此书不取针法,而采用灸法救治急症,是一大创新。

除继承《黄帝内经》等早期著作的直接灸外,此书首创隔物灸,包括隔蒜灸、隔盐灸等。书中特别注明了该法不至于损伤皮肉,这使隔物灸更容易被患者接受。

书中有些灸法应用了器械灸的原型,这些灸法利用竹管或瓦甑作为容器,将艾点燃置于容器中施灸。

在上述热灸法之外,《肘后备急方》中有以大附子调和苦酒外敷以治疗寒热诸疟的记载,这是先秦时期冷灸法的进一步发展,但其时尚未有冷灸或天灸之名。

（3）《小品方》（辑本）

《小品方·卷十二·灸法要穴》：黄帝曰：灸不三分,是謂徒瘡。解曰：此爲作炷,欲令根下廣三分爲適也。……今江東及嶺南地氣濕,風寒少,當以二分以還,極一分半也,遂人形狹闊耳。嬰兒以意作炷也。

……如巨闕、鳩尾雖是胸腹之穴,灸不過七七壯,艾炷不須大,以竹箸頭作炷……

陈延之《小品方》成书约在公元5世纪下半叶,在宋代以后亡佚。据日本新发现的《残卷》及其他医籍,有学者辑复了该书。该书提及艾炷,即以艾绒制成的柱状灸材。

（4）《本草经集注》

《本草经集注·卷四·草木中品》：艾葉,味苦,微溫,無毒。主灸百病,可作煎……一名冰臺,一名醫草。生田野。三月三日採,曝乾……搗葉以灸百病,亦止傷血。

陶弘景《本草经集注》详载了艾叶的性味,指出其可灸百病,具体方法是晒干后捣叶灸治。这应是艾绒的加工和使用。

（5）《诸病源候论》

《诸病源候论·卷四十五·养小儿候》：新生無疾,慎不可逆鍼灸……河洛間土地多寒,兒喜病痙。其俗生兒三日,喜逆灸以防之,又灸頰以防噤。

隋代巢元方的《诸病源候论》记录了逆针灸,其中以逆灸防治新生儿疾病的记载较为详细,这是一种预防灸治法。

（6）《备急千金要方》

《备急千金要方·卷二十九·灸例第六》：灸不三分,是謂徒冤……凡點灸法,皆須平直,四體無使傾側。灸時孔穴不正,無益于事,徒破好肉耳。若坐點則坐灸之,臥點則臥灸之,立點則立灸之,反此亦不得其穴矣……外氣務生,内氣務熱……凡人吴蜀地遊官,體上常須三兩處灸之,勿令瘡暫差,則瘴癘温瘧毒氣不能著人也,故吴蜀多行灸法。

《備急千金要方·卷二十三·九漏第一》:灸漏法:葶藶子二合,豉一升,右二味,和搗令極熟,作餅如大錢,厚二分許。取一枚當瘡孔上,作大艾炷如小指大,灸餅上,三炷一易,三餅九炷,隔三日,復一灸之。

孙思邈在《千金要方》中提出了灸法的一些治疗常规,如灸壮大小通常须 3 分,灸法采用的体位须平直,灸壮的多少应随疾病的不同而变化等。

该书又介绍了灸法预防疾病的方法,此法常被称为预防保健灸;以灸法预防疾病,在后世又有进一步发展。

此外,该书进一步扩充了隔物灸,出现了隔药饼灸,如使用葶苈子和豆豉制饼作为隔离物施灸等。

(7)《外台秘要》

《外台秘要·卷三十九·明堂序》:鍼能殺生人,不能起死人,若欲録之,恐傷性命,今並不録鍼經,唯取灸法。

《外台秘要·卷三十·疥風痒方七首》:取艾如雞子大,先以布裹亂髮,于紙上置艾、熏黄末、朱砂末、杏人末、水銀,各如杏人許。水銀于掌中唾研,塗紙上以卷藥末,炙乾,燒以熏之。

《外台秘要·卷三十九·论疾手足腹背灸之多少及补泻八木火法》:……可用陽燧火珠,映日取火……瘡若不壞,則病不除也。

王焘对针刺法有偏见,故他的著作《外要秘要》仅收录了灸治法。这一观点对后世灸法的影响很大,在此之后,出现了一批灸法专著,如《备急灸法》等。

《外台秘要》提出了用纸卷起艾和药末混合物,点燃治疗的方法,这是一种含药艾条。后世出现的太乙神针、雷火针都是此种灸法的发展。该书还提出了阳燧灸的方法以及灸疮须发的观点。

(8)《灸膏肓俞穴法》

《灸膏肓俞穴法·跋》:爲灸膏肓俞……自是疾證浸减,以至康寧……因考醫經同異,參以諸家之説,及所親試,自量寸以至補養之法,分爲十篇。

庄绰因灸膏肓俞而治愈痼疾,故整理相关资料,写成《灸膏肓俞穴法》一书。该书详于膏肓俞的取法及此穴的不同灸法,并附灸后调养之法,被称为单穴灸第一书。

(9)《扁鹊心书》

《扁鹊心书·卷上·大病宜灸》:唯是膏粱之人,不能忍耐痛楚,當服"睡聖散",即昏不知痛。

窦材在《扁鹊心书》中提出服用睡圣散作为辅助处方,可减轻直接灸时的痛苦。

(10)《针灸资生经》

《针灸资生经·卷三·疟脾寒》:鄉居人用旱蓮草椎碎,置在手掌上一夫四指間也,當兩筋中,以古文錢壓之,繫之以故帛。未久即起小泡,謂之天灸。

南宋王执中的《针灸资生经》记录了以旱莲草贴敷的天灸,此后,天灸的应用逐渐增多。

(11)《伤寒标本心法类萃》

《伤寒标本心法类萃·卷下·方》:太乙神鍼:羌活、獨活、黄連(各四兩爲末)、麝香(二錢）、乳香（二錢）。右用三月三日艾，四月八日亦可，曬乾打茸，入前藥末和匀，用好白紙卷包前藥如筯大。治風痹或在腿、或在腰、在肱，灸七炷、二七炷、三七炷甚效。

刘完素首次记载了太乙神针的制作法，这也是艾条灸的一种。

（12）《备急灸法》

《备急灸法·骑竹马灸法》：艾炷及三分闊，以紙軸艾作炷，十分緊實方可用……用紙軸艾令實，切爲艾炷。

艾炷制法不常见于早期文献。至宋代的《备急灸法》始载艾炷制法，其法为先制成艾条，然后切段施用。

3. 明清时期

灸法在明清时期有了进一步的总结与提高，温针灸及器械灸等在这一时期逐渐完善。

（1）《古今医鉴》

《古今医鉴·卷十三·癖疾》：挑筋灸癖法：……用藥製過紙擦之，使皮肉麻木，用艾灸一炷……制紙法：用花椒樹上馬蜂窩爲末，用黄蠟蘸末，並香油頻擦紙，將此紙擦患處皮上，即麻木不知痛。

《古今医鉴·卷十三·癖疾》：……每一穴用銅錢三文，壓在穴上，用艾煙安錢孔中，各灸七壯。

明代龚信在《古今医鉴》中记载了局部麻醉法，以减轻针灸治疗的痛苦。书中还记载了以铜钱为灸器的施灸方法。

（2）《针灸聚英》

《针灸聚英·卷三·温针》：王節齋曰：近有爲温鍼者，乃楚人之法，其法鍼于穴，以香白芷作圓餅，套鍼上，以艾蒸温之。

《针灸聚英》记载了一种类似近代温针灸的方法，但作者提出古代治法常规"古者，针则不灸，灸则不针，未有针而加灸者"，认为此法仅适用于"山野贫贱之人，经络受风寒致病者"，有时见效，也只是温针通气而已，"于疾无与也"。

（3）《医学入门》

《医学入门·卷一·针灸》：雜病穴法：……冷風濕痹鍼環跳，陽陵三里燒鍼尾痹不知痛癢者，用艾粟米大于鍼尾上燒三五炷，知痛即止。

李梴《医学入门》"杂病穴法"注中，提出了"阳陵三里烧针尾"，并注"用艾粟米大于针尾上烧三五炷"。此法当为现在的温针灸。

（4）《本草纲目》

《本草纲目·火部·神针火》：神鍼火者，五月五日取東引桃枝，削爲木鍼，如雞子大，長五、六寸，幹（乾）之。用時以綿紙三五層襯于患處，將鍼蘸麻油點著，吹滅，乘熱鍼之。又有雷火神鍼法，用熟蘄艾末一兩、乳香、没藥、穿山甲、硫黄、雄黄、草烏頭、川烏頭、桃樹皮末各一錢，麝香五分，爲末，拌艾，以厚紙裁成條，鋪藥艾于内，緊卷如指大，長三四寸，收貯瓶内，埋地中七七日，取出。用時，于燈上點著，吹滅，隔紙十層，乘熱鍼于患處。

《本草纲目·火部·灯火》：……以燈心蘸麻油點燈焠之，良。

李时珍在《本草纲目》中记载了以桃枝为灸材的施灸法，以及雷火针和灯火灸法。

（5）《张氏医通》

《张氏医通·卷四·喘》：冷哮灸肺俞、膏肓、天突，有應有不應。夏月三伏中，用白芥子塗法,往往獲效。方用白芥子淨末一兩,延胡索一兩,甘遂、細辛各半兩,共爲細末;入麝香半錢,杵匀。薑汁調塗肺俞、膏肓、百勞等穴。塗後麻瞀疼痛,切勿便去。候三炷香足,方可去之。十日後塗一次,如此三次,病根去矣。

清初医家张璐的《张氏医通》中载有夏月三伏以白芥子等药物贴敷肺俞、膏肓等穴治疗冷哮之法,该法是现代三伏贴的源头。

(6)《灸法秘传》

《灸法秘传·灸盏图》:今用銀盞隔薑灸法,萬無一失。凡欲用此法者,須仿此樣爲式:四圍銀片稍厚,底宜薄,須穿數孔;下用四足,計高一分許。將盞足釘在生薑片上,薑上亦穿數孔,與盞孔相通,俾藥氣可以透入經絡藏腑也。

清末著作《灸法秘传》记录了用于灸法的灸盏,在此基础上产生了后来的灸盒等器具。

【按语】

早期灸法主要为采用某种灸材,借其燃烧后的温热作用以治病。其后随药物知识的丰富,为灸材提供了更广的选择余地,灸法适应证也日渐增多。在实践过程中,受限于当时的科技水平,对药物毒性的认识尚不充分,故灸材的组成或制作工艺中可能会带有有毒成分,如水银等,这些灸材不能盲目地施用于临床。

● **思考题**

天灸法与艾灸法的作用和适应证有何异同?

第十节　艾绒及其他灸材

一、艾绒及其他灸材

艾是菊科多年生灌木状草本植物,每年农历四至五月采摘的艾叶晒干或阴干后制成的艾绒是灸用的主要材料。

艾之外,灯心草、黄蜡、桑枝、桃枝等材料可被点燃施灸;而毛茛、斑蝥、旱莲草等可被用于贴敷穴位,是天灸所用的灸材。

二、灸材发展源流

1. 艾

(1)《五十二病方》

《五十二病方》:癫:……取枲垢,以艾裹,以灸癫者中颠,令烂而已。

《五十二病方》用艾裹枲垢,点燃后灸治癫。"枲"为粗麻,枲垢所指不详;艾则是后世最为常用的灸材。

(2)《黄帝内经》

《灵枢·通天》:古之善用鍼艾者,视人五态,乃治之。

《黄帝内经》中,"针艾"作为针灸的代名词,散见于各篇。"艾"指代灸,艾当为当时施灸的典型材料。

（3）《名医别录》

《名医别录·中品》：艾葉，味苦，微温，無毒。主灸百病，可作煎，止下痢、吐血、下部蜃瘡、婦人漏血，利陰氣，生肌肉，辟風寒，使人有子。一名冰臺，一名醫草。生田野。三月三日采，曝乾。

南朝梁陶弘景在《名医别录》里，分析了艾叶的性味功效，并指出艾叶可灸治百病。这说明至迟在南北朝时期，艾已是灸法的主要材料。

2. 其他火热类灸材

（1）蒲草

《五十二病方》：疣：取敝蒲席若藉之蒻，繩之，即燔其末，以灸疣末，熱，即拔疣去之。

《五十二病方》将破席上的蒲草编成绳，点燃后灸疣。

（2）竹茹

《千金翼方·卷二十四·恶核第四》：（療腫方）：刮竹箭上取茹作炷，灸上二七壯，即消矣。

《千金翼方》以竹茹为灸材疗肿。

（3）蔓菁子

《外台秘要·卷二十九·金疮中风方》：蔓菁子淨洗一升，搗令細，粘手，撮爲炷，以灸瘡上。一兩度熱徹，即瘥。

《外台秘要》以蔓菁子为灸材，灸治金疮中风。

（4）桑枝

《本草纲目·卷六·桑柴火》：癰疽發背不起、瘀肉不腐，及陰瘡瘰癧流注、臁瘡頑瘡，然火吹滅，日灸二次。未潰拔毒止痛，已潰補接陽氣，去腐生肌。

《外科正宗·卷三·脑疽主治方》：桑木灸法，治諸瘡毒堅而不潰、潰而不腐、新肉不生、疼痛不止。用新桑木長七寸，劈指大，一頭燃著向患上灸之，火盡再換。每次灸木五六條，肉腐爲度。

明代李时珍和陈实功的著作中均提及以桑木施灸，主治疮毒，这一灸材即后世桑枝。

（5）桃枝

《本草纲目·卷六·神针火》：神鍼火者，五月五日取東引桃枝，削爲木鍼，如雞子大，長五六寸，乾之。用時以綿紙三五層襯于患處，將鍼蘸麻油點著，吹滅，乘熱鍼之。

李时珍在《本草纲目》中记载了以桃枝制成木针施灸的方法。

（6）灯心草

《本草纲目·卷六·灯火》：……以燈心蘸麻油點燈焠之，良。

李时珍在《本草纲目》中记载了以灯心草为灸材的施灸法，后世称为灯火灸。

（7）药锭灸及药捻灸

《医宗金鉴·卷六十一·痈疽烙法歌》：陽燧錠……用時取甜瓜子大一塊，要上尖下平，先用紅棗肉擦灸處，粘藥于上。用燈草蘸油，拈火焠藥錠上。

《本草纲目拾遗·卷二·蓬莱火》：蓬莱火法……用紫棉紙裹藥末，撚作條，如官香粗，以緊實爲要。治病剪二三分長一段，以棕黏黏肉上點著，不過三次即除根。

药锭灸、药捻灸是清代出现的灸法。这些方法均将药物研末与硫黄融化在一起，以药锭或药捻为灸材而施灸。

3. 非火热灸材的出现

（1）葪

《五十二病方》：蚖：……以葪印其中顛。

帛书《五十二病方》治疗蛇或蝮蝎之类动物咬伤时,采用蓟或芥子贴敷巅顶部(一说伤口正中)来治病。这是目前所见的最早天灸灸材。

(2)附子

《肘后备急方·治寒热诸疟方第十六》:临發時,搗大附子下篩,以苦酒和之,塗背上。

《肘后备急方》记载了附子和酒外敷背上以治寒热诸疟的天灸方法。

(3)旱莲草

《针灸资生经·卷三·疟脾寒》:鄉居人用旱蓮草椎碎,置在手掌上一夫,當兩筋中。以古文錢壓之,繫之以故帛,未久即起小泡,謂之天灸。

南宋王执中的《针灸资生经》记录了以旱莲草为灸材的天灸法,并明确提出"天灸"之名。

(4)升麻、胡黄连、大黄、莨菪子、丁香

《本草纲目·卷四·痈疽》:升麻……爲瘡家聖家,腫毒卒起,磨醋塗之……胡黄連同穿山甲貼……大黄醋調貼……莨菪子貼石癰堅硬……丁香傅惡肉……

南宋之后,越来越多的药材被用于天灸,如白芥子、斑蝥等。《本草纲目》中记载了大量可外敷的药物。

【按语】

历代所使用的灸材并不限于以上数种,但因种种原因,目前所用火热类灸材基本以艾为主,非火热类灸材则以斑蝥、白芥子等为多。

● **思考题**

灸法的作用与所使用灸材的药性有无关联?

第十章
针 灸 治 疗

掌握针灸治则内涵的演变、脉诊与针灸的关系。
熟悉针灸古代文献中的取穴规律。
了解针灸禁忌。

第一节　脉诊与针灸

一、脉诊与针灸概述

作为中医四诊之一，脉诊是获得辨证依据的重要手段，历来受到医家的重视。现代临床一般应用寸口诊法。

在针灸临床过程中，选穴处方、针刺补泻均决定于病情，而病情的判断有赖于脉象，故针灸医生不可不知脉。此外，脉象还是判定疗效的重要客观指标，故脉诊贯穿针灸操作的全过程。

二、脉诊与针刺发展源流

（一）脉诊法

1. 马王堆帛书

《阴阳十一脉灸经》：钜陽脈……是動則病……

《阴阳十一脉灸经》遍诊十一脉，根据十一脉的变化来判断疾病。

2.《黄帝内经》

（1）类别

《灵枢·经脉》：肺手太陰之脈……是動則病……

《素问·三部九候论》：有下部、有中部、有上部，部各有三候。三候者，有天、有地、有人也……上部天，兩額之動脈；上部地，兩頰之動脈；上部人，耳前之動脈。中部天，手太陰也；中部地，手陽明也；中部人，手少陰也。下部天，足厥陰也；下部地，足少陰也；下部人，足太陰也。

《灵枢·禁服》：必審按其本末，察其寒熱，以驗其藏府之病。

《灵枢·终始》：持其脈口、人迎，以知陰陽有餘不足，平與不平，天道畢矣！

《灵枢·经脉》：經脈者，常不可見也。其虛實也，以氣口知之。

《素问·五藏别论》：氣口何以獨爲五藏主？

《灵枢·九针十二原》：血脈者……

《灵枢·经脉》：凡診絡脈……

《素问·三部九候论》：以左手足上，上去踝五寸按之……

《黄帝内经》中的脉诊，包括对十二经脉、络脉和异常血脉的诊察。书中记载了若干诊法，

- 222 -

经脉的诊察法主要有十二经脉遍诊法、三部九候诊法、十二经标本脉诊法、人迎寸口两部诊法和寸口诊法。《黄帝内经》中以人迎寸口诊法记述较多,而寸口诊法尚在形成阶段。这一时期,经脉和脉诊理论有着共同的认识基础,所以脉诊法和对经脉的认识密不可分。

《黄帝内经》中还记载了其他脉诊法,如异常血脉诊法、络脉色诊法、足踝脉切按法等。

（2）脉诊的具体方法和异常表现

《灵枢·经脉》：肺手太陰之脈……是動則病……

《素问·三部九候论》：形盛脈細,少氣不足以息者危……察九候獨小者病,獨大者病,獨疾者病,獨遲者病,獨熱者病,獨寒者病,獨陷下者病。

《灵枢·禁服》：寸口大于人迎一倍,病在足厥陰,一倍而躁,在手心主……盛則脹滿,寒中,食不化,虚則熱中、出糜、少氣、溺色變,緊則痛痹,代則乍痛乍止。

《灵枢·血络论》：血脈者,盛堅橫以赤,上下無常處,小者如鍼,大者如筋……

《灵枢·经脉》：凡診絡脈,脈色青則寒且痛……

《素问·三部九候论》：以左手足上,上去踝五寸按之,庶右手足當踝而彈之,其應過五寸以上,蠕蠕然者不病;其應疾,中手渾渾然者病;中手徐徐然者病;其應上不能至五寸,彈之不應者死。

《素问·刺腰痛》：刺厥陰之脈,在腨踵魚腹之外,循之累累然,乃刺之。

《灵枢·经水》：審切、循、捫、按,視其寒溫盛衰而調之,是謂因適而爲之真也。

《黄帝内经》中诊脉的方法,主要包括视诊和切诊;切诊包括切、循、扪、弹等诸多手法;脉的异常,包括颜色变化、寒热变化、充盈度变化等。

3.《难经》

《难经·一难》：十二經皆有動脈,獨取寸口,以決五藏六府死生吉凶之法……

《难经·十八难》：脈有三部九候,各何主之? 然。三部者,寸、關、尺也。九候者,浮、中、沉也。

《难经·六十一难》：切脈而知之者,診其寸口,視其虚實,以知其病,病在何藏府也。

《难经》在《黄帝内经》"气口独为五脏主"的基础上,结合"三部九候"的有关内容,完善了寸口脉诊法,这一方法成了脉诊法的代表,为现代临床所习用。此后,经脉理论和脉学理论各自发展完善而渐行渐远。

（二）脉诊在针刺中的应用

1. 指导治疗

《灵枢·九针十二原》：凡將用鍼,必先診脈,視氣之劇易,乃可以治也。

《灵枢·邪气藏府病形》：諸急者,多寒;緩者,多熱;大者,多氣少血;小者,血氣皆少;滑者,陽氣盛,微有熱;濇者,多血少氣,微有寒。是故刺急者,深内而久留之。刺緩者,淺内而疾發鍼,以去其熱。刺大者,微寫其氣,無出其血。刺滑者,疾發鍼而淺内之,以寫其陽氣而去其熱。刺濇者,必中其脈,隨其逆順而久留之。必先按而循之,已發鍼,疾按其痏,無令其血出,以和其脈。諸小者,陰陽形氣俱不足;勿取以鍼,而調以甘藥也。

《灵枢·寿夭刚柔》：久痹不去身者,視其血絡,盡出其血。

《灵枢·禁服》：盛則寫之,虚則補之,緊痛則取之分肉,代則取血絡且飲藥,陷下則灸之,不盛不虚,以經取之,名曰經刺。

《灵枢·刺节真邪》：用鍼者,必先察其經絡之實虚,切而循之,按而彈之,視其應動者,乃後取之而下之。

《黄帝内经》强调脉诊对针刺治疗的指导作用,根据脉诊结果,除可以选择针、灸、药等不同治法外,还可以决定针刺的补泻原则、针刺深度以及是否留针等治疗参数。

2.判断疗效

《灵枢·终始》:所謂"氣至而有效"者,瀉則益虛,虛者脈大如其故而不堅也。堅如其故者,適雖言故,病未去也。補則益實,實者脈大如其故而益堅也。夫如其故而不堅者,適雖言快,病未去也。

《灵枢·终始》:所謂穀氣至者,已補而實,已寫而虛,故以知穀氣至也。

《灵枢》还将脉诊应用于针刺疗效的判断,即通过比较针刺前后的脉象变化,了解是否产生疗效,气至便是其中的一个典型事例。

【按语】

《黄帝内经》脉诊的内涵要广于现代四诊的切脉。除现代常用的寸口诊法之外,《黄帝内经》脉诊还包括异常血脉诊法、十二经脉遍诊法等方法。诊察时,不仅需判断脉象的虚、实,还需了解经或络所过部位的寒、热、陷下及血络异常;通过对比治疗前后的脉诊结果,还可了解治疗效果。当代针灸临床实践可借鉴这些方法,以提高诊治水平。

● **思考题**

针灸临床应该如何应用脉诊?

第二节　针灸治则中的寒热虚实

一、针灸治则中关于寒热虚实的一般概念

针灸治则是运用针灸治病时必须遵循的基本法则,它是在辨证的基础上,根据病位、病性而确定的治疗大法。针灸治则有多种表述,如补虚泻实、清热温寒、治病求本、三因制宜等,但其基本原则不外乎《灵枢》所述的"盛则泻之,虚则补之,热则疾之,寒则留之,陷下则灸之,不盛不虚,以经取之"这一内容。

现代针灸著作的针灸治则引用了上述《灵枢》的针灸治则,通常解释如下:

1."补虚泻实"

就是扶助正气,驱除邪气。该原则包括三种情况。① 虚则补之,陷下则灸之:虚证采用针刺补法配合适当穴位;陷下指气虚下陷,可采用灸法。② 实则泻之,宛陈则除之:实证采用针刺泻法配合适当穴位;宛陈指络脉瘀阻所致病证,可用泻血法。③ 不盛不虚,以经取之:对于病证本身无虚实者,采用本经循经取穴及平补平泻手法。

2."清热温寒"

就是针对热性病和寒性病分别采用清热和温寒的治疗原则,包括两种情况:① 热则疾之:热性病证需浅刺疾出或点刺出血;② 寒则留之:寒性病证需深刺而久留针。

二、针灸治则中寒热虚实的源流

1.《黄帝内经》

《灵枢·九针十二原》:凡用鍼者,虛則實之,滿則泄之,宛陳則除之,邪勝則虛之。

《灵枢·小针解》：所謂"虚則實之"者，氣口虚而當補之也。"滿則泄之"者，氣口盛而當寫之也。"宛陳則除之"者，去血脈也。"邪勝則虚之"者，言諸經有盛者，皆寫其邪也。

《灵枢·终始》：三脈動于足大指之間，必審其實虚。虚而寫之，是謂重虚，重虚病益甚。凡刺此者，以指按之，脈動而實且疾者疾寫之，虚而徐者則補之，反此者病益甚。其動也，陽明在上，厥陰在中，少陰在下。

《灵枢·经脉》：爲此諸病，盛則寫之，虚則補之，熱則疾之，寒則留之，陷下則灸之，不盛不虚，以經取之。盛者，人迎大一倍于寸口；虚者，人迎反小于寸口也。

《灵枢·寒热病》：足太陽有入頄遍齒者，名曰角孫，上齒齲取之，在鼻與頄前。方病之時其脈盛，盛則寫之，虚則補之。

《灵枢·禁服》：人迎大一倍于寸口，病在足少陽，一倍而躁，在手少陽。人迎二倍，病在足太陽，二倍而躁，病在手太陽。人迎三倍，病在足陽明，三倍而躁，病在手陽明。盛則爲熱，虚則爲寒，緊則爲痛痹，代則乍甚乍間。盛則寫之，虚則補之，緊痛則取之分肉，代則取血絡且飲藥，陷下則灸之，不盛不虚，以經取之，名曰經刺。人迎四倍者，且大且數，名曰溢陽，溢陽爲外格，死不治。必審按其本末，察其寒熱，以驗其藏府之病。寸口大于人迎一倍，病在足厥陰，一倍而躁，在手心主。寸口二倍，病在足少陰，二倍而躁，在手少陰。寸口三倍，病在足太陰，三倍而躁，病在手太陰。盛則脹滿、寒中、食不化，虚則熱中、出糜、少氣、溺色變，緊則痛痹，代則乍痛乍止。盛則寫之，虚則補之，緊則先刺而後灸之，代則取血絡而後調之，陷下則徒灸之。陷下者，脈血結于中，中有著血，血寒，故宜灸之，不盛不虚，以經取之。寸口四倍者，名曰內關，內關者，且大且數，死不治。必審察其本末之寒溫，以驗其藏府之病……大數曰：盛則徒寫之，虚則徒補之，緊則灸刺且飲藥，陷下則徒灸之，不盛不虚，以經取之。所謂經治者，飲藥，亦曰灸刺。

补虚泻实的针灸治则源于《灵枢·经脉》"盛则泻之，虚则补之"的论述，但两者的含义不完全相同。《灵枢·经脉》的论述来源于《灵枢·禁服》，从这两篇的相关论述中可知，"盛"和"虚"在这两篇中不指病证的虚实，而指脉象的虚实，至于脉诊的方法则是人迎寸口相比较。《灵枢·九针十二原》中的治则没有相应前后文，但是从"满则泄之"和"邪胜则虚之"并举来看，"满则泄之"似乎并不指邪气盛而造成的实证，它与它之前的"虚则实之"很有可能也是从切经脉的角度而论。

除"盛则泻之，虚则补之"之外，《灵枢·禁服》提到的"紧痛则取之分肉，代则取血络且饮药，陷下则灸之"，也都是切诊所得，包括对脉和肢体肌肤的诊察。此篇后文又有"必审按其本末，察其寒热，以验其脏腑之病"的论述，所以《灵枢·经脉》《灵枢·禁服》篇中提到的"寒""热"和"陷下"，不能简单地理解为寒证、热证和气虚下陷，而应该理解为通过对经脉循行所过部位的切诊而获得的症状、体征。

除以人迎寸口脉诊法判断虚实之外，《灵枢》还有据某一处脉动盛虚来辨别虚实的方法，如《灵枢·终始》和《灵枢·寒热病》。《灵枢·小针解》在注解《灵枢·九针十二原》的针灸原则时，则将虚实解释为气口即寸口脉的虚实。

对于"不盛不虚"所采用的"以经取之"，从《灵枢·禁服》来看，"经"不应指经脉，而是指"常"，按常法治疗，具体而言，即《灵枢·禁服》后文所说的"经治"，饮药或是灸刺。

《灵枢·九针十二原》中"宛陈则除之，邪胜则虚之"的原则，《灵枢·小针解》分别解释为"去血脉"和"诸经有盛，皆泻其邪"，后者将各经之盛与邪气相联系，将"邪气盛则实，精气夺则虚"之病机虚实引入了《黄帝内经》的针灸治则的内涵。

2.《难经》

《难经·六十九难》：《經》言"虛者補之，實者瀉之，不實不虛，以經取之"，何謂也？然。虛者補其母，實者瀉其子。當先補之，然後瀉之。"不實不虛，以經取之"者，是正經自生病，不中他邪也，當自取其經，故言"以經取之"。

《难经》未对《黄帝内经》的"虚实"本义进行深究，而是将"虚者补之，实者泻之"解释为母子补泻法，这是五行学说与五输穴理论结合后发展出的补泻法。这样的解释，容易使人从常见的病机虚实角度去理解虚实。

此外，对"以经取之"，《难经》认为这是针对不中外邪的本经自生病，仅取所病经脉治疗的方法。后世杨上善、马莳和张介宾等人均从此说，有较广泛的影响。

3.《重广补注黄帝内经素问》

《素问·厥论》：不盛不虛，以經取之。不盛不虛，謂邪氣未盛，真氣未虛，如是則以穴俞經法留呼多少而取之。

王冰注《素问·厥论》"不盛不虚，以经取之"时，将"虚实"理解为病机之虚实；对"以经取之"，则理解为按穴俞的常规记载而决定操作方法。这一观点为后来的滑寿所采纳。

4.《太平圣惠方》

《太平圣惠方·卷九十九》：夫用鍼刺者，須明其孔穴，補虛瀉實，送堅付軟，以急隨緩，營衛常行，勿失其理。故經云：虛則補之，實者瀉之，不虛不實，以經取之。然虛者補其母，實者瀉其子，當先補而後瀉。不實不虛，以經取之者，然是正經自生其病，不中他邪，當自取其經，故言以經取之。

后世著作一般皆将针灸治则"盛则泻之，虚则补之"中的"盛虚"理解为病机意义上的虚实。《太平圣惠方》卷九十九杂糅《备急千金要方》和《难经》等论述所阐述的针刺治则即是一例。这些论述通常脱离了脉诊内容而讨论针灸治则，不仅反映了当时对《黄帝内经》针灸治则的理解已有偏差，也加深了后世对这一治则的误解。当代教材将针灸治则中的寒、热、虚、实、陷下皆解释为病证也正是基于这些误解。

【按语】

《黄帝内经》"盛则泻之，虚则补之，热则疾之，寒则留之，陷下则灸之，不盛不虚，以经取之"，本是根据切诊经络而设的针灸治则。现代对这一治则的理解已脱离了脉诊，是对《黄帝内经》针灸治则的误读，也妨碍了对《黄帝内经》其他理论方法的正确理解。

● **思考题**

以脉象虚实或病机虚实实施"虚则泻之，补则补之，热则疾之，寒则留之，陷下则灸之，不盛不虚，以经取之"，在治疗决策和临床操作上会有什么异同？

第三节 取 穴 规 律

一、取穴规律概述

针灸治疗功能是通过针刺、艾灸腧穴而实现的，故腧穴的选取与临床疗效密切相关，是针灸处方的主要内容之一。

汉代以前,针灸治疗多以单穴处方为主。随着针灸应用范围的不断扩展,针灸处方用穴逐渐增加,但对取穴规律的专门论述很少。现代所说的"取穴规律"是量化分析古代针灸治疗文献,总结不同病证治疗取穴的相对特异性而形成的。

一般而言,现代针灸处方所选取的腧穴以循经取穴为主,包括近部取穴、远部取穴和辨证对症取穴。其中,近部取穴和远道取穴都是以病痛部位为依据;部分病证不能以病痛部位取穴,而是需根据病证特点,依照中医学理论和腧穴功能而决定,称为辨证对症取穴。

二、取穴规律源流

1. 近部取穴法

（1）马王堆帛书

《五十二病方》：疣：取敝蒲席若藉之蒻,繩之,即燔其末,以灸疣末,熱,即拔疣去之。

帛书《五十二病方》记载了皮肤病局部治疗的方法,这应是近部施治的先导。

（2）《黄帝内经》

《灵枢·终始》：從腰以上者,手太陰陽明皆主之;從腰以下者,足太陰陽明皆主之……病生于頭者頭重,生于手者臂重,生于足者足重。治病者先刺其病所從生者也。

《灵枢·寒热病》：病始手臂者,先取手陽明、太陰而汗出;病始頭首者,先取項太陽而汗出;病始足脛者,先取足陽明而汗出。

《灵枢·厥病》：頭痛……有所擊墮,惡血在于内,若肉傷,痛未已,可則刺,不可遠取也。

《素问·长刺节论》：病在少腹,腹痛不得大小便,病名曰疝,得之寒。刺少腹兩股間,刺腰髁骨間,刺而多之,盡炅病已。

《灵枢·终始》以腰为界,将人体分为上下两部,上病取上,下病取下;同时指出治病要先选取病变部位。《灵枢·寒热病》也有类似的论述,即根据病发先后,以先病部位的近部穴位治疗寒热病;其中的手阳明、太阴特指手部的脉口或"经脉穴"名;"项太阳"即天柱穴,曾用作足太阳"标脉"。《灵枢·厥病》记载了近刺法治疗跌仆撞击所致的头痛。

《素问》也有局部取穴的记载,如《素问·长刺节论》刺疝,即取局部治疗。

（3）《小品方》（辑本）

《小品方·卷十二·灸法要穴》：師述曰：孔穴去病有近遠也。頭病即灸頭穴,四肢病即灸四肢穴,心腹背脅亦然。是以病其處即灸其穴,故言有病者可灸,此爲近道法也。

《小品方》所载的"近道法"系对"近道取穴法"的最明确论述。

2. 远部取穴法

（1）马王堆帛书

《足臂十一脉灸经》：足泰陽脈……諸病此物者,皆灸足泰陽脈。

《足臂十一脉灸经》记载的诸多经脉疾病,皆取本经脉以灸法治疗,这是循经治法,也是后来远道循经取穴的前导。

（2）《黄帝内经》

《灵枢·官针》："遠道刺"者,病在上,取之下,刺府腧也。

《灵枢·终始》：病在上者下取之,病在下者高取之,病在頭者取之足,病在腰者取之膕。

《素问·繆刺论》：邪客于足少阴之络，令人卒心痛、暴脹、胸脅支滿、無積者，刺然骨之前出血，如食頃而已。不已，左取右，右取左。

"远道刺"是《灵枢》所列的"九刺"之一，这种刺法应用了"病在上，取之下"的远道取穴原则。《灵枢·官针》所载"远道刺"，言人体上部的病证，当取足三阳经下部的五输穴及原穴治疗。《灵枢·终始》对远道刺原则的表述为"病在上者下取之，病在下者高取之"，结合该句前后文，则《灵枢·终给》完整的治则当指先取局部穴位，即上病上取，下病下取，若不效，则上病下取，下病高取。

《素问·繆刺论》中记载了胸腹部疾病刺然谷穴，不愈再交叉刺的治疗方法。

（3）《小品方》（辑本）

《小品方·卷十二·灸法要穴》：遠道鍼灸法，頭病皆灸手臂穴；心腹病皆灸脛足穴，左病乃灸右，右病皆灸左，非其處病而灸其穴，故言無病不可灸也。

《小品方》记载了灸法的远道取穴法，上病下取及左右交叉取穴，其要旨在于"非其处病而灸其穴"。

（4）《针灸聚英》

《针灸聚英·卷四·肘后歌》：頭面之疾鍼至陰，腿脚有疾風府尋；心胸有病少府瀉，臍腹有病曲泉鍼。肩背諸疾中渚下，腰膝強痛交信尋；脅肋腿痛後谿妙，股膝腫起瀉太衝。

随着经络理论的发展，后世远道刺的应用也越来越广泛。在金元时期以后出现的歌赋中，出现了大量远道取穴法的经验总结，《肘后歌》即是一例。

3. 辨证对症取穴

（1）《黄帝内经》

《灵枢·杂病》：厥，氣走喉而不能言，手足清，大便不利，取足少陰……嗌乾，口中熱如膠，取足少陰。

《灵枢·杂病》列举了部分不能以病痛决定取穴的疾病，这些疾病即根据其他中医学理论或腧穴功能来选用穴位。辨证取穴法在《黄帝内经》中并不多见。

（2）《难经》

《难经·四十五难》：府會太倉，藏會季脅，筋會陽陵泉，髓會絕骨，血會鬲俞，骨會大杼，脈會太淵，氣會三焦外一筋直兩乳內也。熱病在內者，取其會之氣穴也。

《难经》所记载的八会穴与人体的某些结构或功能有密切关系，临床上即可根据八会穴的这一特点而选取穴位。

（3）《针灸甲乙经》

《针灸甲乙经·卷七·六经受病发伤寒热病第一中》：頭腦中寒，鼻衄，目泣出，神庭主之。頭痛身熱，鼻室，喘息不利，煩滿汗不出，曲差主之。頭痛目眩痛，頸項強急，胸脅相引不得傾側，本神主之……

《针灸甲乙经》以病统穴，对每一病证的辨证治疗和对症治疗论述详细，强调对同一类病证，须针对不同症状，选择不同穴位。

【按语】

古代医籍如《黄帝内经》《针灸甲乙经》的大部分针灸处方仅为对症取穴，且选穴较少，不效可据其他选穴原则选取他穴治疗，如《灵枢·终始》所述。但也有综合运用者，如《灵枢·四时气》载："腹中常鸣，气上冲胸，喘不能久立，邪在大肠，刺肓之原、巨虚上廉、三里。"这一处方便包含近部取穴、远部取穴和辨证对症取穴等取穴方式。

现代针灸临床有头针、耳针等治疗方法,其选穴原则貌似有近取、远取、随症之分,但实质与经络理论指导下的处方选穴绝不相同。

● **思考题**

现代临床针灸处方所用穴位日渐增多,导致这一现象的因素可能有哪些?

第四节　热　证　和　灸　法

一、热证与灸法源流

灸法适应证广泛,但根据灸法的特点,一般认为其适应证以虚证、寒证和阴证为主,适用于慢性久病以及阳气不足之证。

热证指中医八纲辨证中病性属热的证候,包括外感热病、内伤热病及外科痈疽疮疡等多种疾病中所出现的热性病证。对于热证是否可以采用灸法治疗,一直有不同意见。部分医家奉行"热证禁灸",而部分医家认为热证可灸,近代有部分针灸教材或专著把热证定为禁灸或慎灸之属。

二、热证灸疗源流

1. 帛书和简书

《足臂十一脉灸经》:(足陽明脈),其病……熱汗出。諸病此物者,皆灸陽明脈。

《脉书》:(癰腫)有膿者不可灸殹。

马王堆出土帛书《足臂十一脉灸经》《阴阳十一脉灸经》中,均以灸法治疗诸病。在《足臂十一脉灸经》中提及用灸法治疗"热汗出"之病。另一本简书《脉书》中,则指出痈肿有脓不是灸法的适应证。

2.《黄帝内经》

《灵枢·终始》:少氣者,脈口人迎俱少,而不稱尺寸也。如是者,則陰陽俱不足……可將以甘藥……如此者弗灸……人迎與脈口俱盛三倍以上,命曰陰陽俱溢,如是者不開,則血脈閉塞,氣無所行,流淫于中,五臟內傷。如此者,因而灸之,則變易而爲他病矣。

《灵枢·经脉》:陷下則灸之。

《灵枢·背腧》:以火補者,無吹其火,須自滅也;以火寫者,疾吹其火,傳其艾,須其火滅也。

《灵枢·官能》:鍼所不爲,灸之所宜……陰陽皆虛,火自當之。

《灵枢·痈疽》:發于肩及臑,名曰疵癰。其狀赤黑,急治之,此令人汗出至足,不害五藏。癰發四五日,逞焫之。

《素问·骨空论》:灸寒熱之法,先灸項大椎,以年爲壯數;次灸橛骨,以年爲壯數。

《黄帝内经》在提出灸法的适应证包括陷下、阴阳皆虚以及不适用针刺的疾病等情况的同时,还提出灸法不适用于阴阳俱不足及阴阳俱溢的情况。对痈和寒热等包含热证的疾病,《灵枢》和《素问》也有相应的灸治方法。《灵枢》中的灸法补泻法是现在灸法补泻的操作原则。

由《黄帝内经》条文看,其中既有热证可灸的文字,又有热证禁灸的文字,反映了当时的医疗实践情况,即灸法可适用于热证,但使用不当,可致变证。

3.《伤寒论》

《伤寒论·卷三·辨太阳病脉证并治中》:脈浮、熱甚,反灸之,此爲實。實以虚治,因火而動,必咽燥、唾血。微數之脈,慎不可灸。因火爲邪,則爲煩逆。追虚逐實,血散脈中。火氣雖微,内攻有力,焦骨傷筋,血難復也。脈浮宜以汗解。用火灸之,邪無從出,因火而盛,病從腰以下必重而痺,名火逆也。

《伤寒论》对伤寒热证误用火、火熏、烧针、温针、熨等治疗方法而发生的"坏病"和不良后果做了较为详尽的记载,其中灸法的禁忌证主要集中于"脉浮热甚"的表热证、"微数之脉"的虚热证和"脉浮"的表证。

由于《伤寒论》的巨大影响,后世医家对这些记载多不作深究,逐渐产生了"热证禁灸"之说。

4.《肘后备急方》

《肘后备急方·卷五·治痈疽妒乳诸毒肿方第三十六》:療奶發,諸癰疽發背及乳方,比灸其上百壯……若發腫至堅而有根者,名曰石癰,當上灸百壯……

葛洪的《肘后备急方》记载了多种急症的救治法,包括外科热证如痈疽、发背等病的治疗方法,即以艾灸百壮余。

5.《千金方》

《备急千金要方·卷十九·骨极第五》:腰背不便,筋攣痺縮,虚熱閉塞,灸第二十一椎,兩邊相去各一寸五分,隨年壯。

《千金翼方·卷二十八·痈疽第五》:凡卒患腰腫、附骨腫、癰疽、癤腫風、遊毒熱腫此等諸疾,但初覺有異,即急灸之,立愈。遇之腫成,不須灸。從手掌後第一横文後手兩筋間當度頭,灸五壯立愈。患左灸右,患右灸左,當心胸中者灸兩手,俱下之。

《千金方》总结了前代灸法经验,虚热及实热均采用灸法治疗。

6.《素问病机气宜保命集》

《素问病机气宜保命集·卷下·疮疡论第二十六》:瘡瘍者,火之屬……凡瘡瘍已覺微漫腫硬,皮血不變色,脈沉不痛者,當外灸之,引邪氣出而方止,如已有膿水者不可灸,當刺之,淺者亦不灸。經曰:陷者灸之。如外微覺木硬而不痛者,當急灸之,是邪氣深陷也。淺者不可灸,慎之。

《素问病机气宜保命集·卷下·药略第三十二》:骨熱不可治,前板齒乾燥,當灸骨會大椎。

刘完素认为疮疡之类的热证,已化脓者不可灸,浅者不可灸,其余可施灸以引邪气外出。对于虚热类的骨热证,也可灸治大椎。

7.《针灸资生经》

《针灸资生经·卷三·痨瘵》:灸勞法,其狀手足心熱,多盜汗……灸時隨年多灸一壯,累效。

王执中在《针灸资生经》中记载了骨蒸、痨证等多种虚热病的灸治法。

8.《扁鹊心书》

《扁鹊心书·卷上·黄帝灸法》:婦人産後熱不退,恐漸成痨瘵,急灸臍下三百壯。

窦材用灸法治疗产后发热不退,以防劳病的发生。

9.《医学正传》

《医学正传·卷一·医学或问》:虚者灸之,使火氣以助元陽也;實者灸之,使實邪隨火氣而發散也；寒者灸之，使其氣之復溫也；熱者灸之，引鬱熱之氣外發，火就燥之義也。

虞抟宗朱震亨医理。朱氏曾评述灸法"火以畅达，拔引热毒，此从治之义"，虞抟就此进一步进行理论总结，认为灸法适用于虚实寒热各证，其中对于热证，灸法可引郁热之气外发。

【按语】

热证禁灸论当源自《伤寒论》的火逆，造成火逆的疗法并不限于灸法，还包括火针、熨法等等。后世部分医家未对《伤寒论》的"火逆""火劫"进行仔细分析，而是将这些不良后果简单地归因于灸法，提出了"热证禁灸"。"热证禁灸"之说并不符合临床实践，故其后仍有医家记载了大量热证用灸的医疗实践，并做了理论阐发。实际上，热证的范围甚广，是"禁灸"还是"可灸"，应根据具体情况区别对待，不能一概而论。

● **思考题**

1. "热证禁灸"源于《伤寒论》的"火逆"论，尽管"热证禁灸"并没有确实的文献与临床依据支持，现代临床热证用灸者仍少见。医学实践中是否还有类似的现象？

2. 热证是否可以用灸法治疗？如何验证？

第五节 预防保健灸

一、预防保健灸概述

"治未病"是中医学的重要思想，针灸有"逆针灸"或"逆灸"之法，指无病而先针灸，以预防疾病。灸法有温通气血、扶正祛邪的作用，历代医家常采用灸法来预防疾病。在现代临床实践中，灸法因其简便安全，易为非专业人员所用，也被越来越多地用于防病和防变。

二、预防保健灸源流

1.《黄帝内经》

《灵枢·逆顺》：上工，刺其未生者也；其次，刺其未盛者也；其次，刺其已衰者也。下工，刺其方襲者也，與其形之盛者也，與其病之與脈相逆者也。故曰："方其盛也，勿敢毀傷；刺其已衰，事必大昌。"故曰："上工治未病，不治已病。"此之謂也。

《素问·四气调神大论》：聖人不治已病治未病，不治已亂治未亂，此之謂也。夫病已成而後藥之，亂已成而後治之，譬猶渴而穿井，鬥而鑄錐，不亦晚乎？

《黄帝内经》中提出了"治未病"的总则，但仅以刺法为例说明治未病的作用，并没有运用灸法治未病的具体方法。

2.《诸病源候论》

《诸病源候论·卷四十五·养小儿候》：新生無疾，慎不可逆鍼灸……河洛間土地多寒，兒喜病痙。其俗生兒三日，喜逆灸以防之，又灸頰以防噤。

隋巢元方的《诸病源候论》提到了逆针灸，其中以逆灸防治新生儿疾病的记载较为详细，这是一种以灸法预防小儿痉病的方法。

3.《千金方》

《备急千金要方·卷二十九·灸例第六》：凡人吳蜀地遊官，體上常須三兩處灸之，勿令瘡暂差,则瘴瘳温瘧毒氣不能著人也,故吳蜀多行灸法。

《千金翼方·卷二十七·膀胱病第十》:凡霍亂,灸之或雖未即差,終無死憂,不可逆灸。或但先腹痛,或先下後吐,當隨病狀灸之。内鹽臍中灸二七壯,並主脹滿。

《千金要方》记载了以化脓灸预防传染病的预防保健灸法;但《千金翼方》提出针对霍乱灸后未马上痊愈者,不可逆灸,只能随症灸治。

4.《太平圣惠方》

《太平聖惠方·卷一百·具列四十五人形》:凡人未中風時,一兩月前,或三五個月前,非時,足脛上忽發痠重頑痺,良久方解,此乃將中風之候也。便須急灸三里穴與絕骨穴,四處各灸三壯。

《太平圣惠方》记载了灸足三里和悬钟治疗中风先兆的方法,此法后被《针灸大成》等书所转载,影响较大。

5.《扁鹊心书》

《扁鵲心書·卷上·黄帝灸法》:婦人産後熱不退,恐漸成癆瘵,急灸臍下三百壯。

《扁鵲心書·卷上·須識扶陽》:人于無病時,常灸關元、氣海、命門、中脘……雖未得長生,亦可保百餘年壽矣。

窦材记载了以灸法预防产后发热致瘵病的方法,并提出以延年益寿为目的的保健灸法。

6.《针灸资生经》

《針灸資生經·卷一·腹部中行十五穴》:若要安,三里、丹田不曾乾。

《針灸資生經·卷三·虛損》:服峻補藥,使脾胃反熱愈不能食……欲全生者,宜灸胃脘。

《針灸資生經·卷三·虛損》:氣海者,元氣之海也。人以元氣爲本,元氣不傷,雖疾不害,一傷元氣,無疾而死矣。宜頻灸此穴,以壯元陽。若必待疾作而後灸,恐失之晚也。

《針灸資生經·卷三·虛損》:必欲脾胃之壯,當灸脾、胃俞等穴可也。

王执中强调脾胃的重要性,在书中记载了灸治脾俞、胃俞、中脘等穴以健脾胃的方法。同时,《针灸资生经》中还记载了灸气海、丹田和足三里以防病延年的方法。

7.《类经图翼》

《類經圖翼·卷八·任脉穴》:故神闕之灸,須填細鹽,然後灸之,以多爲良。若灸至三五百壯,不惟愈疾,亦且延年。

明代张介宾在《类经图翼》中提出了以神阙隔盐灸以祛病延年的方法。

8.《针灸问对》

《針灸問對·卷下》:鍼灸治病,亦不得已而用之……夫一穴受灸,則一處肌肉爲之堅硬,果如船之有釘,血氣到此則澀滯不能行矣。昔有病跛者,邪在足少陽分,自外踝以上,循經灸者數穴。一醫爲鍼臨泣,將欲接氣過其病所。才至灸瘢,止而不行,始知灸火之壞人經絡也。或有急證,欲通其氣,則無及矣。邪客經絡,爲其所苦,灸之不得已也。無病而灸,何益于事?

明代汪机对预防保健灸提出异议。他认为,灸法可使肌肉坚硬,阻碍血气流通。无病时如果施用灸法,有急症时可能出现气血不能流通的情况,故反对无病而灸。

【按语】

刺法和灸法是临床常用的治疗方法,但是灸法较针法简单易学,施用安全,不需要复杂的专业知识,故灸法易被非专业人士接受,灸法的预防保健作用也广受关注。古代文献表明,逆灸有一定的适应证范围,但健康人是否可以无病而灸还有争议。

● **思考题**

"三伏灸""三九贴"是近年来较为流行的治疗方法,两者均采用灸法(温热灸法或天灸)来防病、防变。它们的文献依据是什么,两者有何异同? 如何评价这两种治疗方法?

第六节　针 灸 禁 忌

一、针灸禁忌概述

针灸疗法总体较为安全,但是针灸疗法仍有禁忌。① 禁针穴:与腧穴所在部位有关,随着现代解剖知识的丰富,禁针穴越来越少,经穴中仅有乳中和神阙二穴在大部分针灸教材中被列入禁针穴。② 禁灸的部位:主要集中于皮薄肌少筋肉结聚处、乳头、生殖器及孕期妇女的腰骶部和下腹部;此外颜面部不宜直接灸,关节处不宜直接灸或瘢痕灸。③ 危重证候不宜针刺。

古代文献对针灸禁忌多有记载,一般可以分为部位(穴位)禁忌、时间禁忌和病情禁忌等。

二、针灸禁忌源流

1. 部位及穴位禁忌

《素问·刺禁论》:藏有要害,不可不察。肝生于左,肺藏于右。心部于表,肾治于裏。脾爲之使,胃爲之市。鬲肓之上,中有父母,七節之傍,中有小心。從之有福,逆之有咎……刺跗上,中大脈,血出不止,死。刺面,中溜脈,不幸爲盲……

《针灸甲乙经·卷三》:神庭……禁不可刺……頭維……禁不可灸……

《小品方·卷十二》(辑本):避其面目四肢顯露處,以瘢瘡爲害耳。

《针经指南·标幽赋》:避灸處而加四肢,四十有九,禁刺處而除六俞,二十有二。

《医经小学·卷五·禁针穴》:禁鍼穴道先要明……二十二穴不可鍼。孕女不可刺合谷,三陰交内亦通倫……肩井深時人悶倒,三里急補人還平。

《医经小学·卷五·禁灸穴》:禁灸之穴四十五……殷門申脈承扶忌。

针灸疗法是有创治疗,治疗时有一定的风险。古代医家总结了各类针灸意外,记录了相关教训,《素问·刺禁论》即是其一。该篇主要从部位方面阐述了针刺时较易发生意外的一些部位,这些部位多为与脏腑器官或大血管相应的体表部位。《黄帝内经》中未明确提出禁针穴,仅指出了部分穴位针刺后可产生严重后果,这些穴位即为后世"禁针穴"的起源。

禁针穴、禁灸穴也是部位禁忌的组成之一。《针灸甲乙经》记载了头维、承光等禁灸穴和神庭、五里等禁针穴。这类禁针禁灸穴不断增多,到元代时期,《标幽赋》总结为二十八禁刺处和四十九禁灸处,但未标明具体部位或穴位。明代《医经小学》有"禁针穴"和"禁灸穴"歌诀,详载禁刺、禁灸腧穴。

古代医家对禁灸穴的记载较为零散,但《小品方》中对禁灸穴做了概括性的部位描述,即面目四肢显露处不灸,这样的总结更为具体和客观。

古代医籍所载禁针、禁灸穴位不尽相同,这反映了不同时期、不医医家对针灸技术的不同认识。

2. 时间禁忌

《灵枢·阴阳系日月》：正月、二月、三月，人氣在左，無刺左足之陽；四月、五月、六月，人氣在右，無刺右足之陽；七月、八月、九月，人氣在右，無刺右足之陰；十月、十一月、十二月，人氣在左，無刺左足之陰。

《灵枢·五禁》：黃帝曰：何謂"五禁"？願聞其不可刺之時。岐伯曰：甲乙日自乘，無刺頭，無"發矇"于耳内。丙丁日自乘，無"振埃"于肩、喉、廉泉。戊己日自乘四季，無刺腹、"去爪"、寫水。庚辛日自乘，無刺關節于股膝。壬癸日自乘，無刺足脛。是謂"五禁"。

《素问·八正神明论》月生而寫，是謂"藏虚"；月滿而補，血氣揚溢，絡有留血，命曰"重實"；月郭空而治，是謂"亂經"。陰陽相錯，真邪不别，沉以留止，外虚内亂，淫邪乃起。

《黄帝虾蟆经·黄帝虾蟆图随月生毁避灸刺法第一》：日門者，色赤而無光，陽氣大亂，右日不可灸刺，傷人諸陽經，終令人發狂也。

《黄帝虾蟆经·黄帝虾蟆图随月生毁避灸刺法第一》：月生一日，蝦蟆生頭喙，人氣在足小陰至足心，不可灸。傷之使人陰氣不長，血氣竭盡，泄利，女子絶産，生門塞。

《黄帝虾蟆经·年神舍九部法第二》：九部者，神所藏行，不可犯傷。一有神宫部……神所在不可灸刺，當其年神傷之，致死也。生年一、十、十九、廿八、卅七、四十六、五十五、六十四、七十三、八十二、九十一、一百，右年十二品，神在神宫部，一名氣魚，在臍下四寸，當于中極也。

《黄帝虾蟆经·六甲日神遊舍图第三》：凡灸鍼之謹避六十日節。靈符所舍，犯之致死。甲子頭上正中；乙丑頭上左大陽……右六十日神在處宜避鍼灸，不避致害。

《黄帝虾蟆经·择五神所舍时避灸刺法第四》：凡灸刺當避此時。此時既不受治，又傷煞人也，慎勿犯之。雞鳴舍頭。平旦舍目，日出舍耳，食時舍口……右十二時神所舍處，慎能禁之。

《黄帝虾蟆经·五藏出属气主王日避灸刺无治病第五》：肝爲青龍，神在丁卯；心爲朱雀，神在庚午……右五神所屬，當避勿刺灸……春肝王，甲乙日，無治肝募輸及足厥陰；夏心王，丙丁日，無治心募輸及心主手小陰……右四時五藏王日，禁之無治……春甲子七十二日，青氣内藏于肝，外連于筋，禁在目，春無灸刺足小陽厥陰……右四時五藏氣足處主。無灸刺之……立春後七十二日，木王土死，不治脾募輸……

《黄帝虾蟆经·四时禁处绝离日及六甲旬中不治病日法第六》：春不治左脅，夏不治臍，秋不治右脅，冬不治腰，右四時禁處……血忌日法：正月丑，二月未……右十二日，忌血日也……此日天之廚乎！

《铜人腧穴针灸图经·卷三·针灸避忌太一之图序》：……逐節太一所直之日在何宫内，乃知人之身體所忌之處，庶得行鍼之士知避之，俾人無忤犯太一之凶……

《黄帝明堂灸经·卷上·胡侍郎奏过尻神指诀》：凡人年命巡行九宫，值此尻神所在不可鍼灸。犯者必主喪命，或生癰疽，尚憂致命，宜急速醫治。

《黄帝内经》有根据季节、月相和日节律的时间避忌。

约成书于汉代的《黄帝虾蟆经》将《黄帝内经》的时间避忌理论进一步发挥，提出了虾蟆忌、九部人神禁忌、血忌等，实质上是根据年、季、月、日、时等时间节律提出的禁忌。后世医家更提出了太乙忌、尻神忌等时间避忌。

3. 病情禁忌

《灵枢·邪气藏府病形》：黃帝曰：病之六變者，刺之奈何？岐伯曰：……諸小者，陰陽形氣俱不足，勿取以鍼，而調以甘藥也。

《灵枢·根结》：此陰陽氣俱不足也，不可刺之，刺之則重不足。重不足則陰陽俱竭，血氣皆盡，五藏空虛，筋骨髓枯，老者絕滅，壯者不復矣。

《灵枢·终始》：少氣者，脈口人迎俱少，而不稱尺寸也。如是者，則陰陽俱不足，補陽則陰竭，寫陰則陽脱。如是者，可將以甘藥，不可飲以至劑，如此者弗灸。

《灵枢·热病》：身熱甚，陰陽皆靜者，勿刺也……熱病不可刺者有九：一曰汗不出，大顴發赤噦者死；二曰泄而腹滿甚者死……凡此九者，不可刺也。

《灵枢·五禁》：形肉已奪，是一奪也；大奪血之後，是二奪也；大汗出之後，是三奪也；大泄之後，是四奪也；新産及大血之後，是五奪也。此皆不可寫。

《素问·疟论》：夫瘧者之寒，湯火不能温也；及其熱，冰水不能寒也，此皆有餘不足之類。當此之時，良工不能止，必須其自衰乃刺之……

《伤寒论·卷三·辨太阳病脉证并治法中第六》：脈浮熱甚反灸之，此爲實。實以虛治，因火而動，必咽燥、唾血。微數之脈慎不可灸，因火爲邪則爲煩逆，追虛逐實，血散脈中。火氣雖微，内攻有力，焦骨傷筋，血難復也。脈浮宜以汗解，用火灸之，邪無從出，因火而盛，病從腰以下必重而痹，名火逆也。

《黄帝内经》指出针灸并非适用于所有病证，某些疾病不能使用针法或灸法，如阴阳气俱不足不可针灸、热病伴某些症状不可针刺、五种危重病候不可用泻法等。

除了某些疾病不能针刺之外，《黄帝内经》还指出某些疾病可以针刺，但要掌握针刺时机，疾病的某个阶段不可以针刺，如疟疾在病势正盛时不可以针刺等。

《伤寒论》提出表热、虚热等情况下不能施灸，这一观点逐渐演化成"热病禁灸"。

4. 其他禁忌

《灵枢·终始》：凡刺之禁：新内勿刺，新刺勿内。已醉勿刺，已刺勿醉。新怒勿刺，已刺勿怒。新勞勿刺，已刺勿勞。已飽勿刺，已刺勿飽。已饑勿刺，已刺勿饑。已渴勿刺，已刺勿渴。大驚、大恐，必定其氣乃刺之。乘車來者，臥而休之，如食頃乃刺之。出行來者，坐而休之，如行十里頃乃刺之。凡此十二禁者，其脈亂氣散，逆其營衛，經氣不次，因而刺之，則陽病入于陰，陰病出爲陽，則邪氣復生。

《黄帝虾蟆经·诸服药吉日吉时及灸火木治病时向背咒法第九》：辨灸火木法：松木之火以灸即根深難愈，柏木之火以灸即多汗；竹木之火以灸即傷筋，多壯筋絶；橘木之火以灸即傷皮肌；榆木之火以灸即傷骨，多壯即骨枯；枳木之火以灸即陷脈，多壯即脈潰；桑木之火以灸即傷肉；棗木之火灸即傷骨髓，多壯即髓消。右八木之火以灸，人皆傷血脈肌肉骨髓。

《太平圣惠方·卷九十九·具列一十二人形共计二百九十六》：中管……忌豬魚生冷酒麵毒食生菜醋滑等物。

除了部位、病情等方面的禁忌，《黄帝内经》还指出某些异常的生理状态下不可针刺，如新内、已醉、新怒、新劳、已饱、已饥和已渴等。

《黄帝虾蟆经》认为松、柏、竹、橘、榆、枳、桑、枣等八木之火不能用于灸法，不然会伤害人体的血脉肌肉骨髓。

《太平圣惠方》对穴位的论述非常详尽，该书提出了针刺某些穴位时，需要注意饮食，如针刺中脘后，不能食用猪、鱼等食物。

【按语】

针刺禁忌的产生应与医家失败的临床实践有关。随着科学技术的发展，对部分禁忌有了合理的分析和解决方法,故某些禁忌特别是部位或穴位禁忌,已有很大变化,如禁针穴、禁灸穴。对于未明原因的禁忌,临床可小心求证。

对时间避忌,古代医家不尽赞同,如王执中所说,"夫急难之际,命在须臾,必待吉日后治,已沦于鬼录矣!此所以不可拘避忌也!"故有医家对此禁忌视病情灵活处理,如《神灸经纶》认为:"……度人神所在忌日皆不宜灸,然有病当急遽之时,又宜权变。"

● **思考题**

古代医籍提出的针灸禁忌,有哪些已不再属于现代针灸临床的禁忌范围?

第十一章
其　　他

导学
熟悉时间针法的不同类别。
了解历代主要明堂图。

第一节　时间针法

一、时间针法的一般知识

时间针法是一种以时间决定取穴的针刺治疗方法。该法主要包括子午流注针法（含纳甲法、养子时刻注穴法和纳子法）、灵龟八法和飞腾八法，这些方法并不重视疾病本身，而强调时间因素在针刺治疗疾病中的作用。

二、时间针法的源流

1.《黄帝内经》中的经络与干支

《灵枢·经别》：黄帝问于岐伯曰：余聞人之合于天道也，内有五藏，以應五音、五色、五時、五味、五位也；外有六府，以應六律，六律建陰陽諸經而合之十二月、十二辰、十二節、十二經水、十二時。十二經脈者，此五藏六府之所以應天道。

《灵枢·阴阳系日月》：黄帝曰：合之于脈，奈何？岐伯曰：寅者，正月之生陽也，主左足之少陽。未者，六月，主右足之少陽。卯者，二月，主左足之太陽。午者，五月，主右足之太陽。辰者，三月，主左足之陽明。巳者，四月，主右足之陽明。此兩陽合于前，故曰"陽明"。申者，七月之生陰也，主右足之少陰。丑者，十二月，主左足之少陰。酉者，八月，主右足之太陰。子者，十一月，主左足之太陰。戌者，九月，主右足之厥陰。亥者，十月，主左足之厥陰。此兩陰交盡，故曰"厥陰"。甲主左手之少陽，己主右手之少陽，乙主左手之太陽，戊主右手之太陽，丙主左手之陽明，丁主右手之陽明。此兩火並合，故爲陽明。庚主右手之少陰，癸主左手之少陰，辛主右手之太陰，壬主左手之太陰。

《灵枢·卫气行》：黄帝問于岐伯曰：願聞衛氣之行，出入之合，何如？岐伯曰：歲有十二月，日有十二辰，子午爲經，卯酉爲緯。

《素问·六节藏象论》：天以六六爲節，地以九九制會，天有十日，日六竟而周甲，甲六復而終歲，三百六十日法也。

《素问·五运行大论》：子午之上，少陰主之；丑未之上，太陰主之；寅申之上，少陽主之；卯酉之上，陽明主之；辰戌之上，太陽主之；巳亥之上，厥陰主之。

《灵枢·经别》提到的"十二辰""十二时"与"十二经脉"的配合，为纳支法提供了理论依据。

《灵枢·阴阳系日月》将十二地支与十二经脉三阴三阳结合起来,但十二经脉与十二地支代表的是十二个月的经气盛衰变化,还没有用来表示一日十二时辰的经脉阴阳变化。

《灵枢·卫气行》《素问·六节脏象论》均提到了天干地支在记时和历法中的应用。

《素问·五运行大论》提出十二支化气理论,将地支与三阴三阳联系起来,但此处地支指年份,而三阴三阳指天之六气,与经脉无关。

《黄帝内经》和干支有关的论述,为后世时间针法提供了理论基础。

2. 金元时期以后的干支、易学与时间针法

(1) 子午流注针法

1) 养子时刻注穴法

《子午流注针经·卷上·流注指微针赋》：詳夫陰日血引,值陽氣流……養子時刻,注穴必須依……養子時克注穴者,謂逐時干旺氣注藏腑井滎之法也。每一時辰,相生養子五度,各注井滎俞經合五穴。晝夜十二時,氣血行過六十俞穴也……要求日下井滎,用五子建元日時取之……

《子午流注针经·卷中·五子元建日时歌》：甲己之日丙作首,乙庚之辰戊爲頭,丙辛便從庚上起,丁壬壬寅順行流,戊癸甲寅定時候,六十首法助醫流。

《子午流注针经》中闫明广载录了一个不知名的贾氏所撰的"井滎歌诀六十首",即"养子时刻注穴法",并附有"五子元建日时歌",此歌用于在日干支的基础上推算时干支,为按时干推算开穴为主的"养子时刻注穴法"提供了便利。

2) 纳甲法

《子午流注针经·卷下·井滎歌诀六十首》：甲日甲戌時膽爲井,丙子時小腸爲滎,戊寅時胃爲俞,並過本原丘墟穴,木原在寅,庚辰時大腸爲經,壬午時膀胱爲合,甲申時氣納三焦……

《扁鹊神应针灸玉龙经·流注序》：故子午流注鍼訣,甲始于戌而壬亥爲終,壬子、癸丑爲終始之地……子午流注鍼法之心要也。

《针灸大全·卷五·论子午流注之法》：夫子午流注者,剛柔相配,陰陽相合,氣血循環,時穴開闔也。

《针灸大全·卷五·子午流注逐日按时定穴诀》：甲日戌時膽竅陰,丙子時中前谷滎,戊寅陷谷陽明俞,返本丘墟木在寅,庚辰經注陽谿穴,壬午膀胱委中尋,甲申時納三焦水,滎合天干取液門……

纳甲法最早见于《子午流注针经》。《子午流注针经》卷下有"流注图"12幅,叙述了纳甲法的逐日按时开穴,并载录七言井滎歌诀66首,对纳甲法中所开各经五输穴的主治病候做了概括。该法以日干为主开穴,通常称为"闫明广纳甲法"。《子午流注针经》传本极少,故此法流传不广。

王国瑞在《针灸玉龙经》的"流注序"中提及了纳甲法的基本原理,并在其后说明了天干地支与脏腑的配合关系。

徐凤在闫明广纳甲法的基础上,撰成"子午流注逐日按时定穴诀",颇便记诵,流传很广,通常称为"徐凤纳甲法"。

3) 纳子法

《注解伤寒论·首卷·运气图解》：夫運氣陰陽者,各有上下相得不得,乃可從天令乎！

于是立此圖局，細述在前。布分十二經，令配合五運六氣，盛衰虛實，或逆或順，相生不和自知。

《医学启源·卷上·手足阴阳》(明刻本)：肺寅燥金手太陰，大腸卯燥金手陽明；心午君心手少陰，小腸未君火手太陽；包絡戌相火手厥陰，三焦亥相火手少陽……胃辰濕土足陽明，脾巳濕土足太陰；膀胱申寒水足太陽，腎酉寒水足少陰；膽子風木足少陽，肝丑風木足厥陰。

《针经指南·手足三阴三阳表里支干配合》：手太陰肺經……在支爲未，在干爲辛。手陽明大腸經……在支爲卯，在干爲庚……手厥陰心包絡經……屬火爲巳，在干爲乙。手少陽三焦經……在支爲寅，在干爲甲……手少陰心經……在支爲午，在干爲丁。手太陽小腸經……在支爲辰，在干爲丙……足厥陰肝經……在支爲亥，在干爲乙。足少陽膽經……在支爲申，在干爲甲……足太陰脾經……在支爲丑，在干爲己。足陽明胃經……在支爲酉，在干爲戊……足少陰腎經……在支爲子，在干爲癸。足太陽膀胱經……在支爲戌，在干爲壬。

《扁鹊神应针灸玉龙经·流注序·地支十二属》：十二經行十二時，子原是膽丑肝之，肺居寅位大腸卯，辰胃流傳巳在脾，午字便隨心藏定，未支須向小腸宜，申膀酉腎戌包絡，惟有三焦亥上推。

《针灸聚英·卷二·十二经病井荣俞经合补虚泻实》：手太陰肺經屬辛金……寅時注此……補用卯時太淵，瀉用寅時尺澤。

张仲景《伤寒论》有"六经欲解时"的论述，成无己进一步发挥，在《注解伤寒论》中以图解的形式，按十二支化气理论将十二支与十二经脉联系起来，但并未提出十二支是十二时辰，且十二支与十二经脉的配合关系与后世流传者并不相同。

张元素的《医学启源》记载了十二支与十二经脉的配合关系，但同样未提出十二支即十二时辰。根据该书针对不同时辰的潮热加不同药物的治疗方法来看，十二支当指十二时辰。《医学启源》有两大版本：元刻本与明刻本，两版本关于十二支与十二经脉配合关系的记载并不相同。元刻本所载与《注解伤寒论》《针经指南》所载一致，明刻本与《针灸玉龙经》所载相同，为后世流行理论。

明代，高武《针灸聚英》提出"十二经病井荣俞经合补虚泻实"，此法按一天十二时辰地支取穴，后世命名为纳支法。

（2）灵龟八法和飞腾八法

《扁鹊神应针灸玉龙经·飞腾八法起例》：甲己子午九，乙庚丑未八，丙辛寅申七，丁壬卯酉六，戊癸辰戌五，巳亥屬之四。

《针灸大全·卷四·八法临时干支歌》：按靈龜飛騰圖有二，人莫適從，今取其效驗者錄之耳……假如甲子日，戊辰時，就數逐日支干內。甲得十數，子得七數。又算臨時支干內，戊得五數，辰得五數，共成二十七數。

《针灸大全·卷四·飞腾八法歌》：壬甲公孫即是乾，丙居艮上內關然。戊午臨泣生坎水，庚屬外關震相連。辛上後谿裝巽卦，乙癸申脈到坤傳。巳土列缺南離上，丁居照海兌金全。

金元时期，窦默倡用"交经八穴"，即八脉交会穴。后人在此基础上，结合当时流行的象数易学，提出了奇经纳卦法，即飞腾八法和灵龟八法。

灵龟八法首见于徐凤的《针灸大全》;飞腾八法有两种,一种出自王国瑞的《针灸玉龙经》,另一种出自徐凤的《针灸大全》。这些方法基本原理一致,但开穴方式各不相同。

【按语】

古人认识到时间因素可以影响针灸的疗效,故将经脉穴位与阴阳五行、日时干支结合,以阴阳五行的机械推演来推算人体经脉气血的开阖和相应的穴位。古人创立子午流注等时间针法的本意在于说明不同时间针刺不同穴位具有不同效应,其开穴规律则是利用阴阳五行学说进行演绎而成,并非在实践经验的基础上推演而得。

● **思考题**

时间针法有无临床实用价值?

附

干支及易学知识简介

一、干支

1. 干支简介

干支是天干、地支的合称,是推算历法、记录时间的两套序列符号。

天干有十个,即甲、乙、丙、丁、戊、己、庚、辛、壬、癸;地支有十二个,即子、丑、寅、卯、辰、巳、午、未、申、酉、戌、亥。

天干和地支可以组成六十个组合,即一天干和一地支相配,天干在上,地支在下,天干由甲起,地支由子起,阳干配阳支,阴干配阴支。这样形成的六十个组合叫做六十甲子,它在中国古代被用以记录年、月、日、时等时间。干支见于甲骨文,商代后期(距今3200多年)武乙王时(公元前1147年—公元前1113年)的一块牛胛骨上,刻有完整的六十甲子,被认为是当时的日历。

2. 干支纪时

(1)纪年:始于何时说法不同,一般认为,干支纪年法从战国时期开始。东汉汉章帝元和二年(85年),干支纪年法以朝廷颁命形式通行全国,两千多年来连续使用,至今未曾中断。

(2)纪月:古时将十二地支与十二月份相配,称为月建。因古人认为"气始于冬至",故夏历以冬至所在的月,即十一月为子月,依此类推。以月建的地支配以天干,则为此月的干支。汉简中已有月建,但有支无干。以干支配合为月建之名,在敦煌墓葬文献中已出现,如前凉升平十三(369年)氾心容镇墓文中有"升平十三年,闰月甲子,朔廿一日壬寅"之记载。

(3)纪日:在殷王帝乙年代的一块甲骨文上,发现有"乙酉夕月有食"的记载,"乙酉"是干支纪日。记录春秋时期各诸侯国事件的《左传》全部采用干支纪日。

(4)纪时:古人将一昼夜分为十二等分,每一等分为一时辰,十二时辰用十二地支分别表示,后又将每一时辰划分为初正两段,每一初正又分为初刻、一刻、二刻、三刻等四个时段。干支纪时法一般认为始自汉武帝太初改历即公元前104年之后;但近年来出土简帛研究表明,该法应用时间可能更早,如睡虎地秦简《日书》乙种已有将一日分为十二时,并用子、丑、寅、卯等记时的记载。

二、《易经》

《易经》号称群经之首,易学的研究分为易象数派和易义理派两大派。易象数派以取象来阐述卦辞和爻辞,如"乾"取象为天,"坤"取象为地。易义理派是以卦意来解释卦辞和爻辞的,如对坎卦,不取水象而取"陷"义、"险"义。纳甲说和纳支说是易象数派的理论之一。

1. 纳甲、纳子

西汉易学家京房提出了八卦纳甲说和六爻纳支说。

八卦纳甲,是将以"甲"为首的天干与《周易》六十四卦中的八宫卦相配,并与五行、方位相配合。即乾纳甲,坤纳乙,甲乙为木,表示东方;艮纳丙,兑纳丁,丙丁为火,表示南方;坎纳戊,离纳己,戊己为土,表示中央;震纳庚,巽纳辛,庚辛为金,表示西方;乾纳壬,坤纳癸,壬癸为水,表示北方。甲为十干之首,举一以概其余,故名。

六爻纳支,即"六位配五行",六位即卦的六爻,配五行实际是说与"子丑寅卯"等十二地支相配,乾震同纳子、坎纳寅、艮纳辰,坤未、兑巳、离卯、巽丑。

由此京房便将卦爻与干支相配合,将干支五行引入其卦爻系统之中。甲为十干之首,故此说称为"纳甲";配以十二支,称为"纳支"。

易象数派纳甲说、纳支说的产生,把阴阳五行、干支、四时、月份、节气、方位、周期等有机结合起来,构成了一整套解释自然和社会的理论体系,从而影响了汉代以后中国传统文化思想的发展进程。

干支作为联系纳甲法、纳支法中各开穴原则的主要工具,其应用于子午流注学说也明显受到了易象数派思维模式的影响。

2. 八卦

八卦:源于《易经》,为一组有象征意义的符号,分别代表天、地、水、火、风、雷、山、泽等八种自然现象。

乾三连(☰),为天　　　　坤六断(☷),为地

震仰盂(☳),为雷　　　　艮覆碗(☶),为山

离中虚(☲),为火　　　　坎中满(☵),为水

兑上缺(☱),为泽　　　　巽下断(☴),为风

宋代邵雍将八卦分为先天八卦与后天八卦。先天八卦本于《周易·说卦传》的"天地定位,山泽通气,雷风相薄,水火不相射",由于八卦相传为伏羲所创,故先天八卦又名伏羲八卦。后天八卦本于《说卦传》"帝出乎震,齐于巽,相见乎离,致役乎坤,说言乎兑,战乎乾,劳乎坎,成言乎艮"。宋人制图以明之,并谓之为文王所创,故又称"文王八卦方位图"(图 11-1)。后天八卦在元明时期对针灸学颇有影响,如灵龟八法和飞腾八法。

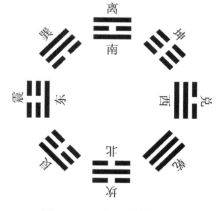

图 11-1 后天八卦方位图

第二节 明 堂 图

绘有经脉或经穴的图形是针灸的直观教具之一,古代称为明堂图。明堂原指古代天子举行大典的地方,《黄帝内经》各篇托言黄帝与其师岐伯、其徒雷公等在"明堂"之上讨论医学基础

理论,故后世"明堂"常见于书名,并成为针灸、经络、腧穴之学的代称。

一、已佚明堂图

《抱朴子·内篇·卷十五·杂应》:自非旧醫備覽明堂流注偃側圖者,安能曉之哉?

《隋书·卷三十四·志二十九·经籍三》:《明堂孔穴圖》三卷梁有《偃側圖》八卷,又《偃側圖》二卷……《神農明堂圖》一卷……《黃帝明堂偃人圖》十二卷……《明堂蝦蟆圖》一卷……《黃帝十二經脈明堂五藏人圖》一卷……

《旧唐书·卷四十七·志二十七·经籍下》:《明堂圖》三卷秦承祖撰……《黃帝十二經脈明堂五藏圖》一卷……

《新唐书·卷五十九·志四十九·艺文三》:《黃帝十二經脈明堂五藏圖》一卷,曹氏《黃帝十二經明堂偃側人圖》十二卷,秦承祖《明堂圖》三卷……甄權……《明堂人形圖》一卷。

唐代以前的明堂图,史书中有不少记载,但除《黄帝虾蟆经》外,基本佚亡。部分医书如《千金方》等也有关于明堂图的记载,但论述较为零散。

二、唐代以前明堂图

1.《黄帝虾蟆经》

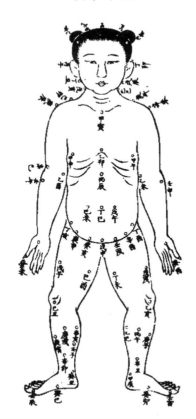

图 11-2 《黄帝虾蟆经》六甲日神游舍图

《黄帝虾蟆经·六甲日神遊舍图第三》:凡灸鍼之謹避六十日節。靈符所舍,犯之致死。

《黄帝虾蟆经》约成书于汉代,主要内容为针灸禁忌,书中的图形也主要与禁针禁灸部位或穴位有关(图 11-2)。

2.《产经》(引自《医心方》)

《医心方·卷廿二·妊婦脈图月禁法第一》:《産經》云:人生何以成?……一月足厥陰脈養,不可鍼灸其經也……右肝脈穴,自大敦上至陰廉,各十二穴,又募二穴,名期門;又輸二穴,在脊第九椎節下兩旁,各一寸半。上件諸孔,並不可鍼灸,犯之致危……

晋隋之间著作《产经》已佚,但此书不少内容被成书于宋代的《医心方》所转引,其中就有明堂图。此书绘制了妊娠一月至十月期间全身十条经脉和相关经穴的名称、部位(图 11-3)。

3.《千金方》

《备急千金要方·卷二十九·明堂三人图第一》:明堂圖年代久遠,傳寫錯誤,不足指南,今一依甄權等新撰爲定云耳。若依明堂正經,人是七尺六寸四分之身,今半之爲圖,人身長三尺八寸二分,其孔穴相去亦皆半之。以五分爲寸……其十二經脈,五色作之,奇經八脈,以綠色爲之。三人,孔穴共六百五十穴,圖之于後,亦睹之便令了耳……

《千金翼方·卷二十六·取孔穴法第一》:安康公李襲興

稱……甄權以新撰《明堂》示余……爾後縉紳之士，多寫權圖，略遍華裔。正觀中入爲少府，奉敕修《明堂》，與承務郎司馬德逸、太醫令謝季卿、太常丞甄立言等，校定經圖。

《備急千金要方》的"明堂三人圖"記載了孫思邈所繪製的明堂圖式，這是有文字可考的、最早的彩色明堂圖。原圖已佚，但《備急千金要方》的注文說明了孫氏明堂圖的尺寸比例、顏色、所繪經脈及腧穴數，並說明此圖是以甄權新修訂圖為據。

《千金翼方》記載了甄權奉敕修訂明堂圖的文獻，孫思邈所繪明堂圖，即以此為定。

4.《外台秘要》

《外台秘要·卷三十九·明堂序》：其十二經脈，皆以五色作之；奇經八脈，並以綠色標記。諸家並以三人爲圖，今因十二經而畫圖人十二身也……其穴墨點者，禁之不宜灸；朱點者灸病爲良。其注於明堂圖，人並可覽之。

王燾在《外台秘要》卷三十九《明堂序》中記載了他繪製的十二人經絡腧穴圖。此十二人圖為一經一圖，故卷中有"肺人""大腸人"等名稱。原圖已佚。

5. 敦煌古針灸圖

P.2675《新集備急灸經》：患頭眩暗風，兼生頭痛，白屑，頭心上灸百會穴二七壯。

S.6168，S.6262《灸經圖》：灸男子五勞七傷、失精、尿血。當灸髮際，灸關元……各灸一千壯。

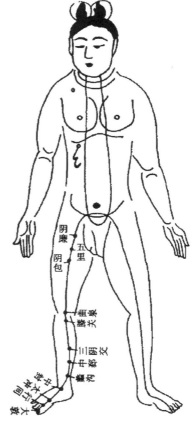

图 11－3　《产经》足厥阴肝脉图

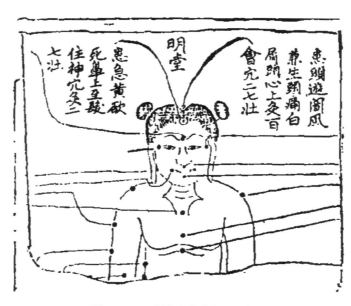

图 11－4　《新集备急灸经》明堂图

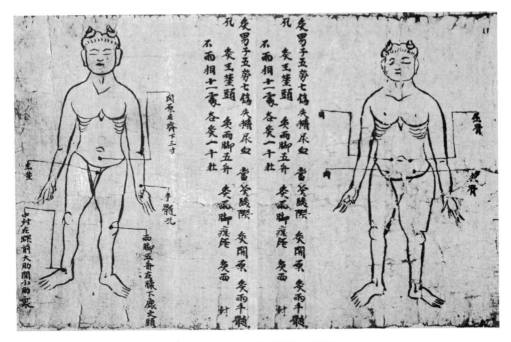

图 11-5 《灸法图》正人形图

1900 年,敦煌出土了约 20 卷与针灸相关的古代医学著作,其中有古代明堂图。P.2675《新集备急灸经》收藏于法国巴黎图书馆,据残卷文字可知该书原系唐咸通二年(861)由"京中李家"刻印。该书的明堂图记有穴名、定位、主治证和治法(图 11-4)。S.6168,S.6262 的《灸经图》原卷现藏于英国伦敦博物馆。各卷均无首尾,故不详原书名称、作者或成书年代,但各卷均有正面或背面人体灸穴图形(图 11-5)。

三、宋金元时期明堂图

1.《太平圣惠方》

《太平圣惠方·卷九十九》:具列一十二人形共計二百九十穴。

《太平圣惠方·卷一百》:具列四十五人形。

《太平圣惠方》卷九十九《针经》列十二人形图,但其基本体例与王焘的十二分经图不同,而是以偃、伏、侧三人图形为纲,每图形再衍化为 4 图,即 1～4 为偃人图,5～8 为伏人图,9～12 为侧人图。每图所标列的穴位,均随附文字说明(图 11-6)。

《太平圣惠方》卷一百《明堂》列有四十五人形,人形姿态活泼,有立、坐、卧位的正、侧、背等各类图形,其中包括 9 幅小儿明堂图(图 11-7、图 11-8)。

2.《铜人腧穴针灸图经》

《铜人腧穴针灸图经·目录》:手足經絡脈之圖像凡三相……肺經諸穴之圖并相……小腸經諸穴之圖并相……大腸經諸穴之圖并相……肝經諸穴之圖并相……膽經諸穴圖并相……腎經諸穴圖并相……心經諸穴之圖并相……心包經諸穴之圖并相……膀胱經諸穴圖并相……胃經諸穴圖并相……三焦經諸穴圖并相……脾經諸穴之圖并相。

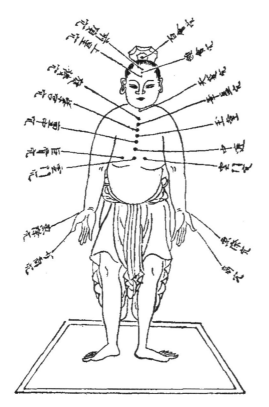

图 11－6　《太平圣惠方》卷九十九正面人形图

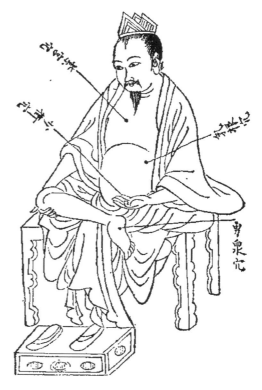

图 11－7　《太平圣惠方》卷一百明堂图

宋代出现了针灸铜人,《铜人腧穴针灸图经》则是官修注释文本。此书绘有偃、侧、伏三位手足经络脉之图像(图 11－9),以及十二经脉五输及原穴图(图 11－10)。这些图是为配合铜人和《铜人腧穴针灸图经》而产生的,故称为"针灸铜人图"。这些图形均在天圣年间绘制,故也被称为"天圣铜人图"。

其后,北宋石藏用根据天圣铜人绘制了正、伏两幅经脉图,并将十二(或说十四)经脉用不同的颜色加以区别;明初京口有面、背两幅《明堂铜人图》及稍后于此的明代《明堂经络前图》和《明堂经络后图》,都是天圣铜人图的不同传本。

明代正统新铸铜人,按这一铜人所绘的图称"正统铜人图",也有明代严文炯《铜人图》等传本。

　　3.《针灸资生经》

《针灸资生经·卷一》:偃伏頭部中行十

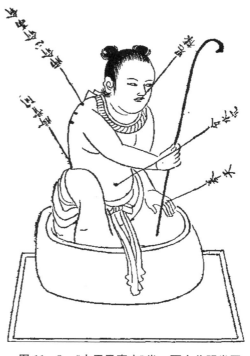

图 11－8　《太平圣惠方》卷一百小儿明堂图

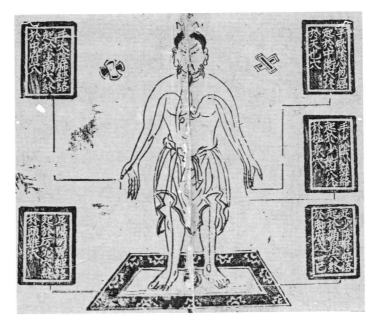

图 11-9 《铜人腧穴针灸图经》正面人形图（据原图拼接）

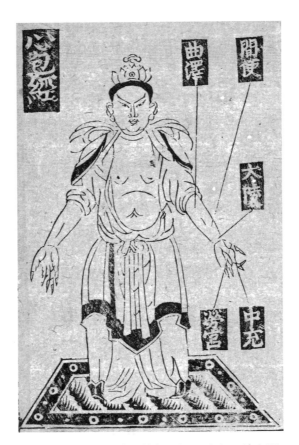

图 11-10 《铜人腧穴针灸图经》心包经五输穴图

穴……偃伏第二行左右十四穴……偃伏第三行左右十二穴……手太陰肺經左右十八穴……足少陽膽經左右三十穴。

《针灸资生经》采用《针灸甲乙经》的腧穴排列方式，头面躯干分部分区、四肢分经列穴，故书中四肢腧穴均为分经图，而头面躯干诸穴为分区图（图 11 - 11、图 11 - 12）。

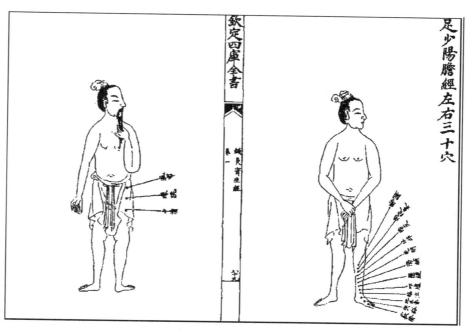

图 11 - 11 《针灸资生经》足少阳胆经左右三十穴

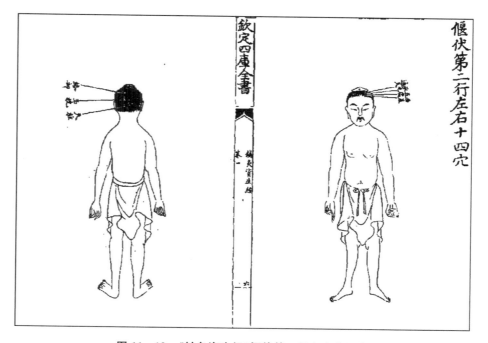

图 11 - 12 《针灸资生经》偃伏第二行左右十四穴

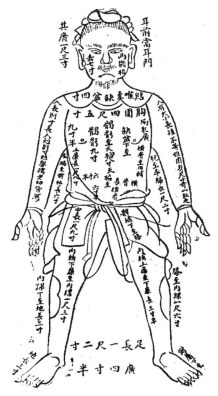

图 11 - 13 《十四经发挥》仰人尺寸之图

这一时期的其他针灸著作也有如此编绘图形者,如成书年代约在宋元时期的《西方子明堂灸经》等。

4.《十四经发挥》

《十四经发挥·卷中》:手太陰肺經之圖……手陽明大腸經之圖……督脈之圖……任脈之圖……

《十四经发挥》首列仰人、俯人尺寸之图(图 11 - 13),但此两图或为后人所补。此两图之后,该书讨论了十二经脉与任、督二脉,并列出了十四幅分经图(图 11 - 14、图 11 - 15)。十四经图名为"某经之图",但并非单纯的经脉图,而是标注穴点,以穴连线,并标注经络循行部位的综合图形。

四、明清时期的明堂图

《明堂之图》

明嘉靖庚戌年(1550 年),佚名氏刊刻含正、侧、背三位的大型针灸挂图,其中《侧人明堂之图》单行,《仰人明堂之图》与《伏人明堂之图》合幅。日本现藏有此图的清代重刊本,其中的仰人伏人合幅之图上部记有"嘉靖庚戌(1550)孟陬吉旦于宁波府锓梓焉"(见图 11 - 16、图 11 - 17)。此图或出于已佚元代著作《金兰循经取穴图解》。

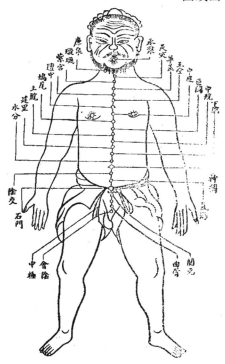

图 11 - 14 《十四经发挥》任脉之图

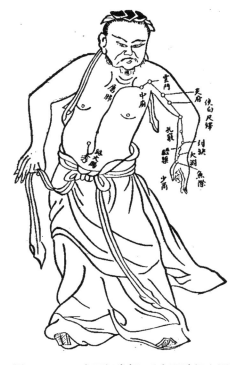

图 11 - 15 《十四经发挥》手太阴肺经之图

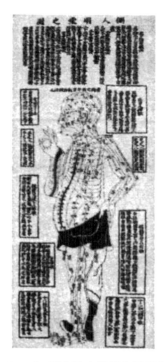

图 11-16 明宁波府明堂之图侧人图

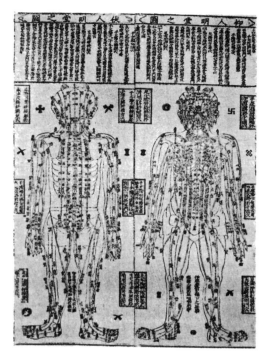

图 11-17 明宁波府明堂之图仰人、伏人合幅

【按语】

针灸之学,古今所难而不易。口授心传的方式在经络腧穴的学习上并没有优势,故《铜人腧穴针灸图经·序》说"传心岂如会目,著辞不若案形"。明堂图是针灸学的直观教具,在针灸学习中有着重要作用;但受解剖学知识及绘图技法所限,古代明堂图仅有粗略的示意作用。这一情况直至民国时期以后才逐渐改善。

● 思考题

古代明堂图对针灸理论研究有何作用?

拓展阅读

　　《黄帝内经》《难经》是针灸学经典著作。本书上、下篇分类辑录了两本著作中与现代针灸学关系密切的经典论述。在此之外，《黄帝内经》《难经》还有相当多的针灸学资料，拓展阅读从中辑选了一部分内容。

　　拓展阅读不录原文，但有阅读重点提示。学生可在通读全篇的基础上根据提示找到相关文字，结合上、下篇相关内容并参考下列著作进行学习。

参考资料

1. 南京中医学院中医系.黄帝内经灵枢译释[M].上海：上海科学技术出版社,1986.

2. 河北医学院.灵枢经校释[M].北京：人民卫生出版社,1982.

3. 山东中医学院,河北医学院.黄帝内经素问校释[M].北京：人民卫生出版社,1982.

4. 郭蔼春.黄帝内经素问校注语译[M].天津：天津科学技术出版社,1981.

5. 陈璧琉.难经白话解[M].北京：人民卫生出版社,1963.

6. 何爱华.难经解难校译[M].北京：中国中医药出版社,1992.

《黄帝内经》

一、精神、气血、营卫

《灵枢·本神》

【提示】

（1）针刺必须以神为本的意义。

（2）养生方法。

（3）五脏精气受伤,针不可为。

《灵枢·本藏》

【提示】

（1）平人的判定标准。

（2）五脏藏精、六腑化谷等基本生理功能,众人之间并无不同。

《灵枢·决气》

【提示】

（1）精、气、津、液、血、脉"六气"的基本概念。

（2）"六气"发生病变时的主要表现。

《灵枢·营卫生会》

【提示】

营气、卫气的基本概念和循行方式。

《灵枢·营气》

【提示】

（1）营气的循环运行,十二经及任、督二脉。

（2）参考《灵枢·逆顺肥瘦》。

《灵枢·痈疽》

【提示】

（1）血的运行。

（2）治疗原则：补虚泻实,调和气血。

二、经　　络

1. 总论

《灵枢·脉度》

【提示】

全身经脉的长度。

2. 十二经脉

《灵枢·经脉》

【提示】

（1）十二经脉的循行和病证。

（2）经脉的功能。

《素问·阳明脉解》

【提示】

（1）足阳明胃经的病证。

（2）参考《灵枢·经脉》。

《灵枢·逆顺肥瘦》

【提示】

十二经脉的循行顺序。

《灵枢·九针论》

【提示】

（1）十二经脉的气血多少。

（2）手足阴阳的表里关系。

（3）参考《素问·血气形志》《灵枢·五音五味》。

3. 奇经八脉

《灵枢·五音五味》

【提示】

任脉循行与冲脉循行，两者实为一脉。

《灵枢·逆顺肥瘦》

【提示】

冲脉的上行分支和下行分支。

《灵枢·动腧》

【提示】

冲脉的下行分支与足少阴大络以及足少阴经的关系。

《灵枢·脉度》

【提示】

（1）阴跷脉的循行。

（2）阴、阳跷脉男女属经属络的性质不同。

（3）参考《灵枢·脉度》。

4. 十二经别

《灵枢·经别》

【提示】

十二经别的循行以及离、合、出、入的循行特点。

5. 络脉

《灵枢·经脉》

【提示】

（1）十五络脉的命名、循行、病证。

（2）十五络穴主治。

（3）络脉在虚实病证中的表现。

6. 十二经筋

《灵枢·经筋》

【提示】

（1）十二经筋的分布和病证。

（2）经筋病的治疗原则。

7. 皮部

《素问·皮部论》

【提示】

皮部的名称、分布和功能。

8. 气街

《灵枢·动输》

【提示】

气街的作用。

9. 四海

《灵枢·海论》

【提示】

四海的部位、流注腧穴和所主病证。

三、腧　穴

1. 五输穴

《灵枢·本输》

【提示】

(1) 五脏六腑的五输穴及六腑的原穴。

(2) 心之五输实为心包之五输。

2. 背俞穴

《素问·血气形志》

【提示】

(1) 背俞穴的另一种定位方法。

(2) 参考《灵枢·背腧》。

3. 根溜注入

《灵枢·根结》

【提示】

(1) 六经的根溜注入,分别指井穴、原穴、经穴、络穴或颈部之穴。

(2) 根溜注入可用于泻盛络。

4. 标本

《灵枢·卫气》

【提示】

(1) 十二经的标本部位。

(2) 虚补实泻的治疗原则。

5. 热病五十九俞

《灵枢·热病》

【提示】

(1) 治疗热病的 59 个穴位。

(2) 参考《素问·水热穴论》。

《素问·水热穴论》

【提示】

（1）治疗热病的 59 个穴位。

（2）参考《灵枢·热病》。

6. 水俞五十七穴

《素问·水热穴论》

【提示】

治疗水病的 57 个穴位。

7. 其他

《灵枢·本输》

【提示】

（1）颈部周围的穴位。

（2）天府及天池。

《灵枢·寒热病》

【提示】

人迎、扶突、天牖、天柱、天府五穴的主治病证。

四、针 灸 大 要

《灵枢·刺节真邪》

【提示】

调气是针刺治疗作用的基础。

《灵枢·官能》

【提示】

针刺治疗所需掌握的基本知识和法则。

《素问·异法方宜论》

【提示】

因地制宜的治疗原则。

《素问·八正神明论》

【提示】

用针应法天则地，合以天光。

五、针 刺 补 泻

《灵枢·终始》

【提示】

针刺的基本原理。

《素问·调经论》

【提示】

(1) 经络对于治疗疾病的意义。

(2) 神、气、血、形、志的虚实症状及针刺治疗方法。

(3) 气血相并和阴阳虚实寒热的病理机制及证候表现。

(4) 针刺补泻手法及其作用。

六、针 刺 浅 深

《灵枢·经水》

【提示】

针灸治疗应与十二经水血气多少相应,并因人而异。

《灵枢·寿夭刚柔》

【提示】

根据发病部位及疾病本身的阴阳属性,确定针刺部位。

《灵枢·血络论》

【提示】

(1) 刺血络时出现各类情况的原因。

(2) 血脉的判断。

(3)"针入而肉著"的成因。

七、按 时 刺 法

《素问·水热穴论》

【提示】

四时的不同刺法。

《素问·诊要经终论》

【提示】

(1) 一年内不同时间天、地、人之气分布不同。

(2) 四时的不同刺法。

《素问·缪刺论》

【提示】

（1）痹往来行无常处的针刺方法。

（2）据月相盈亏确定针刺痏数。

八、集 类 刺 法

《灵枢·官针》

【提示】

（1）九刺。

（2）十二刺。

（3）五刺。

《灵枢·刺节真邪》

【提示】

（1）五节刺。

（2）五邪刺。

（3）杂刺：用针前应诊察经络，可以之判断"不病"或"自已"；解结、推而上之、引而下之、推而散之等治法的适用病证及具体方法。

九、九　　针

《灵枢·九针十二原》

【提示】

九针。

《素问·针解》

【提示】

（1）九针补泻作用各不相同。

（2）参考《灵枢·九针十二原》。

《灵枢·官针》

【提示】

各类针具的适宜病证。

《灵枢·刺节真邪》

【提示】

各类针具的适宜病证。

《灵枢·九针论》

【提示】

（1）九针应天地之数，各有不同的适应证。

（2）九针的名称，来源及形状。

《素问·针解》

【提示】

（1）九针应天地四时阴阳。

（2）参考《灵枢·九针论》。

十、疾病证治

1. 身形体质证治

《灵枢·阴阳二十五人》

【提示】

因人制宜，根据 25 种人的不同特点确定针刺方法。

《灵枢·论痛》

【提示】

不同形体特点与耐痛、胜毒的关系。

《灵枢·行针》

【提示】

人的体质不同，针刺会有不同反应。

2. 疟病证治

《素问·疟论》

【提示】

疟疾的病因病机及治疗原则。

《素问·刺疟》

【提示】

疟疾的治疗。

3. 痹病证治

《素问·痹论》

【提示】

痹证的病因病机、类型、疾病表现及针刺治疗方法。

4.痿病证治

《素问·痿论》

【提示】

痿证的病因病机、类型、疾病表现及针刺治疗方法。

十一、针 灸 宜 忌

《灵枢·终始》

【提示】

针刺的禁忌证及原因。

《灵枢·官针》

【提示】

（1）根据九针的功能特点选用针具。

（2）根据疾病的部位决定针刺深度。

（3）根据疾病的性质决定针具。

《灵枢·本输》

【提示】

刺上关、下关、犊鼻和内关、外关的正确体位。

《素问·骨空论》

【提示】

取膝上外部及足心部腧穴的正确体位。

《素问·刺禁论》

【提示】

（1）针刺禁忌的要点，其中针刺五脏致死的日期可与《素问·诊要经终论》《素问·四时刺逆从论》互参。

（2）误刺的危害。

《素问·刺要论》

【提示】

（1）根据疾病部位确定针刺浅深。

（2）针刺浅深不当造成的后果。

《素问·刺齐论》

【提示】

针刺浅深适宜的具体方法。

《灵枢·玉版》

【提示】

（1）疾病均为"积微之所生"。

（2）五逆的具体表现以及逆治的危害。

（3）刺五里的危害。

《灵枢·五禁》

【提示】

（1）针刺的五禁、五夺、五过及五逆等禁忌。

（2）刺有九宜。

《素问·诊要经终论》

【提示】

（1）四时针刺不当的后果。

（2）刺中五脏致死的日期。可参阅《素问·刺禁论》和《素问·四时刺逆从论》。

（3）刺胸腹、刺肿和经刺的不同方法。

《素问·四时刺逆从论》

【提示】

（1）"逆四时而生乱气"的具体表现。

（2）刺伤五脏致死的时间。可参阅《素问·刺禁论》和《素问·诊要经终论》。

《灵枢·阴阳系日月》

【提示】

（1）人体不同部位与日、月、天干、地支相对应而表现的阴阳属性。

（2）四时针刺禁忌。

《灵枢·九针论》

【提示】

（1）人体部位与节气、日干支相应的关系。

（2）针刺的时间避忌。

（3）参考《灵枢·九宫八风》。

《难 经》

一、经 络 类

《难经·二十三难》

【提示】

（1）十五别络与十二经脉中的气血的关系。

（2）寸口、人迎的作用。

（3）参考《灵枢·脉度》。

《难经·二十五难》

【提示】

五脏六腑之数为十一却有着十二条经脉的道理。

《难经·二十六难》

【提示】

（1）十五络的内涵。

（2）参考《灵枢·经脉》。

二、腧 穴 类

《难经·三十一难》

【提示】

三焦的治所和主穴，即上焦膻中、中焦天枢、下焦阴交。

《难经·四十五难》

【提示】

八会穴的名称和作用。

《难经·六十三难》

【提示】

五输穴以井穴作为起始穴位的道理。

《难经·六十五难》

【提示】

（1）井穴与合穴的意义。

（2）参考《灵枢·九针十二原》。